Kliniktaschenbücher

F. Daschner

Infektions-krankheiten

Epidemiologie,
Differentialdiagnose
und Prävention
in Klinik und Praxis

Mit 26 Abbildungen

Springer-Verlag
Berlin Heidelberg New York 1983

Professor Dr. med. Franz Daschner
Klinikum der Universität
Hugstetter Straße 55
D-7800 Freiburg

ISBN-13: 978-3-540-11925-8 e-ISBN-13: 978-3-642-87076-7
DOI: 10.1007/978-3-642-87076-7

CIP-Kurztitelaufnahme der Deutschen Bibliothek
Daschner, Franz:
Infektionskrankheiten : Epidemiologie, Differentialdiagnose u. Prävention in Klinik u. Praxis /
F. Daschner. - Berlin ; Heidelberg ; New York : Springer, 1983.
(Kliniktaschenbücher)
ISBN-13: 978-3-540-11925-8

2127/3140-543210

Vorwort

In diesem Buch ist bewußt auf eine ausführliche Darstellung theoretischer Grundlagen verzichtet worden. Sehr seltene klassische Infektionskrankheiten wurden weggelassen oder nur sehr kurz beschrieben, dafür wurden Tropenkrankheiten, die auch der Arzt in Deutschland zunehmend häufiger diagnostizieren muß, eingehender beschrieben. Der Hauptzweck des Taschenbuches ist, dem Kliniker und Kollegen in der Praxis eine schnelle Orientierung zu ermöglichen, an welche Infektionskrankheiten bei bestimmten Symptomen differentialdiagnostisch gedacht werden muß, welche Erreger am häufigsten die Erkrankung verursachen und was in der Familie, am Arbeitsplatz, in der Schule, in der Klinik usw. getan werden muß, um weitere Ansteckungen oder Kreuzinfektionen zu vermeiden.

Frau Nicklaus-Gehring und meinen Sekretärinnen Frau Ursula Pforte und Frau Gisela Ebert danke ich für die unersetzliche Mitarbeit. Meiner Frau und meinen Kindern möchte ich für das Verständnis und die Geduld danken, die sie während der vielen Ferientage, Abende und Wochenenden hatten, an denen das Manuskript zu diesem Buch entstand.

Freiburg, im Januar 1983 F. Daschner

Inhaltsverzeichnis

Einleitung

Das vorliegende Taschenbuch soll schnelle und praxisnahe Informationen geben. Ohne ausführlich auf theoretische Grundlagen einzugehen, sind alle wichtigen Punkte aufgeführt, die bei einer infektiösen Erkrankung zu beachten sind. Bewußt wurde mit der überwiegend tabellarischen Auflistung der Text ganz knapp gehalten. Die Randeinteilung soll darüber hinaus eine schnelle Orientierung ermöglichen.

Im ersten Abschnitt wird eine kurze systematische Aufgliederung wichtiger Bakterien, Pilze und Viren gegeben, und die wichtigsten Färbeverfahren von Bakterien und Pilzen werden beschrieben. Ein Abschnitt ist der Entnahme und dem Transport von bakteriologischem Material gewidmet. Tabellen zur serologischen Diagnostik von Erkrankung durch Bakterien, Parasiten und Pilzen sowie eine Tabelle zur Diagnostik von Viruserkrankungen schließen den einführenden Teil ab.

Im zweiten Abschnitt des Buches wird von den in alphabetischer Reihenfolge aufgelisteten Infektionskrankheiten das typische Erregerspektrum präsentiert.

Im folgenden Abschnitt sind in alphabetischer Reihenfolge die in Klinik und Praxis am häufigsten vorkommenden Infektionskrankheiten zusammengefaßt. Jede einzelne Infektion wird gleichbleibend nach folgendem Schema beschrieben: Erreger, Reservoir, Übertragung, Inkubationszeit, Ansteckungsfähigkeit, Klinik, Differentialdiagnose, Diagnostik, Therapie, Isolierung des Patienten, Kontaktpersonen, Meldepflicht und Vorbeugung.

Im Abschnitt „Differentialdiagnose wichtiger Infektionen und Infektionssymptome“ wird in Form tabellarisch aufgelisteter Entscheidungsalternativen der Weg zur Diagnose gewiesen.

Der Anhang schließlich gibt einen Überblick über die wichtigsten Verhaltensregeln bei infektiösen Erkrankungen sowohl aus der Sicht gesetzlicher Vorschriften als auch aus der Sicht der Prävention. Dies beinhaltet Tabellen über Isolierungsmaßnahmen bei verschiedenen Infektionskrankheiten, Standardisolierung, Maßnahmen in der Klinik bei Durchfall infektiöser Genese, Desinfektionsplan für die Allgemeinstation in der Klinik und die ärztliche Praxis, Verbreitung und Symptome bei Tropenkrankheiten, Impfplan für Kinder und Erwachsene, Meldepflicht nach Bundesseuchengesetz und Wiederzulassung zu Schulen und sonstigen Gemeinschaftseinrichtungen.

Systematik klinisch wichtiger **Bakterien**

Grampositive Kokken

Staphylokokken	S. aureus
	S. epidermidis
	Mikrokokken
	S. saprophyticus
Streptokokken	S. pyogenes Gruppe A
	S. peumoniae (Pneumokokken)
	S. agalactiae (Gruppe B)
	S. salivarius
	S. faecalis (Enterokokken)
	S. bovis
	S. faecium
Peptokokken (anaerob)	P. variabilis
	P. asaccharolyticus
	P. provotii
Peptostreptokokken (anaerob)	P. anaerobius

Gramnegative Kokken

Neisserien	N. meningitidis (Meningokokken)
	N. gonorrhoeae (Gonokokken)
	Branhamella catarrhalis
	N. sicca
	N. flava
Moraxellen	M. lacunata (gramnegative kokkoide Stäbchen)

Gramnegative Stäbchen

Escherichia coli
Citrobacter freundii
Salmonellen
Shigellen
Klebsiellen
Enterobacter (cloacae, aerogenes)
Serratia (marcescens, liquefaciens)

Proteus (mirabilis, vulgaris, morganii, rettgeri)
Providencia
Yersinia (enterocolitica, pestis)
Campylobacter (fetus)
Pseudomonas (aeruginosa, maltophilia, cepacia, fluorescens, putida)
Acinetobacter (calcoaceticus, lwoffi)
Vibrio (cholerae)
Aeromonas hydrophila
Legionella pneumophila

Kleine gramnegative, kokkoide aerobe Stäbchen

Haemophilus (influenzae, parainfluenzae), Gardnerella vaginalis
Brucella (abortus, melitensis)
Pasteurella (tularensis, multocida)
Bordetella (pertussis, parapertussis)

Gramnegative nicht sporenbildende anaerobe Stäbchen

Bacteroides (fragilis, thetaiotaomicron, vulgatus, distasonis, melaninogenicus, oralis, spherophorus)
Fusobakterien

Grampositive nicht sporenbildende aerobe Stäbchen

Listerien
Lactobazillen
Erysipelothrix
Corynebakterien

Grampositive sporenbildende aerobe Stäbchen

Bazillen (B. anthracis)

Grampositive sporenbildende anaerobe Stäbchen

Clostridien (tetani, histolyticum, novyi, perfringens = welchii, septicum)

Grampositive, sich verzweigende Stäbchen

Nocardien
Aktinomyzeten

Säurefeste Mykobakterien

Mycobacterium tuberculosis
atypische Mykobakterien
Mycobacterium leprae

Spirochäten und andere spiralige Bakterien

Treponema pallidum
Borrelia recurrentis
Leptospiren

Rickettsien

Mykoplasmen

Mycoplasma pneumoniae
Mycoplasma hominis
Ureaplasma urealyticum

Chlamydien

Chlamydia trachomatis
Chlamydia psittaci

Systematik klinisch wichtiger **Pilze**

(nach H. P. R. Seeliger)

Hefepilze

Candida albicans
Candida tropicalis
Candida pseudotropicalis
Candida krusei
Candida parapsilosis
Cryptococcus neoformans
Torulopsis glabrata
Malassezia furfur
Trichosporon

Dermatophyten

Epidermophyton floccosum
Microsporum Arten
Trichophyton Arten

Hyphomyzeten

Sporothrix schenkii
Blastomyces dermatitidis
Coccidioides immitis
Histoplasma capsulatum
Paracoccidioides brasiliensis
Aspergillus fumigatus
Aspergillus niger
Rhizopus Arten
Mucor Arten

Systematik klinisch wichtiger **Viren**

Picorna-Viren

Entero-Viren Polio-Virus
Coxsackie-Viren
ECHO-Viren (*E*nteric *C*ytopathogenic *H*uman *O*rphan).

Rhino-Viren, Virus der Maul- und Klauenseuche

Arbo-Viren (Arthropod borne)

Reo-Viren und Rota-Viren

Myxo-Viren

Orthomyxo-Viren
Influenza-Viren
Paramyxo-Viren
Parainfluenza-Viren
Mumps-Viren
Newcastle-Virus
RS-Virus („*R*espiratory-*S*yncytial"-Virus)
Masern-Virus

Röteln-Virus

Tollwut-Virus

Arena-Viren

Virus der lymphozytären Choriomeningitis
Virus des Lassa-Fiebers

Adeno-Viren

Herpes-Virusgruppe

Herpesvirus hominis Typ 1, 2
Varizellen-Zoster-Virus
Zytomegalie-Virus
Epstein-Barr-Virus

Pocken-Virus

Hepatitis-Viren

Hepatitis A
Hepatitis B
Hepatitis non A non B

Entnahme von **bakteriologischem Material**

Blutkulturen

a) Bei lebensbedrohlichen Infektionen
2 × 10 ml (am besten 10 ml rechter Arm, 10 ml linker Arm, nach sorgfältiger Desinfektion, s. unten!) mit Spritze aufziehen, je 5 ml in 2 aerobe Blutkulturflaschen (diese müssen belüftet werden), je 5 ml in 2 anaerobe Blutkulturflaschen (dürfen nicht belüftet werden) einspritzen. Die Belüftung sollte stets mit Nadeln mit Wattestopfen erfolgen! Alternativ zu Spritzen können auch kommerzielle Entnahmesysteme verwendet werden. Verhältnis von Blut zu Blutkulturmedium nie größer als 1 : 10 (also z. B. 5 ml Blut auf 50 ml Blutkulturmedium) wählen. *Auf den Fieberanstieg muß nicht gewartet werden!*

b) Bei Verdacht auf akute bakterielle Endokarditis
Entnahme von 3 × 10 ml Blut wie bei a), Abstand der Blutentnahmen jeweils ca. 5 Min, dann sofort Beginn der Chemotherapie.

c) Bei Verdacht auf subakute bakterielle Endokarditis
3 × 10 ml Blut entnehmen für Blutkulturen, am besten wieder von verschiedenen Körperstellen innerhalb von 24 Std, Abstand der ein-

zelnen Kulturen nicht kürzer als 1 Std, davon (wenn möglich) vorzugsweise 1 Kultur bei Fieberanstieg. Es muß jedoch nicht unbedingt auf den Fieberanstieg gewartet werden! Aufteilung der einzelnen Blutproben (10 ml) in aerobe (je 5 ml Blut) und anaerobe (je 5 ml Blut) Blutkulturflaschen.

d) Bei Verdacht auf Sepsis trotz Antibiotikatherapie

Am besten sollte die Chemotherapie 2–3 Tage abgesetzt werden, bevor Blutkulturen entnommen werden. Wenn dies nicht möglich ist, 4–6 Kulturen (à 10 ml) innerhalb von 48 Std. Die Kultur muß jedoch unbedingt unmittelbar vor der nächsten Antibiotikagabe entnommen werden, da dann erwartungsgemäß der Antibiotikaspiegel am niedrigsten ist.

e) Bei Verdacht auf Sepsis bei Neugeborenen, Frühgeborenen und Säuglingen

Hier genügt meist die Entnahme von je 1 bis 2 cm^3 Blut an zwei verschiedenen Körperstellen; wenn möglich, mehr Blut entnehmen. Gleichzeitig Lumbalpunktion.

Wichtig

1. Hautpräparation vorzugsweise mit alkohol- oder jodhaltigen Desinfektionsmitteln.
2. „*Sprühdesinfektion*" allein genügt nicht! Die Haut muß mehrmals unter Verwendung eines sterilen Tupfers mit Desinfektionsmittel abgerieben werden.
   Einwirkungszeit des Desinfektionsmittels: mindestens 30 Sek.
3. Bei Blutkulturabnahme von verschiedenen Körperstellen stets Nadel wechseln.
4. Verhältnis Blut zu Kulturmedium nie größer als 1:10.
5. Anaerobe Kulturen nie belüften!
6. Bei Einstechen in Blutkulturflasche stets Nadel wechseln!
7. Vor Einstechen in Blutkulturflasche Gummistopfen mit alkohol- oder jodhaltigen Desinfektionsmitteln desinfizieren.
8. Blutkulturen möglichst nie aus Venenkathetern abziehen.
9. Blutkulturen vor allem bei: unklarem Fieber, Beatmungspneumonie, Meningitis, Osteomyelitis, Lobarpneumonie.

Urin

Wichtig
Urin muß unmittelbar nach Abnahme in das bakteriologische Labor gebracht werden; ist dies nicht möglich, muß der Urin unmittelbar nach Abnahme in einen Kühlschrank bei max. 6 °C, Keimzahlen im Urin bleiben maximal 24 Std bei Kühlung auf 4–6 °C konstant. Alternativ Objektträgerkulturen versenden.

Mittelstrahlurin
a) Frauen
Erst zwei aufeinanderfolgende Mittelstrahlurinproben mit mehr als 10^5 Bakterien derselben Spezies/ml zeigen mit 95%iger Wahrscheinlichkeit eine sichere Bakteriurie an. Bei 3 hintereinanderfolgenden Proben mit demselben Ergebnis steigt die Wahrscheinlichkeit auf 100%. Eine einzige Urinprobe mit mehr als 10^5 Bakterien/ml Mittelstrahlurin gibt lediglich eine 80%ige Sicherheit.

b) Männer
Eine einzige, sauber gewonnene Urinprobe mit mehr als 10^5/ml zeigt eine sichere Infektion an.

Blasenpunktionsurin
Jede Keimzahl gilt als pathologisch.

Katheterurin
(wenn möglich aus frisch gelegtem Katheter). Keimzahlen über 10^4/ml zeigen meist eine Infektion an. *Die Einsendung einer Blasenkatheterspitze ist Verschwendung von Zeit und Geld!*

Uringewinnung (Mittelstrahlurin)

Wichtig
Wenn möglich, Morgenurin. Bei Patienten mit erhöhter Diurese können niedrigere Keimzahlen eine Infektion anzeigen. Wenn zahlreiche Plattenepithelien gefunden werden, handelt es sich meist nicht um Mittelstrahlurin (!).

Instruktionen für Patienten

1. Unterwäsche ausziehen.
2. Händewaschen mit Seife und Wasser, Abtrocknen mit Papierhandtuch.
3. Frauen: Labien spreizen.
   Männer: Vorhaut zurückziehen.
4. Mit zwei in Seife getränkten Kompressen nacheinander Glans reinigen bzw. Vulva 2 × nur von vorne nach hinten reinigen. Gebrauchte Kompressen kein zweites Mal verwenden. Anschließend mit drei Kompressen (nacheinander zu benützen) Seife wieder abwaschen. Dann Mittelstrahlurin gewinnen. Erste 20–25 ml in die Toilette, Mittelstrahlurin ins Auffanggefäß. Auffanggefäß muß weiten Hals haben.
5. Urin nicht von zu Hause in Flasche mitbringen, sondern in Praxis oder Klinik lassen, damit sofortige Kühlung bis zum gekühlten Transport ins bakteriologische Labor möglich ist.

Sputum

Am besten Morgensputum einschicken, oft sind wiederholte Einsendungen notwendig. Vor dem Abhusten ist gründliche Mundspülung mit Wasser zu empfehlen, um die Mundbegleitflora zu reduzieren. Das Sputum sollte unbedingt Eiterflocken enthalten. Wenn das Grampräparat von Sputum überwiegend Plattenepithelzellen enthält, sollte erneut Sputum eingeschickt werden, da es sich vorwiegend um Speichel handelt. Lagerung bis zum Transport nicht länger als 4 Std bei 4 °C.

Liquor (Mindestmenge 2 ml)

Liquor rasch, am besten bei 37 °C oder Zimmertemperatur ins bakteriologische Labor bringen lassen. Kälteschock führt zur Abtötung zahlreicher Bakterien, insbesondere von Meningokokken, Pneumokokken und Streptokokken. Wenn sofortiger Transport nicht möglich, dann Aufbewahrung bis zum Transport im Brutschrank. Zur bakteriologischen Schnelldiagnose ist die Anfertigung eines Sedimentpräparates (Methylenblau und Gramfärbung) und Beurteilung durch einen erfahrenen Arzt außerordentlich wertvoll; dann aber mikroskopisches Präparat zusammen mit dem übrigen Liquor bzw.

Sediment ins bakteriologische Labor einschicken. Wenn der Transport ins bakteriologische Labor sehr lange dauert, empfiehlt es sich, eine Liquorportion (ca. 2 ml) in eine Blutkulturflasche zu spritzen und diese zusammen mit dem Nativliquor in das bakteriologische Labor einzuschicken.

Stuhl, Rektumabstriche

Ein Rektumabstrich kann jederzeit entnommen werden, dazu Tupfer etwa 5 cm in die Analöffnung einführen, drehen und herausziehen. Wenn Transport > 24 Std, Transportmedium benützen.
Stuhl muß in ein sauberes Gefäß abgesetzt werden, das kein Desinfektionsmittel enthalten darf.
Übertragung einer erbsengroßen Probe in ein Versandgefäß. Bei Untersuchung auf Viren sollte der Stuhl auf mindestens 4 °C abgekühlt werden. Lagerung bis zum Transport im Kühlschrank bei 4 °C.

Eiter und Wundabstriche

Entnahme des Materials aus der Tiefe der Wunde. Versand am besten in einem Transportmedium (z. B. Culture Tube A/S „Roche“). Wenn genügend Eiter zur Verfügung steht, nicht Tupferabstrich versenden, sondern Eiterprobe (1–2 ml).

Tonsillen-Nasen-Rachen-Abstriche

Abstriche stets vor Beginn einer Chemotherapie entnehmen, Berührung von Zunge und Wangenschleimhaut vermeiden. Membranen von der Unterlage abheben und Abstrich von der Unterseite der Membran entnehmen. Versand der Abstriche am besten in Transportmedium (z. B. Culture Tube A/S „Roche“).

Venenkatheter

Vor Ziehen des Venenkatheters Insertionsstelle gründlich mit Alkohol bzw. mit Jod-Alkohol desinfizieren. Katheterspitze mit steriler Schere ca. 2 cm von der Insertionsstelle entfernt spitzenwärts abschneiden, die Spitze in ein steriles Gefäß fallen lassen und dieses sofort ins bakteriologische Labor transportieren lassen. Wenn das bakteriologische Labor sehr weit entfernt ist, empfiehlt es sich, den Venenkatheter in einem Transportmedium zu verschicken.

Färbeverfahren bei bakteriellen Infektionen

Gram-Färbung

1. Hitzefixieren (2–3 × durch Flamme ziehen)
2. 2 Min Gentianaviolett-Farblösung
3. Abspülen mit H_2O
4. 1 Min Lugolsche Lösung
5. Abspülen mit H_2O
6. Entfärben mit Aceton-Alkohol
7. Kräftig abspülen mit H_2O
8. 30 Sek Safranin-Farblösung

Methylenblau-Färbung

1. Hitzefixieren
2. 2–3 Min Methylenblau-Farblösung
3. Abspülen mit H_2O
4. Trocknen

Merke!
Ein mikroskopisches Präparat ist häufig die schnellste Form der bakteriologischen Diagnostik und oft lebensrettend. (Z. B. Gelenkpunktat → grampositive Kokken → Staph. aureus?. Z. B. Durchfall unter Antibiotikatherapie → Stuhlpräparat → massenhaft Sproßpilze → Candidadysenterie? → Antibiotika absetzen. Z. B. Sputumpräparat → massenhaft Plattenepithel → für bakterielle Diagnostik unbrauchbar, da überwiegend Speichel eingeschickt.)

Ziehl-Neelsen-Färbung

1. Luftgetrockneten Ausstrich hitzefixieren, 3–4mal durch Flamme ziehen
2. Mit Karbolfuchsin bedecken, vorsichtig 5 Min lang über offener Flamme bis zur Dampfbildung erhitzen
3. Mit Wasser abspülen
4. Mit Salzsäurealkohol so lange entfärben, bis eine schwachrosa Färbung zurückbleibt
5. Mit Wasser abspülen

6. 10–30 Sek mit Löfflers Methylenblaulösung gegenfärben
7. Mit Wasser abspülen und trocknen lassen
   Säurefeste Stäbchen erscheinen rot

Färbeverfahren bei Pilzinfektionen

Einfache Färbeverfahren

Ohne Fixierung können Pilzelemente in dünnem Epithel, Eiter oder Auswurf mit Baumwollblau angefärbt werden.

Lactophenol-Baumwollblau-Färbung (Amans Medium)

Phenolkristalle	20 g
Milchsäure	20 g
Glycerin	40 g
Aqua dest.	20 ml

Die 4 Bestandteile werden unter leichtem Erwärmen gelöst; anschließend wird 0,05–0,1 g Baumwollblau hinzugefügt.

Färbevorgang: Das Untersuchungsmaterial wird in einem Tropfen der Farblösung auf einem Objektträger verteilt und anschließend sofort mikroskopiert. Alternativ mit einem Tropfen der Farblösung einen Objektträger beschicken und Tesafilm mit anhaftendem Kulturmaterial so darüber legen, daß die freien Enden des Klebestreifens am Objektträger ankleben.
Pilzelemente erscheinen intensiv blau.

Tuscheverfahren nach Burri

Zur Färbung von Cryptococcus neoformans, der von einer wechselnd ausgeprägten Schleimkapsel umgeben ist. Das Untersuchungsmaterial wird auf einem Objektträger verteilt; nachdem es luftgetrocknet ist, wird ein Tropfen Tusche zugesetzt, die nicht in die Schleimkapsel eindringt. Sproßpilz und Kapsel erscheinen bei der Durchmusterung strahlend hell auf dunklem Untergrund.

Spezielle Färbeverfahren nach vorheriger Fixierung

Das Untersuchungsmaterial wird auf dem Objektträger ausgestrichen, luftgetrocknet, vorsichtig fixiert (mehrmals durch Flamme ziehen) und anschließend nach folgendem Verfahren gefärbt:

a) nach Gram zum Nachweis von Hefepilzen und Sporothrix schenkii. Sproßzellen und andere Pilzelemente erscheinen blauviolett.
b) Färbung nach Giemsa zum Nachweis von Histoplasma capsulatum, Sporothrix schenkii und Cryptococcus neoformans.

Färbevorgang

1. Präparate nach völligem Trocknen durch Einstellen in Küvette mit 96%igem Äthylalkohol für 30 Min oder in Küvette mit wasserfreiem Methylalkohol für 3 Min fixieren
2. Mit Fließpapier abtupfen und mit frisch bereiteter Giemsa-Farblösung beschichten, 20–30 Min einwirken lassen
3. Mit Wasser abspülen und anschließend in Aqua dest. von Farbresten befreien, Präparate luftrocknen.

Intrazelluläre und andere Pilzelemente erscheinen blauviolett neben blauvioletten Zellkernen und rosarotem Zytoplasma. Kapseln bleiben ungefärbt. Dermatophyten in Nägeln oder Haut weist man am besten im Laugenpräparat (Material in 10%iger bis 20%iger Kalilauge mehrere Stunden aufweichen lassen) mit der Phasenkontrastmikroskopie nach.

Tabelle 1. **Serologische Diagnostik und Hautteste bei bakteriellen, parasitären und Pilzerkrankungen** (nach 12)
(Die Art der Antikörperbestimmung, Einsendehäufigkeit, signifikante Höhe der Titer, Versand usw. sind in jedem Fall beim Einsendeinstitut zu erfragen)

Erkrankung	Bedeutung der Serologie für die Diagnose	Hauttest	Bemerkungen
Amöbiasis	+ +		In 95% + bei Leberabszeß, in 50%–60% + bei akuter Enteritis und nur in 8–15% bei asymptomatischen Ausscheidern.
Askariasis	±		Kreuzreaktionen bei Toxocarainfektionen.

Tabelle 1 (Fortsetzung)

Erkrankung	Bedeutung der Serologie für die Diagnose	Hauttest	Bemerkungen
Aspergillose	+		Serodiagnostik meist + bei Aspergillom der Lunge und bei Allergie; Hauttest meist + bei Allergie.
Bilharziose	+	+	Kreuzreaktionen bei Trichinose.
Blastomykose	+		
Brucellose	++		Kreuzreaktionen bei Pasteurellainfektionen möglich.
Candidainfektionen	++		Vor allem IgM Antikörper; bei akuter Schleimhautinfektion mit massiver Ausbreitung sind IgM und IgG Antikörper gegen Candidamannane erhöht, nicht dagegen Antikörper gegen Candidaproteine. Bei Systemmykose sind alle Antikörper (gegen Mannane und Proteine) erhöht. Bei Verdacht auf Meningitis Antikörpertiternachweis auch im Liquor. Bei besonders infektionsanfälligen Patienten (z. B. Leukämie während Zytostatikatherapie, Intensivpatienten, vor allem unter Breitspektrumantibiotikatherapie) regelmäßige (mindestens 1 × wöchentlich) Titerkontrolle!!
Chlamydieninfektionen	++		
Cryptococcus-neoformans-Infektionen	++		Falsch positiv bei positivem Rheumafaktor. Besonders wichtig Antikörpertiterbestimmung im Liquor bei Meningitisverdacht.
Echinokokkose	++	+	Antikörpertiter vor allem + bei Leber- und Hirnzysten, seltener bei Lungenzysten. Kreuzreaktionen bei Zystizerkose.

Tabelle 1 (Fortsetzung)

Erkrankung	Bedeutung der Serologie für die Diagnose	Hauttest	Bemerkungen
Hepatitis, A, B	+ +		
Histoplasmose	+ +	±	
Kokzidioidomykose	+ +	+	Kreuzreaktionen bei Histoplasmose. Hauttest besonders wichtig.
Legionärs-Erkrankung	+ +		
Leishmaniose	±	+	
Leptospirose	+ +		
Malaria	+ +		
Mononukleose, infektiös	+ +		
Mykoplasmeninfektionen	±		Kälteagglutinine sind nicht spezifisch.
Pneumocystis carinii	+		Zuverlässige, spezifische Antikörpertiterbestimmung nur in wenigen Laboratorien möglich. Bis zum 4. Lebensjahr sind ca. 60% durchseucht.
Rickettsiosen	+ +		s. dazu auch S. 147
Salmonellosen	+ +		
Sporotrichose	+		
Streptokokkeninfektionen	+		
Strongyloidiasis	±		
Syphilis	+ +		
Toxoplasmose	+ +		
Trichinose	+ +	+	

Tabelle 1 (Fortsetzung)

Erkrankung	Bedeutung der Serologie für die Diagnose	Hauttest	Bemerkungen
Tuberkulose		++	
Tularämie	++	+	
Yersinia-infektionen	++		
Zystizerkose	++		Vor allem bei Befall des Gehirns und des Gastrointestinaltraktes. Falsch positiv bei Neurolues, Hirntumor oder multipler Sklerose.

Diagnostik und Verlauf der Viruserkrankungen

Tabelle 2. **Diagnostik der Viruserkrankungen** (nach 8)

Virus	Isolierung des Virus aus:	Züchtung des Virus auf:	Methoden zum AK-Nachweis[2]	Direkt-nachweis
Adeno-Viren[1]	RSW, ASW, Liquor, Stuhl	Zellkultur	KBR, HHT (KBR auch im Liquor)	
Entero-Viren[1]	Stuhl, Urin, Liquor	Zellkultur (Coxsackie: Babymaus)	NT (KBR)	
Hepatitis A	Stuhl	–	RIA	IEM
Hepatitis B[1]	Blutserum	–	KBR, RIA, Ind. Hämaggl.	Direktnachweis im EM
Herpesvirus hominis	Liquor, Gewebe, ASW, Bläschenmaterial	Zellkultur	KBR (auch im Liquor)	Direktnachweis der Viren im Bläschenmaterial (EM)
Infektiöse Mononukleose	Blutzellen	Blutzellen, Burkitt-Zellen	Paul-Bunnell-Test, Henle-Test	

Tabelle 2 (Fortsetzung)

Virus	Isolierung des Virus aus:	Züchtung des Virus auf:	Methoden zum AK-Nachweis[2]	Direkt-nachweis
Influenza, Parainfluenza	RSW	Bebr. Hühnerei, Zellkultur	KBR, HHT	
Lymphozytäre Choriomeningitis	Liquor	Maus	KBR, NT	
Masern	RSW	Zellkultur	KBR, HHT	Mehrkernige Riesenzellen im Mundsekret
Reo-Viren[1]	Stuhl, Urin	Zellkultur	HHT, KBR	
Rhino-Viren	RSW	Zellkultur (32 °C)	NT, KBR	
Röteln	RSW	Zellkultur	KBR, HHT, IgM-Best.	
Rota-Viren	Stuhl	–	KBR, IF	IEM
Tollwut[1]	Liquor, Gewebe	Maus	–	Negri-Körperchen im Zentralnervensystem und Konjunktiva-Tupfpräparat durch IF
Varizellen-Zoster	Liquor, Gewebe, Bläschenmaterial	Zellkultur	KBR (auch im Liquor)	s. Herpesvirus
Variola vera[1] Impfpocken[1]	Bläschenmaterial	Bebr. Ei, Kaninchen, Zellkultur	HHT, NT	Direktnachweis im Bläschenmaterial (EM)
Zytomegalie	Speichel, Urin, Gewebe	Zellkultur	KBR, IgM-Best.	Einschlußkörperchen in zytomegalen Zellen (Urin, Speichel)

1 Nur bei diesen Viren ist Isolierung trotz Postversand möglich.
2 Untersuchung eines Serumpaars in *einem* Ansatz, Seren aufbewahren!

Tabelle 2 (Fortsetzung)

KBR	= Komplementbindungsreaktion
HHT	= Hämagglutinations-Hemmungstest
NT	= Neutralisationstest
RSW	= Rachenspülwasser
ASW	= Augenspülwasser
EM	= Elektronenmikroskop
AK	= Antikörper
RIA	= Radioimmuntest
IEM	= Immunelektronenmikrospie
IF	= Immunfluoreszenz

Infektionsverlauf bei Viruserkrankungen (nach 8)

Akute, klinisch apparente Infektion

Nach Virusvermehrung in den Zellen kommt es zur Ausscheidung von infektiösen Viruspartikeln. Die Infektion kann auf die Eintrittspforte bzw. deren Umgebung beschränkt bleiben (lokale Infektion), sie kann sich aber auch in abgrenzbaren Phasen auf den Organismus ausbreiten (zyklische Infektion, z.B. Polio, Pocken). In beiden Fällen kommt es zur Bildung von Antikörpern, der Patient erwirbt eine Immunität. Nach Beendigung der Erkrankung enthält der Wirtsorganismus kein Virus mehr.

Klinisch inapparente Infektion

Sie gleicht in jeder Hinsicht der klinisch apparenten Infektion, der Verlauf ist gleich, es werden Antikörper gebildet, der Patient erwirbt unbemerkt eine Immunität. Neutralisierende Antikörper sind noch lange nach Erkrankung im Serum nachweisbar; komplementbindende Antikörper spiegeln die akute Krankheitsphase wider, d.h. sie erscheinen und verschwinden schnell wieder. Hämagglutinationshemmende Antikörper bleiben noch lange nach Überstehen der Erkrankung nachweisbar. Sie eignen sich daher besonders für Durchseuchungsuntersuchungen. Die Polio z.B. verläuft in mehr als 99% der Fälle als inapparente Infektion, Pocken und Masern dagegen verlaufen zu mehr als 90% als apparente Infektion. Auch die primäre Herpesinfektion ist nur bei etwa 1% der Fälle klinisch apparent.

Die latente Infektion

Sogenannte „inapparente Infektion ohne Ende“. Sie verläuft zeitlich unbegrenzt subklinisch. Es kommt ebenfalls zu Virusvermehrung, Ausscheidung von Viren und zur Antikörperbildung, eine abschließende Viruselimination erfolgt dagegen nicht (z. B. Adeno-Virus-Infektionen).

Okkulte Virusinfektion

Der Mensch ist und bleibt lebenslang, jedoch ohne klinische Symptome infiziert; das Virus „ist in den Untergrund gegangen“. Antikörper sind nachweisbar; gelegentlich, z. B. bei Abwehrschwäche, Immunsuppression, kommt es zu Exazerbationen (z. B. Herpes simplex, Varizellen-Virus beim Zoster, Zytomegalie).

„Slow virus“ infections

Hierbei liegt eine extreme Verlängerung des Abstandes zwischen Infektion und Krankheitsausbruch vor (Monate bis Jahre). Beim Menschen handelt es sich vorwiegend um chronische Erkrankungen des zentralen Nervensystems [z. B. Jacob-Creutzfeld-Krankheit, subakute, sklerosierende Panenzephalitis (SSPG), progressive, multifokale Leukoenzephalopathie (PMN), evtl. auch multiple Sklerose].

Erregerspektrum

Tabelle 3. Keimspektrum der normalen Standortflora (häufigere Keime) (Aus 9)

	Haut	Conjunc-tiva	Nase
Actinomyces			
Bacteroides			
Bifidobacterium			
Candida	(+)		(+)
Clostridium			
Corynebacterium	+	(+)	+ +
E. coli u. a. Enterobacteriaceae	(+)	(+)	(+)
Eubacterium			
Fusobacterium			
Haemophilus		(+)	+
Lactobacterium			(+)
Mycobacterium	+		(+)
Mycoplasma			
Neisseria	(+)	(+)	(+)
Peptococcus	(+)		(+)
Peptostreptococcus	(+)		(+)
Propionibacterium	+		
Sphaerophorus			(+)
Staphylococcus aureus	+	(+)	+ + +
Staphylococcus epidermidis	+ + +	+	+ + +
Streptococcus faecalis	(+)	(+)	(+)
Streptococcus pneumoniae		(+)	(+)
Streptococcus viridans	+	+	+
Streptococcus Gruppe A	(+)		+
Streptococcus Gruppe B			(+)
Treponema denticola, oralis etc.			
Veillonella			

Häufigste Erreger der
eitrigen Arthritis

Staphylococcus aureus, beta-hämolysierende Streptokokken, Mycobacterium tuberculosis, Haemophilus influenzae, Neisseria meningitidis, Neisseria gonorrhoeae, Brucellen, Treponema pallidum.

Tabelle 3 (Fortsetzung)

Mund	Pharynx	Unterer Darmtrakt	Äußere Genitalien	Vordere Urethra	Vagina
+	+				+
+	+	+ + +	+	+	+ + +
		+ + +	(+)		+
+	(+)	(+)	(+)	(+)	+
+	+	(+)	(+)	(+)	(+)
+	+	(+)	+ +	+ + +	+ + +
(+)	(+)	+	+	+ +	+
+	+	+			
+	+	+ +	+	+	+
+	+ + +			(+)	+ +
+	+	+	(+)	(+)	+ + +
	(+)	(+)	+	(+)	(+)
(+)	+	(+)	(+)	+ + +	+ +
+	+	(+)	+	+	(+)
+	+	(+)	+	+	+ + +
+	+	(+)	+	+	+ +
+	+	(+)	(+)		
+	+	+			+
+ + +	+ + +	(+)	+	+ +	(+)
+ +	+ +	(+)	+ + +	+ + +	+ + +
(+)	(+)	+	+	+ +	+
+	+				
+	+	(+)	+ +	+	+
+	(+)			(+)	(+)
(+)	(+)			(+)	+
+	+	+	+		
+	(+)	(+)	+		+

Häufigste Erreger der
akuten Bronchitis und **Bronchiolitis**

Haemophilus influenzae, Pneumokokken, Bordetella pertussis, Mycoplasma pneumoniae, Myxoviren, RS-Viren (Kinder), Adenoviren.

Häufigste bakterielle Erreger der
chronischen Bronchitis[1]

Haemophilus influenzae (25%–90%), Pneumokokken (20%–70%), Neisseria meningitidis (10%), Branhamella catarrhalis (3%), Staph. epidermidis (3%), vergrünende Streptokokken (4%), Staph. aureus (2%).

Häufigste Erreger der
eitrigen Cholangitis[2,3]

E. coli (60%–70%), Klebsiella pneumoniae (5%–10%), Enterokokken (10%–25%), Bacteroides fragilis, Clostridium perfringens.

Häufigste Erreger der
Enteritis
(Siehe auch S. 223)

Viren, enterotoxinproduzierende E. coli, Salmonellen, Yersinia enterocolitica, Campylobacter fetus, Shigellen, Amoeben, enteropathogene E. coli, Erreger von Nahrungsmittelintoxikationen.

---

1 Bei Bronchiektasen (stinkender Auswurf) werden häufig Anaerobier isoliert (vor allem Bacteroides fragilis und Bacteroides melaninogenicus).
2 Ca. 50%–80% der Patienten haben positive Blutkulturen, davon etwa 30% mit 2 oder mehr Keimen.
3 Bei ⅔ der Patienten in Mischkulturen.

Häufigste Erreger von
Entzündungen der Gingiva
(akute ulzero-membranöse Gingivitis Plaut-Vincenti)

Bacteroides melaninogenicus, Leptotrichien, Fusobakterien, Borrelia vincenti.

Häufigste Erreger von
Entzündungen der Lippen

Herpes-simplex-Virus Typ 1, Treponema pallidum, Candida albicans.

Häufigste Erreger von
Entzündungen des Muskels

Clostridium welchii, Clostridium tetani, Escherichia coli, Staphylococcus aureus (gewöhnlich nach Wunden), anaerobe Streptokokken, Bacteroides Spezies, Coxsackie-B-Virus, (Bornholmsche Erkrankung).

Häufigste Erreger der
Virus-Enzephalitis

Herpes-Viren, Masern-Viren, Influenza-Viren, Mumps-Virus, Varizellen-Virus, Arbo-Viren, ECHO-Virus 71.

Häufigste Erreger der
Epididymitis

Gonokokken, Chlamydia trachomatis, E. coli u. andere gramnegative Keime, Ureaplasma urealyticum, Mycobacterium tuberculosis.

Häufigster Erreger der
akuten Epiglottitis beim Kind

Haemophilus influenzae Typ B.

Häufigste Erreger krankenhauserworbener
Harnweginfektionen

Escherichia coli (32,1%), Enterokokken (13,8%), Pseudomonas aeruginosa (10,1%), Proteus-Providencia-Gruppe (9,6%), Klebsiella Spezies (9,1%), Enterobacter Spezies (4,3%), Candida Spezies (3,8%), Staphylococcus epidermidis (3,1%), Serratia Spezies (2,6%), Staphylococcus aureus (2,0%), sonstige Pilze (1,7%), Pseudomonas Spezies (1,6%), Streptokokken der Gruppe B (1,4%), Streptokokken der Gruppe A (< 0,1%), Pneumokokken (< 0,1%), Bacteroides fragilis (< 0,1%), Sonstige Keime (3,2%).

Häufigste Erreger von
Hirnabszessen[1]

Pneumokokken[2,3], Staphylococcus aureus[4], Haemophilus influenzae[2,3], Bacteroides Spezies[3], Fusobakterien[3], Veillonellen[3], anaerobe Streptokokken[2], gramnegative Keime[5], Nocardia asteroides.

---

1 Ätiologie:
42% metastatisch oder kryptogen,
19% traumatisch,
39% fortgeleitet.
2 Meist Stirnlappen nach Sinusitis und Influenza.
3 Häufig nach Otitis media und Mastoiditis im Temporallappen.
4 Häufig nach Trauma oder metastatisch auch im Rückenmark.
5 Meist metastatisch.

Häufigste Erreger von

Infektionen der Haut[1]

Staphylococcus aureus, Streptokokken der Gruppe A, E. coli und andere gramnegative Keime, Candida Spezies, Hautpilze.

Häufigste Erreger krankenhauserworbener

Infektionen von Haut, Unterhaut und Fettgewebe

Staphylococcus aureus (31,7%), Escherichia coli (8,4%), Enterokokken (6,7%), Pseudomonas aeruginosa (6,2%), Staphylococcus epidermidis (5,9%), Proteus-Providencia-Spezies (5,0%), Klebsiella Spezies (4,5%), Enterobacter Spezies (3,3%), Candida Spezies (3,2%), Streptokokken der Gruppe B (1,5%), Serratia Spezies (1,1%), sonstige Pilze (1,1%), Bacteroides fragilis (0,9%), Streptokokken der Gruppe A (0,8%), Pseudomonas Spezies (0,8%), Pneumokokken (0,1%), sonstige Keime (7,3%).

Häufigste Erreger von

Infektionen des Herzens

Endokarditis

Vergrünende Streptokokken (30%–40%), Enterokokken (~ 10%), andere Streptokokken (20%–30%), Staphylococcus aureus (10%–30%), Staphylococcus epidermidis (1%–3%), Haemophilus influenzae, gramnegative Keime, Pilze.

Myokarditis

Streptokokken der Gruppe A, Corynebacterium diphtheriae, Leptospiren, Brucellen, Coxsackie-A-Viren, Coxsackie-B-Virus 1–5,

---

1 Erreger von Infektionen nach Bißverletzungen von Mensch oder Tier: Staphylococcus aureus, Propionibakterien, anaerobe Streptokokken, Corynebakterien, Bacteroides Spezies, Eikenella corrodens (Mensch), Pasteurella multocida (Tier).

Mumps-Virus, Röteln-Virus (angeboren), Coxiella Spezies, Staphylococcus aureus, ECHO-Viren, Influenza-Viren, Zytomegalie-Virus, infektiöse Mononukleose.

Tabelle 4. Erreger von **Endokarditis bei künstlichen Herzklappen**

Erreger	Frühform (%) < 2 Monate postoperativ	Spätform (%) > 2 Monate postoperativ
Staphylococcus epidermidis	32	27
Staphylococcus aureus	20	11
Streptokokken	8	38
Gramnegative Keime	20	10
Andere Keime (Pilze, usw.)	19	14

Perikarditis

Staphylococcus aureus, Pneumokokken, gramnegative Keime, Mycobacterium tuberculosis, Coxsackie-B-Virus 2–5, Haemophilus influenzae.

Aortitis

Treponema pallidum, Mycobacterium tuberculosis.

Häufigste Erreger von

Infektionen bei Patienten mit verminderter körpereigener Abwehr

Bakterien

Sämtliche Erreger, die auch bei anderen Patienten Infektionen verursachen, (vor allem aber Pseudomonas aeruginosa, Acinetobacter Spezies, Staphylococcus aureus, Nocardien, Listerien, Legionella pneumophila, Salmonellen, Tuberkelbakterien, E. coli und andere gramnegative Keime).

Pilze

Candida Spezies
Cryptococcus neoformans

Aspergillus
Histoplasma capsulatum

Parasiten

Pneumocystis carinii
Toxoplasmen
Strongyloides stercoralis

Viren

Varizella-Zoster-Virus
Zytomegalie-Virus
Herpes-Viren
Hepatitis-Viren
Vaccinia-Virus.

Häufigste Erreger der **Keratokonjunktivitis**

Epidemisch: Adeno-Viren Typ 8, 19; Herpes-Viren, Zoster-Virus.

Häufigste Erreger der **Konjunktivitis**

Staphylococcus aureus, Haemophilus influenzae, Pneumokokken, Pseudomonas aeruginosa, Moraxellen, Neisseria gonorrhoeae (Neugeborene), Adeno-Viren, Herpes-simplex-Viren, ECHO-Viren, Chlamydien (Neugeborene).

Häufigste Erreger von **Laryngitis und Tracheitis**

Haemophilus influenzae, RS-Viren (Kinder), Myxoviren, Adeno-Viren.

Häufigste Erreger von
Leberabszessen

Gramnegative Darmkeime (E. coli, Klebsiellen, usw.), Peptokokken, Peptostreptokokken, Fusobakterien, Bacteroides fragilis, Clostridien, Actinomyces israelii, Entamoeba histolytica (Tropenrückkehrer!), (Echinokokken).

Häufigste Erreger von
Lungenabszessen

Staphylococcus aureus, Streptokokken der Gruppe A, Pneumokokken, Fusobakterien, Bacteroides Spezies, anaerobe Streptokokken, Klebsiella pneumoniae, Pseudomonas aeruginosa, Nocardien (selten), Aktinomyzeten (selten).

Häufigste Erreger der
Meningitis

Bakterien

Neisseria meningitidis (~ 40%), Haemophilus influenzae (~ 23%), Pneumokokken (~ 17%), Streptokokken der Gruppe B (Neugeborene), Escherichia coli (Neugeborene), Staphylococcus aureus (Trauma) (~ 5%), Listeria monocytogenes (Neugeborene, Patienten mit verminderter körpereigener Abwehr) (~ 0,1%), Mycobacterium tuberculosis (~ 2%).

Pilze

Candida Spezies, Cryptococcus neoformans.

Viren

ECHO, Coxsackie, Herpes simplex, Masern, Mumps, Varicella-Zoster, Polio, Adeno, Lymphozytäre Choriomeningitis.

Protozoen

Toxoplasma gondii.

Mykoplasmen

Mycoplasma pneumoniae.

Häufigste Erreger der **Neuritis, Polyneuritis**

Influenza-Viren, Coxsackie-Viren, ECHO-Viren, Epstein-Barr-Virus, Zytomegalie-Virus, Varizellen-Zoster-Virus, Mycoplasma pneumoniae.

Häufigste bakterielle Erreger der **akuten Otitis media**[1,2,3,4] und **akuten Sinusitis**[1,3,4]

Tabelle 5. Häufigste bakterielle Erreger der akuten Otitis media und akuten Sinusitis

Erreger	Otitis media (%)	Sinusitis (%)
Pneumokokken	34	13,8
Haem. influenzae	21	5
Pneumokokken und Haem. influenzae	4	
Streptokokken	3	36
Staph. aureus	2	19
Staph. epidermidis	17	11

1 In etwa 40% der Fälle können keine Bakterien isoliert werden; in 16%–30% der Fälle Viren (vor allem Rhinoviren, Influenza-Viren, Parainfluenza-Viren).

2 Bei Säuglingen und Neugeborenen überwiegend gramnegative Keime, vor allem E. coli, Klebsiellen und Pseudomonas aeruginosa.

3 Bei chronischer Sinusitis werden in ca. 25% der Fälle Anaerobier isoliert (stinkendes Sekret!), bei chronischer Otitis media vor allem gramnegative Keime (Pseudomonas aeruginosa!).

4 Bei Kindern am häufigsten Pneumokokken (~ 30%–50%), Haemophilus influenzae (~ 15%–25%) und Streptokokken der Gruppe A (5%–20%).

Häufigste bakterielle Erreger der
chronisch eitrigen Otitis media

Pseudomonas aeruginosa, S. aureus, Peptokokken, Peptostreptokokken, Bacteroides fragilis, Bacteroides melaninogenicus.

Häufigste Erreger der
Orchitis

Treponema pallidum, Mumps-Virus.

Häufigste Erreger der
akuten Osteomyelitis[1]

Staphylococcus aureus, beta-hämolysierende Streptokokken, Pneumokokken, Salmonellen, Escherichia coli, Klebsiella pneumoniae, Brucellen, Mycobacterium tuberculosis, Treponema pallidum, grampositive und gramnegative Erreger als Folge einer Sepsis, Pilze (vor allem Candida albicans), grampositive und gramnegative Erreger als Folge einer Sepsis, Adeno-Viren, Mumps-Virus, Röteln, Hepatitis B.

Häufigste Erreger der
chronischen Osteomyelitis

Mycobacterium tuberculosis, Pilze (Systemmykosen und Candida albicans), Brucellen, Salmonellen[2], Pseudomonas aeruginosa, Aktinomyzeten, Staphylococcus aureus (!)[3], Treponema pallidum.

---

1 Osteomyelitis nach Fußverletzungen bei Kindern in 95% aller Fälle Pseudomonas aeruginosa. Chirurgische Therapie, anschließende Chemotherapie für 2–3 Wochen.

2 Vor allem bei Hämoglobinopathien.

3 Vor allem bei primär nicht ausreichend behandelter Staphylokokkenosteomyelitis und postoperativ.

Häufigste Erreger der

Osteomyelitis der Wirbelsäule

Mycobacterium tuberculosis, Brucellen, Staphylococcus aureus (~ 55%), Salmonellen, Pseudomonas aeruginosa und andere gramnegative Keime (z.B. nach Langzeitperiduralanästhesie!), Cryptococcus neoformans, selten Anaerobier.

Häufigste Erreger der

Periodontitis

Aktinomyzeten, Bacteroides Spezies, Fusobakterien, Leptotrichien, Spirochäten, vergrünende Streptokokken, anaerobe Streptokokken.

Häufigste Erreger der

Peritonitis

Tabelle 6. Bakterielle Erreger der Peritonitis

Erreger	%	Erreger	%
Aerobe Keime	47,7	**Anaerobier**	31,1
Gramnegative Keime		Bacteroides fragilis	35,6
E. coli	35,7	Clostridien	7,6
Klebsiella-Enterobact.	17,0	Peptostreptokokken	5,7
Proteus Sp.	15,0	u.a.	5,7
Pseudomonas aeruginosa	4,3		
Grampositive Stäbchen	3,5		
Grampositive Kokken			
Enterokokken	12,0		
Staphylokokken	2,8		
Streptokokken	2,4		
Pilze	1,1		

Häufigste Erreger der
Pharyngitis, Tonsillitis, Angina

Bakterien

Streptokokken Gruppe A, B(?), C, G; Corynebact. diphtheriae, Corynebact. haemolyticum, Corynebact. pyogenes, Gonokokken.

Viren

Rhino-Viren, Herpes simplex, Adeno-Viren, Coxsackie-Viren Gruppe A, Influenza-Viren, Parainfluenza-Viren.
Mycoplasma pneumoniae, Toxoplasma gondii.

Häufigste Erreger eines
Pleuraempyems

Pneumokokken, Staphylococcus aureus, Haemophilus influenzae, anaerobe Streptokokken, gramnegative Keime, Mycobacterium tuberculosis.

Häufigste Erreger der
Pneumonie

Tabelle 7. Häufigste bakterielle Erreger der Aspirations-Pneumonie

Erreger	%	Erreger	%
Anaerobier	ca. 70	**Aerobier**	ca. 30
Gramnegative Keime	41	**Grampositive Kokken**	11
(Bact. melaninogenicus, B. fragilis, Fusobakterien)		(Staphylokokken, Pneumokokken, Enterokokken, Streptokokken)	
Grampositive Kokken (Peptokokken, Peptostreptokokken)	22	**Gramnegative Stäbchen** (Klebsiellen, Pseudomonas aeruginosa, E. coli)	16
Grampositive Stäbchen (Clostridien)	10		

Tabelle 8. Häufigste Erreger der akuten Pneumonie des Erwachsenen

Erreger	Spezies	%
Bakterien	Pneumokokken[1]	30–65
	Klebsiella pneumoniae[1]	2– 5
	Haemophilus influenzae	1– 3
	Enterobakterien	1– 3
	Staphylokokken	1– 2
	Legionella pneumophila	1– 2
Viren	Influenza-Viren	8–15
	Herpes-Viren	4– 8
	Adeno-Viren	
	Parainfluenza-Viren	1– 3
	andere Viren	1– 2
Mykoplasmen	Mycoplasma pneumoniae[2]	4– 7
Chlamydien	Chlamydia trachomatis	10–20

1 Häufigste Erreger der lobären Pneumonie, seltener Streptokokken, Haem. influenzae, Serratia marcescens und Proteus Spezies.

2 Erregerreservoir sind Erkrankte (Sputum, Nasenrachensekret), Übertragung durch direkten Kontakt und Tröpfcheninfektion; Inkubationszeit 7–21 Tage. Die Erreger sind noch 3–4 Wochen nach Auftreten der klinischen Symptome in Sputum nachweisbar. Es erkranken vor allem Säuglinge, Kinder und Jugendliche von 5–20 Lebensjahren; Diagnose durch Nachweis der Erreger in Sputum, Antikörpertiter, Kälteagglutinine sind in 50%–80% der Fälle nachweisbar, jedoch unspezifisch (auch positiv bei Lebererkrankungen, Viruspneumonien). Antibiotika der Wahl sind Erythromycin, oder Tetracyclin. Standardisolierung von Erkrankten; keine speziellen Maßnahmen bei Kontaktpersonen, keine speziellen Desinfektionsmaßnahmen.

Häufigste Erreger der **akuten Pneumonie bei Säuglingen und Kindern**

Pneumokokken[1], Haemophilus influenzae[1], Streptokokken der Gruppe A, Streptokokken der Gruppe B[2], E. coli[2], Staphylococcus aureus[3], Chlamydien[4,5], RS-Viren[5], Pneumocystis carinii[4,5], Influen-

---

1 Häufigste bakterielle Erreger.

2 Bei Neugeborenen.

3 Vor allem bei Säuglingen mit Pleuraempyem und „Rundherden" in der Lunge.

4 Häufige Erreger bei Säuglingen bis 3 Lebensmonate.

5 Häufigste Erreger der interstitiellen Pneumonie.

za-Viren, Parainfluenza-Viren, Adeno-Viren, Rhino-Viren, Coxsackie-Viren (seltener), Mycoplasma pneumoniae[1,2], Zytomegalie-Viren[3].

Häufigste Erreger der

chronischen Pneumonie

Aktinomyzeten, Nocardien, Pseudomonas pseudomallei, Mycobacterium tuberculosis, Mycobacterium kansasii, Mycobacterium intracellulare, Aspergillus Spezies, Blastomyces dermatitidis, Coccidioides immitis, Cryptococcus neoformans, Histoplasma capsulatum, Sporothrix schenkii, Paracoccidioides brasiliensis, Entamoeba histolytica, Ecchinococcus granulosus, Bilharzien.

Häufigste Erreger

krankenhauserworbener Pneumonie (außer Viren)

Klebsiella Spezies (10,8%), Staphylococcus aureus (10,4%), Pseudomonas aeruginosa (8,8%), E. coli (7,3%), Enterobacter Spezies (6,7%), Proteus-Providencia-Spezies (6,1%), Pneumokokken (3,8%), Serratia Spezies (3,3%), Candida Spezies (2,2%), Enterokokken (1,4%), Pseudomonas Spezies (1,3%), sonstige Pilze (1,0%), Streptokokken der Gruppe B (0,6%), Staphylococcus epidermidis (0,5%), Streptokokken der Gruppe A (0,4%), Bacteroides fragilis (0,1%), sonstige Keime (10,9%).

Häufigste Erreger der **Prostatitis**

E. coli (10%–30%), Enterokokken (10%–30%), Mykoplasmen (30%), Gonokokken, S. aureus (10%), Streptokokken der Gruppe B (10%), Chlamydien (1%–2%), Candida Sp., Ps. aeruginosa, Anaerobier (10%), Mycobacterium tuberculosis, Trichomonas vaginalis.

---

1 Vor allem bei Jugendlichen und älteren Kindern.
2 Häufige Erreger bei Säuglingen bis 3 Lebensmonate.
3 Häufige Erreger der interstitiellen Pneumonie.

Häufigste Erreger von

Pulpitis und **Zahnabszessen**

Vergrünende Streptokokken, anaerobe Streptokokken, Staphylococcus aureus, Fusobakterien, Aktinomyzeten, Bacteroides Spezies, Veillonellen.

Häufigste bakterielle Erreger der

Sepsis

Staphylococcus aureus, Pneumokokken, Streptokokken, E. coli, Enterokokken, Klebsiellen, Enterobacter, Proteus Spezies, Pseudomonas aeruginosa, Bacteroides fragilis, anaerobe Streptokokken, Clostridien.

Tabelle 9. Häufige Sepsiserreger: Infektionsquellen, Erkrankungen

Positive Blutkultur	Häufigste Erkrankung/Fokus?
Strept. viridans	Endokarditis, Gallenweginfektionen
Strept. faecalis (Enterokokken)	Endokarditis, Harnwegsinfektion (Katheter?), Cholezystitis/Cholangitis, Divertikulitis/andere Darmaffektionen
Staph. epidermidis (in 2 gleichzeitig an verschiedenen Stellen entnommenen Blutkulturen)	Venenkatheter, künstliche Herzklappen, anderes Fremdmaterial, Ventrikelkatheter (Hydrozephalusventile)
Clostr. perfringens	Gallenwege, Darmtrakt, Abort, Puerperalsepsis
Bact. fragilis und andere Anaerobier	Infektionen/Abszesse im Darmtrakt, großen oder kleinen Becken, Gehirn; Dekubitus, Puerperalsepsis
Staph. aureus	Endokarditis, Venenkatheter, Hautinfektionen, Abszeß, Arthritis, Osteomyelitis, Hospitalinfektion
E. coli	Harnwegsinfektion, Infektion im Gastrointestinaltrakt, gynäkologische Infektionen, Hospitalinfektion

Tabelle 9 (Fortsetzung)

Positive Blutkultur	Häufigste Erkrankung/Fokus?
Ps. aeruginosa, Klebs. pneumoniae, indolpos. Proteus u.a. gramnegative Keime	Hospitalinfektion, Infektionen bei abwehrgeschwächten Patienten
Candida Spezies	Venenkatheter, künstliche Herzklappen, Hyperalimentationslösungen

Häufigste Erreger **krankenhauserworbener Sepsis**

E. coli (15,6%), Staphylococcus aureus (13,8%), Klebsiella Spezies (10,9%), Staphylococcus epidermidis (8,9%), Enterokokken (6,2%), Pseudomonas aeruginosa (6,0%), Enterobacter Spezies (5,0%), Bacteroides fragilis (3,5%), Candida Spezies (3,5%), Serratia Spezies (3,1%), Streptokokken der Gruppe B (2,9%), Proteus-Providencia Spezies (2,4%), sonstige Pilze (1,5%), Pneumokokken (1,0%), Pseudomonas Spezies (0,9%), Streptokokken der Gruppe A (0,7%), sonstige Keime (13,0%).

Häufigste Erreger der **Urethritis**

Gonokokken, E. coli und andere gramnegative Keime, Enterokokken, Treponema pallidum, Ureaplasma urealyticum, Chlamydia trachomatis, Trichomonas vaginalis, Adeno-Viren, Herpes-simplex-Virus Typ 2, Candida albicans, Torulopsis glabrata, Enterobius vermicularis.

Tabelle 10. **Häufigste Erreger, die bei bestimmten Erkrankungen mit verminderter körpereigener Abwehr zu Infektionen führen**

Erkrankung	Erreger
Verbrennungen	Pseudomonas aeruginosa, Staphylococcus aureus, Streptokokken, Candida Spezies, Herpes-Viren
Chronische Granulomatose	Staphylococcus aureus, gramnegative Erreger
Leberzirrhose	Pneumokokken, gramnegative Erreger
Mukoviszidose	Pseudomonas aeruginosa, Staphylococcus aureus
Erkrankungen, die zu Hämolyse führen (z B. Thalassämie)	Salmonellen
Morbus Hodgkin	Varicella-Zoster-Virus, Kryptokokken, Pneumocystis carinii, Candida Spezies
Leukämie	Pseudomonas aeruginosa, andere gramnegative Keime, Staphylococcus aureus, Aspergillen, Pneumocystis carinii
Nephrotisches Syndrom	Pneumokokken
Leukopenie, Agranulozytose	Pseudomonas aeruginosa, andere gramnegative Keime, Staphylococcus aureus, Candida Spezies, Pneumocystis carinii
Sichelzellenanämie	Salmonellen, Pneumokokken, Mykoplasmen
Splenektomie	Pneumokokken, Haemophilus influenzae, gramnegative Keime
Transplantation (Niere, Knochenmark etc.)	Pneumocystis carinii, Zytomegalie-Virus, Aspergillus, Candida Spezies, Toxoplasma gondii, Tuberkelbakterien
Diabetes	Staphylococcus aureus, Candida Spezies, gramnegative Keime
Zytostatikatherapie, Bestrahlung	Staphylococcus aureus, Staphylococcus epidermidis, Pseudomonas Spezies, andere gramnegative Keime, vor allem Serratia marcescens, Klebsiella pneumoniae, Listerien, Candida Spezies, Nocardien, Aspergillus, Pneumocystis carinii, Zytomegalie-Virus, Herpes Zoster

Häufigste Erreger von Infektionen des **weiblichen Genitales**

E. coli u. andere gramnegative Keime[1,2,3], Gonokokken[2,3], Enterokokken[1,3], Streptokokken[2,3,4], Ureaplasma urealyticum[1,3], Candida Spezies[4], Trichomonas vaginalis[4], Chlamydia trachomatis[1,4], Mycobacterium tuberculosis[2], Bacteroides Spezies[1], Clostridien[1], Haemophilus vaginalis[4], S. aureus[2,3], Treponema pallidum[4], Peptokokken, Peptostreptokokken[1,3], Enterobius vermicularis[4], Herpes-simplex-Virus Typ 2[1,4].

Häufigste Erreger krankenhauserworbener **Wundinfektionen**

Staphylococcus aureus (14,6%), Escherichia coli (14,6%), Enterokokken (9,6%), Proteus-Providencia Spezies (7,0%), Pseudomonas aeruginosa (5,3%), Klebsiella Spezies (5,0%), Staphylococcus epidermidis (4,4%), Enterobacter Spezies (3,9%), Bacteroides fragilis (3,6%), Streptokokken der Gruppe B (2,2%), Serratia Spezies (1,2%), Candida Spezies (1,0%), Pseudomonas Spezies (0,9%), Streptokokken der Gruppe A (0,6%), sonstige Pilze (0,4%), Pneumokokken (0,1%), sonstige Keime (13,4%).

Häufigste Erreger von **Zystitis** und **Pyelonephritis**

E. coli (50%–80%), Proteus mirabilis (10%–20%), Klebsiella pneumoniae (5%–10%), Enterokokken (5%), S. epidermidis oder Mikrokokken (1%–5%), S. aureus (1%), Proteus morganii, rettgeri, vulgaris, Pseudomonas aeruginosa (1%–2%), Streptokokken der Gruppe B.

---

1 Häufig bei Endometritis.
2 Häufig bei Salpingitis.
3 Häufig bei Bartholinitis.
4 Häufig bei Vaginitis.

Adeno-Virus-Infektionen

- ***Erreger***
  Mehr als 30 verschiedene Typen; verursachen ca. 5 bis 10% aller Atemweginfektionen bei Kindern. Typ 8, seltener Typ 19 verursachen die epidemische Keratokonjunktivitis.

- ***Reservoir***
  Mensch. Charakteristisch ist die latente Infektion, ein großer Teil der Menschen beherbergt Adeno-Viren asymptomatisch lange Zeit in den Tonsillen und im Gastrointestinaltrakt.

- ***Übertragung***
  Direkter Kontakt, Tröpfcheninfektion, Augensekrete (Tropfpipetten!) bei epidemischer Keratokonjunktivitis, seltener Stuhl, vor allem bei Epidemien in Massenunterkünften.

- ***Inkubationszeit***
  5–12 Tage.

- ***Ansteckungsfähigkeit***
  Am größten während der ersten Tage der Erkrankung, möglicherweise 10 Tage oder länger.

- ***Klinik***
  Obere Atemweginfektionen (meist Typ 4 und 7), Pneumonie (ca. 10% aller Pneumonien, die eine Aufnahme ins Krankenhaus erfordern bei Kindern, ca. 1 bis 3% bei Erwachsenen), Pharyngitis mit oder ohne Konjunktivitis (vor allem Typ 3), follikuläre Kon-

junktivitis, epidemische Keratokonjunktivitis. Selten Enzephalitis, Meningitis, hämorrhagische Zystitis.

- ***Differentialdiagnose***

  Alle Erreger, die zu oben genannten Erkrankungen führen.

- ***Diagnostik***

  Virusisolierung aus Rachenspülflüssigkeit, Augenspülwasser, typenspezifische Antikörpertiter.

- ***Therapie***

  Unspezifisch.

- ***Isolierung des Patienten***

  Standardisolierung, wenn baulich und organisatorisch möglich. Weiter s. epidemische Keratokonjunktivitis.

- ***Kontaktpersonen***

  Keine speziellen Maßnahmen, s. auch epidemische Keratokonjunktivitis.

- ***Meldepflicht***

  Meldung von Endemien und Epidemien, vor allem epidemische Keratokonjunktivitis empfehlenswert, Meldepflicht von krankenhauserworbenen Epidemien.

- ***Vorbeugung***

  a) Allgemein: s. epidemische Keratokonjunktivitis.
  b) Immunisierung: keine.
  c) Desinfektion: Scheuerwischdesinfektion von Gegenständen, die mit infektiösen Sekreten und Exkreten kontaminiert wurden.

Aktinomykose

- ***Erreger***

  Actinomyces israelii, selten Actinomyces bovis und andere Aktinomyzeten.

- ***Reservoir***
  Endogen, Mundhöhle des Menschen, in bis zu 20% in Tonsillen, in bis zu 50% in Speichel oder Material von kariösen Zähnen.

- ***Übertragung***
  Endogen, opportunistisch pathogen, selten durch Menschenbiß.

- ***Inkubationszeit***
  Exakte Inkubationszeit unbekannt, möglicherweise Jahre, Tage bis Monate nach Trauma oder Gewebepenetration.

- ***Ansteckungsfähigkeit***
  Unbekannt.

- ***Klinik***
  Chronisch eitrige, indurierende und granulomatöse Entzündung im Bereich der Kiefer, Hals, Thorax, Abdomen, selten Haut. Selten werden das Gehirn, Knochen, Leber, Niere und weibliche Genitalorgane befallen. Sepsis kann vorkommen.

- ***Differentialdiagnose***
  Abszesse im Zahn-, Kieferbereich, verursacht durch Bakterien; Nocardiose, Tuberkulose.

- ***Diagnostik***
  Schwefelgranula bzw. Drusen im Eiter (entsprechen Mikrokolonien). Direkte Gramfärbung des Materials zeigt grampositive, lange, zum Teil filamentöse und verzweigende Stäbchen. Strikt anaerobe Kultur des Materials, vor allem Eiter.

- ***Therapie***
  Penicillin G, Erythromycin, Lincomycin, Tetracycline. Chirurgische Drainage meist wichtiger als Chemotherapie.

- ***Isolierung des Patienten***
  Keine.

- ***Kontaktpersonen***
  Keine speziellen Maßnahmen.

- *Meldepflicht*
  Keine.

- *Vorbeugung*
  a) *Allgemein:* gute Mundhygiene.
  b) *Immunisierung:* keine.
  c) *Desinfektion:* keine speziellen Maßnahmen.

Amöbenmeningoenzephalitis

- *Erreger*
  Naegleria fowleri und Hartmanella (oder Acanthamoeba).

- *Reservoir*
  Wasser (Schwimmbäder, Tümpel).

- *Übertragung*
  Durch Schwimmen, Erreger penetrieren die Nasenschleimhaut und möglicherweise auch die Lamina cribrosa.

- *Inkubationszeit*
  3–7 Tage.

- *Ansteckungsfähigkeit*
  Nicht bekannt, wahrscheinlich keine.

- *Klinik*
  Fulminante Meningoenzephalitis, meist Jugendlicher, mit Tod am 5. oder 6. Tag.

- *Differentialdiagnose*
  Bakterielle oder virale Meningitis bzw. Meningoenzephalitis.

- *Diagnostik*
  Mikroskopischer oder kultureller Nachweis von Amöben im Liquor. Amöben werden häufig mit Leukozyten verwechselt.

- *Therapie*
  Keine spezifische Therapie möglich. Naegleria ist empfindlich gegenüber Amphotericin B.

- ***Isolierung des Patienten***
  Nicht notwendig.

- ***Kontaktpersonen***
  Keine speziellen Maßnahmen.

- ***Meldepflicht***
  Keine; aus epidemiologischen Gründen jedoch dringend zu empfehlen.

- ***Vorbeugung***
  a) Allgemein: nicht möglich. 10 ppm Chlor im Schwimmbadwasser ineffektiv, 0,7% erwies sich als effektiv.
  b) Immunisierung: nicht möglich.
  c) Desinfektion: s. allgemeine Vorbeugung.

Amöbiasis

Krankheitsbilder

- ***Erreger***
  Entamoeba histolytica. Die beweglichen Trophozoiten können die Darmwand durchdringen, erscheinen im Stuhl bei akuter Amöbenruhr. Im Dickdarm werden sie zu Zysten. Unbewegliche Zysten mit widerstandsfähiger Hülle werden allein oder mit vegetativen Formen im geformten Stuhl chronisch infizierter oder asymptomatischer Personen ausgeschieden. Alle Formen nicht zu verwechseln mit apathogenen Entamoeba hartmanni oder Entamoeba coli.

- ***Reservoir***
  Mensch, meist chronisch Kranke oder asymptomatische Ausscheider von Zysten.

- ***Übertragung***
  Kontaminiertes Wasser, kontaminiertes rohes Gemüse, Fliegen, Hände. Infektion ausschließlich durch reife Zysten; der übliche Chlorzusatz zum Trinkwasser reicht zu deren Abtötung nicht aus (Überleben bei 28 °C–34 °C etwa 8 Tage, bei 10 °C etwa einen Monat).

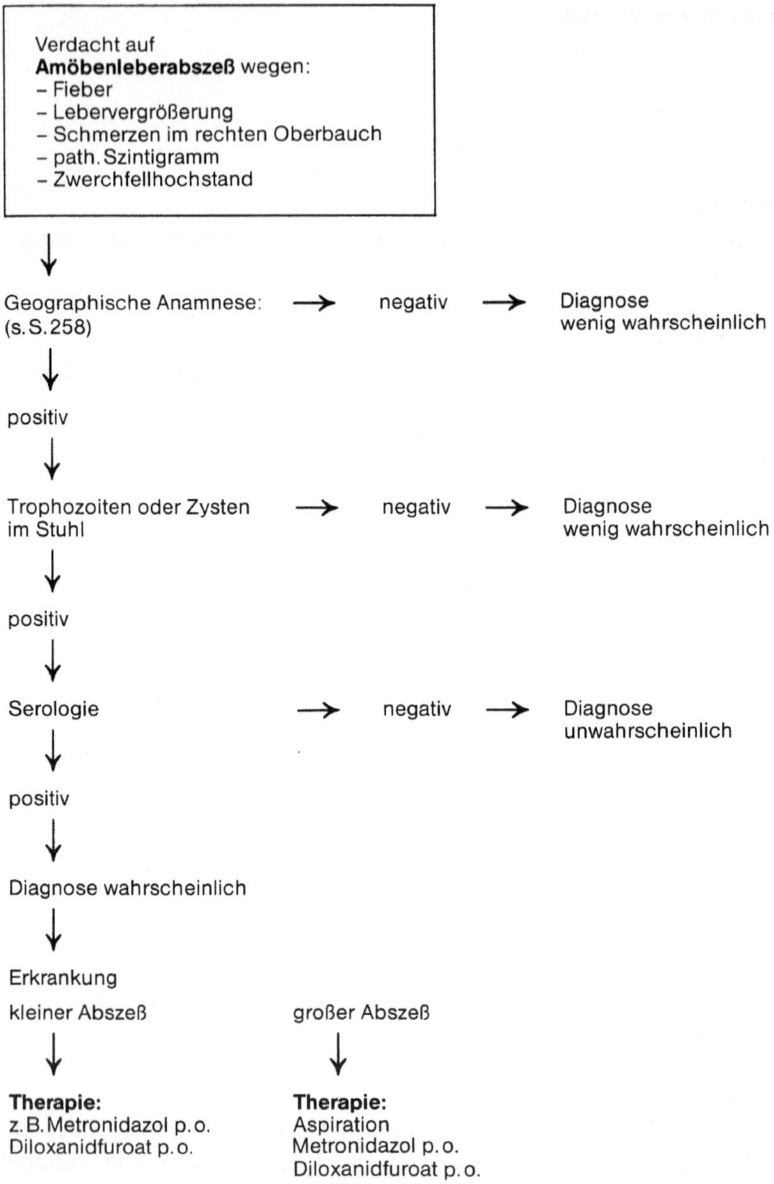

Verdacht auf
Amöbenleberabszeß wegen:
- Fieber
- Lebervergrößerung
- Schmerzen im rechten Oberbauch
- path. Szintigramm
- Zwerchfellhochstand

↓

Geographische Anamnese: (s. S. 258) → negativ → Diagnose wenig wahrscheinlich

↓

positiv

↓

Trophozoiten oder Zysten im Stuhl → negativ → Diagnose wenig wahrscheinlich

↓

positiv

↓

Serologie → negativ → Diagnose unwahrscheinlich

↓

positiv

↓

Diagnose wahrscheinlich

↓

Erkrankung

kleiner Abszeß	großer Abszeß
↓	↓
Therapie: z. B. Metronidazol p. o. Diloxanidfuroat p. o.	**Therapie:** Aspiration Metronidazol p. o. Diloxanidfuroat p. o.

Abb. 1. Von Diagnostik zu Therapie des Amöbenleberabszesses (nach 14)

- ***Inkubationszeit***

  Variabel, von wenigen Tagen bis zu einigen Monaten oder Jahren. Gewöhnlich 3–4 Wochen.

- ***Ansteckungsfähigkeit***

  Solange Zysten im Stuhl ausgeschieden werden (zum Teil jahrelang).

  Erkrankte und Ausscheider dürfen weder in Lebensmittelbetrieben noch in Trinkwasserversorgungsanlagen beschäftigt sein, auch dürfen sie Schulen und ähnliche Gemeinschaftseinrichtungen so lange nicht betreten, bis eine Weiterverbreitung der Erkrankung nicht mehr zu befürchten ist. Ansteckungsverdächtige aus der Wohngemeinschaft des Erkrankten dürfen die genannten Einrichtungen nur mit Zustimmung des Gesundheitsamtes betreten.

- ***Klinik***

  Akute Amöbenruhr mit blutig-schleimigen Stühlen, chronische intestinale Amöbiasis mit intermittierenden Durchfällen, weiche Stühle im Wechsel mit Obstipation und Bauchschmerzen, Leberabszeß s. Abb. 1, S. 46 (in 95% der Fälle solitärer Abszeß im oberen Anteil des rechten Leberlappens), selten Hirnabszeß, Lungenabszeß. Gewebeinvasion erfolgt nur in 2%–8% der Patienten. Nur bei etwa 10% der Patienten mit Leberabszeß findet man Zysten oder Trophozoiten im Stuhl.

- ***Differentialdiagnose***

  Jeder akute oder chronische Durchfall, Shigellenruhr, Colitis ulcerosa, Appendizitis, Divertikulitis, Lambliasis, Balantidiose, Echinokokken-Leberzyste.

- ***Diagnostik*** (s. Abb. 2, S. 48)

  Frischen Stuhl oder Schleimflocken nicht später als 10 Min nach dem Absetzen mikroskopisch untersuchen. Mit Erythrozyten beladene Formen sind pathognomonisch. Mehrere Stuhlproben untersuchen! Frische Stuhlproben direkt oder in speziellen Lösungen an Institut einsenden (im Einsendeinstitut wegen Transport usw. vorher anrufen). Nachweis von Antikörpertitern gelingt in bis zu 95% bei Leberabszeß, jedoch in nur ca. 50%–60% bei akuter Amöbenruhr und nur in etwa 10%–15% bei symptomlosen Ausscheidern.

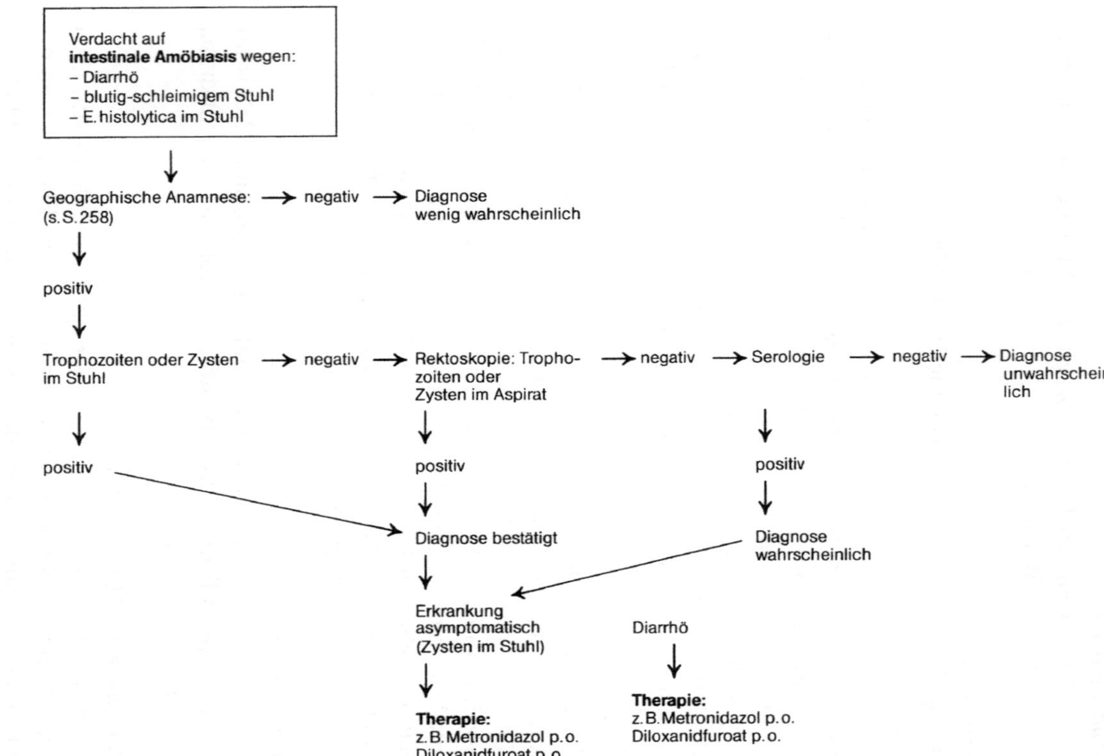

Abb. 2. Von Diagnostik zu Therapie der intestinalen Amöbiasis (nach 14)

- *Therapie*
  Oxychinoline, Paromomycin (chronische Darmamöbiasis, Nachbehandlung der akuten intestinalen Amöbiasis), Dehydroemetin, Metronidazol, Ornidazol, Tinidazol (extraintestinale und intestinale Formen).

- *Isolierung des Patienten*
  Standardisolierung. Akut Erkrankte oder Ausscheider von Zysten dürfen keine Lebensmittel zubereiten, verkaufen oder servieren. Übertragung von Mensch zu Mensch extrem selten.

- *Kontaktpersonen*
  Bei Kontaktpersonen im Haushalt und anderen verdächtigen Kontaktpersonen sollten mikroskopische Stuhluntersuchungen und dreimal hintereinander wöchentlich serologische Teste durchgeführt werden.

- *Meldepflicht*
  Erkrankung, Tod.

- *Vorbeugung*
  a) *Allgemein:* Vermeidung von fäkaler Kontamination, Abkochen von Wasser, Erhitzen auf 50 °C für 5 Min tötet Zysten ab, Händewaschen! Eine Chemoprophylaxe ist nicht möglich. Normale Trinkwasserchlorierung nicht ausreichend.
  b) *Immunisierung:* Nicht möglich.
  c) *Desinfektion:* Desinfektion von Früchten und frischen Gemüsen ist nicht möglich. Händewaschen! Nach Entlassung eines Patienten ist Scheuerwischdesinfektion der möglicherweise kontaminierten Gegenstände (z. B. Bett) ausreichend.

Anaerobierinfektionen

- *Erreger*
  Mehr als 300 verschiedene Spezies; die häufigsten Erreger sind: Bacteroides fragilis, Fusobakterien, anaerobe Streptokokken, Clostridien, Aktinomyzeten.

- ***Reservoir***
  Normale Flora des Gastrointestinal- und Urogenitaltraktes, selten Umgebung (Erde).

- ***Übertragung***
  Selten exogen (kontaminierte Gegenstände, während der Geburt durch Geburtskanal), meist endogen (Aspiration, Darmflora).

- ***Inkubationszeit***
  Gewöhnlich 1–5 Tage, abhängig von Konzentration der Erreger und Invasionsort.

- ***Ansteckungsfähigkeit***
  Solange Wunden, Abszesse, Fisteln usw. Erreger ausscheiden.

- ***Klinik***
  Bei folgenden Infektionen können immer oder sehr häufig Anaerobier isoliert werden: Hirnabszess, chronische Otitis media, chronische Sinusitis, Infektionen der Mundhöhle, Aspirationspneumonie, Lungenabszeß, Pleuraempyem, Peritonitis, intraabdominale Abszesse, postoperative Wundinfektionen nach Eingriffen am Gastrointestinal- oder Urogenitaltrakt, Infektionen des weiblichen Genitales, Gasgangrän, Infektionen der Muskulatur, nekrotisierende Enterokolitis bei Neugeborenen. Selten werden Anaerobier isoliert bei: Osteomyelitis, Harnweginfektionen, Endokarditis, Arthritis, Meningitis, Konjunktivitis. Wichtige klinische und mikrobiologische Hinweiszeichen auf Anaerobierinfektionen sind auf S. 52 zusammengestellt.

- ***Differentialdiagnose***
  Aerobe und anaerobe Infektionen lassen sich aufgrund klinischer Parameter nicht unterscheiden. Krepitation, radiologische Zeichen von Gasbildung und stinkender Geruch (Sekrete, Eiter, Sputum) sind immer Hinweiszeichen auf Anaerobierinfektionen. Infektionen, die durch Aspiration oder von der Mukosa des Gastrointestinaltraktes ausgehen, sind fast immer primär oder sekundär von Anaerobiern verursacht.

- ***Diagnostik***

  Ein Grampräparat liefert häufig wichtige Hinweise (auffallend verschiedenartige Morphologie der Erreger, starke Mischung von grampositiven und gramnegativen Keimen), unersetzlich ist jedoch der Nachweis von Erregern aus dem Infektionsort. Stets Transportmedien benützen! Keine Abstriche aus Eiter, sondern Eiter selbst einsenden. Möglichst schnell zwei anaerobe Blutkulturen einsenden.

- ***Therapie***

  Bei Abszessen ist Inzision wichtiger als Chemotherapie. Von Anaerobiern infizierte Gewebeteile müssen rasch chirurgisch entfernt werden. Polyvalente Antitoxine sollten bei Gasbrand gegeben werden. Die Wirksamkeit von Sauerstoffüberdruckkammern bleibt umstritten. Viele Anaerobier (anaerobe Kokken, Fusobakterien, Clostridien) sind empfindlich gegen Penicillin G, Breitspektrumpenicilline und Cephalosporine. Die wirksamsten Substanzen gegen Bacteroides fragilis sind Clindamycin, Metronidazol, Cefoxitin, Moxalactam und Chloramphenicol. Circa 50%–70% der Stämme werden von Mezlocillin, Ticarcillin und Piperacillin erfaßt.

- ***Isolierung des Patienten***

  Anaerobe Infektionen werden praktisch nicht von Mensch zu Mensch übertragen; dies gilt auch für Gasbrand. Wegen der unangenehmen Geruchsentwicklung ist jedoch häufig Standardisolierung notwendig. Bei offenen Wunden und Abszessen Einmalhandschuhe.

- ***Kontaktpersonen***

  Keine speziellen Maßnahmen.

- ***Meldepflicht***

  Tetanus, Gasbrand (Erkrankung, Tod).

- ***Vorbeugung***

  a) Allgemein: Primäre Wundexzision, möglichst frühzeitige Inzision von Abszessen, bei Nachweis von Gas im Gewebe möglichst umgehende chirurgische Intervention.

Tabelle 11. Klinische und bakteriologische Hinweise auf Anaerobierinfektionen

1. Lokalisation der Infektion in der Nähe von Schleimhäuten (Mund, Gastrointestinaltrakt, Genitaltrakt, Respirationstrakt).
2. Fauliger Geruch von Sekreten, Eiter, Gewebe, usw.
3. Gangrän, Gewebsnekrosen.
4. Gasproduktion in Gewebe oder Absonderungen.
5. Pleomorphes Bild in der Gramfärbung von Eiter, Sekreten usw.: Blässe, irregular gefärbte, pleomorphe, dünne gramnegative Stäbchen (Bacteroides oder Sphaerophorus), gramnegative schlanke Stäbchen mit zugespitzten Enden (Fusobakterien); plumpe, dicke grampositive Stäbchen mit oder ohne Sporen (Clostridien); dünne, sich verzweigende grampositive Stäbchen (Actinomyces); kleine grampositive Kokken oder Kokken in Kettenform (anaerobe Kokken oder Streptokokken).
6. Kein Wachstum in Routinekultur (sogen. steriler Eiter), obwohl z. B. im Grampräparat verschiedene Bakterien gesehen wurden.
7. Infektionen bei Tumor oder anderen Prozessen mit Gewebezerfall.
8. Superinfektion bei Antibiotikatherapie, die unwirksam gegen Anaerobier ist (z. Aminoglykoside).
9. Septische Thrombophlebitis.
10. Sepsis mit Ikterus.
11. Infektionen nach Menschen- oder Tierbissen.
12. Schwarzverfärbung von Gewebe oder Exsudat (Bacteroides melanogenicus produziert Hämatin im Gewebe).

b) *Immunisierung:* Bei Gasbrand möglichst frühzeitig Antitoxine geben.

c) *Desinfektion:* Raumdesinfektion durch Versprühen oder Vernebeln von Desinfektionsmitteln bzw. Vergasen von Formalin zum Beispiel nach Gasbrand ist nicht notwendig. Scheuerwischdesinfektion nach Verlegung oder Entlassung des Patienten ausreichend.

Angina, Pharyngitis

- ***Erreger***

  Siehe S. 34

- ***Reservoir***

  Nasenrachenraum des Menschen.

- ***Übertragung***
  Direkter oraler Kontakt, Tröpfcheninfektion, Hände (!) indirekt durch Handtücher, Geschirr, Besteck, selten fäkal-oral (Entero-Viren, Adeno-Viren). RS-Viren z. B. bleiben viele Stunden auf Gegenständen (z. B. Türklinken) infektionsfähig. Streptokokken können selten auch mit kontaminierter Nahrung übertragen werden.

- ***Inkubationszeit***
  Streptokokken 2–5 Tage, Adeno-Viren 5–6 Tage, Influenza-Viren 1–3 Tage, Parainfluenza-Viren 2–6 Tage, RS-Viren 3–7 Tage, Rhino-Viren wahrscheinlich einige Tage, Mykoplasmen 7–21 Tage, Gonokokken 3–6 Tage.

- ***Ansteckungsfähigkeit***
  Streptokokken bis 24 Std nach Beginn der Chemotherapie, bei unbehandelten Fällen 10–21 Tage, am größten während der akuten Phase einer Erkrankung des Respirationstraktes und in den ersten beiden Wochen des asymptomatischen Trägerstatus. Bei Adeno-Viren am größten während der ersten Tage der Erkrankung, bei Influenza-Viren kurz vor Ausbruch der Erkrankung bis zu 1 Woche danach, bei Parainfluenza-Viren unbekannt, möglicherweise bis zu einer Woche nach Beginn der Erkrankung, bei RS-Viren unbekannt, möglicherweise bis zu einer Woche nach Beginn der Erkrankung, bei Rhino-Viren unbekannt, möglicherweise bis zu drei Wochen nach Beginn der Erkrankung, bei Mykoplasmen unbekannt, Erreger können im oberen Respirationstrakt einige Wochen nach Erkrankung persistieren; Übertragung möglicherweise auf klinische Erkrankungsdauer beschränkt.

- ***Klinik***
  Die oben genannten Viren, Streptokokken der Gruppe A und Mykoplasmen führen meist zu Fieber, Angina, Pharyngitis, Sinusitis, Otitis media, Laryngitis, Bronchitis, Bronchopneumonie, Bronchiolitis, selten Lobärpneumonie. Seltene Komplikationen sind Meningitis, Meningoenzephalitis.

- ***Differentialdiagnose***
  Die verschiedenen Erreger führen nicht zu charakteristischen Krankheitsbildern. Streptokokken verursachen häufiger eine eitri-

ge Angina (Stippchen), aber auch Viren können zu Stippchenbildung führen. Über die Tonsillen hinausgehende weißliche Beläge deuten auf infektiöse Mononukleose oder Diphtherie. Streptokokken der Gruppe B können möglicherweise auch eine Angina verursachen.

- ***Diagnostik***

  Antikörpertiter (Viren, Streptokokken Gruppe A, Mycoplasma pneumoniae). Rachenabstrich oder Sputum (Mycoplasma pneumoniae, Streptokokken der Gruppe A, Gonokokken).

- ***Therapie***

  Lutschtabletten, welche Lokalantibiotika (meist Bacitracin, Neomycin) enthalten, sind kontraindiziert. Da in ca. 90% Viren die Erreger sind, ist in ca. 90% bei Patienten mit Angina oder Pharyngitis Antibiotikatherapie überflüssig. Penicillin V bei Streptokokken (10 Tage, da nur durch 10tägige Therapie rheumatische Spätkomplikationen vermieden werden können), bei Penicillin-Allergie Erythromycin; Erythromycin oder Tetracycline bei Mycoplasma pneumoniae.

- ***Isolierung des Patienten***

  Standardisolierung (s. S. 245–249) von Patienten mit Streptokokkenangina bis zu 24 Std nach Beginn der Chemotherapie; bei anderen Erregern Standardisolierung für die Dauer der Erkrankung bzw. Ansteckungsfähigkeit, wenn organisatorisch möglich.

- ***Kontaktpersonen***

  Bei direktem Patientenkontakt Mundschutz tragen, dieser muß zweistündlich gewechselt werden.

- ***Meldepflicht***

  Keine, Epidemien sollten jedoch gemeldet werden.

- ***Vorbeugung***

  a) Allgemein: Vitamine, ultraviolettes Licht und andere prophylaktische Maßnahmen haben sich als unwirksam erwiesen.

  b) Immunisierung: Influenza-Impfung vor allem in Epidemiezeiten, bei älteren Menschen, Patienten mit chronischen Herz-,

Lungen-, Nieren- oder Stoffwechselerkrankungen, Beschäftigte in Krankenhäusern, Schulen oder anderen Gemeinschaftseinrichtungen.

c) *Desinfektion:* Scheuerwischdesinfektion von Gegenständen, die mit infektiösem Nasenrachensekret kontaminiert sind. Sehr wichtig sind Händewaschen bzw. Händedesinfektion nach Kontakt mit Patienten.

Arbo-Virus-Infektionen

- ***Erreger***

Mehr als 250 Serotypen, von denen etwa 80 Erkrankungen beim Menschen hervorrufen.

- ***Reservoir***

Häufig unbekannt, meist Nagetiere, Vögel, Fledermäuse, Reptilien, Amphibien, Haustiere, Wildtiere, sehr selten Menschen (Gelbfieber).

- ***Übertragung***

Durch Arthropoden, daher der Name („*Ar*thropod *bo*rne“). Überträger sind 3 Arthropoden-Arten: Mücken (Dengue-Fieber, Gelbfieber, Pferde-Enzephalitis (Western-Equine, Venezuela, St. Louis, California usw.) Sandmücken (Pappataci-Fieber usw.), Zecken (russische Enzephalitis, zentraleuropäische Frühsommer-Enzephalitis, Colorado-Fieber, hämorrhagisches Fieber).

- ***Inkubationszeit***

2–21 Tage, je nach Erkrankung.

- ***Ansteckungsfähigkeit***

Nicht von Mensch zu Mensch übertragbar, sehr selten durch Bluttransfusionen. Gelbfiebervirus wird von Mensch zu Mensch durch Moskitos übertragen.

- ***Klinik***

Drei typische klinische Syndrome:

a) Arthritis mit oder ohne Exanthem (z. B. Dengue-Fieber).

b) Schädigung von Leber und Niere mit Ikterus und Albuminurie mit oder ohne Hämorrhagien (z. B. Gelbfieber).
c) Meningoenzephalitis.

- ***Differentialdiagnose***
  Alle Formen von Enzephalitis, Arthritis, Ikterus, Fieber. Geographische Anamnese sehr wichtig.

- ***Diagnostik***
  Virus-Isolierung, Antikörpertiter.

- ***Therapie***
  Unspezifisch.

- ***Isolierung des Patienten***
  Keine.

- ***Kontaktpersonen***
  Keine speziellen Maßnahmen.

- ***Meldepflicht***
  Verdacht, Erkrankung, Tod bei Gelbfieber; andere Erkrankungen, vor allem Endemien, sollten gemeldet werden.

- ***Vorbeugung***
  a) Allgemein: Insekten- und Zeckenvernichtung.
  b) Immunisierung: siehe Gelbfieber, bei zentraleuropäischer Frühsommer-Meningoenzephalitis (vor allem Österreich, Tschechoslowakei, Schwarzwald) Immunisierung empfehlenswert.
  c) Desinfektion: keine speziellen Maßnahmen.

Aspergillose

- ***Erreger***
  Am häufigsten Aspergillus fumigatus und Aspergillus flavus, seltener Aspergillus niger, Aspergillus clavatus, Aspergillus terrus und Aspergillus nidulans.

- ***Reservoir***
  Teer, Erde, faulendes Heu, Topfpflanzen, Blumenerde, Mauerwerk, nicht gekühlte Nahrungsmittel.

- ***Übertragung***
  Direkter Kontakt oder Inhalation von Sporen.

- ***Inkubationszeit***
  Wahrscheinlich einige Tage bis Wochen.

- ***Ansteckungsfähigkeit***
  Nicht übertragbar von Mensch zu Mensch.

- ***Klinik***
  Erkrankung vor allem von Patienten mit verminderter körpereigener Abwehr (Karzinome, Zytostatikatherapie, Kortisontherapie, usw.). Pneumonie, Lungenabszesse, chronische Otitis externa (vor allem Aspergillus niger), Endokarditis, vor allem bei künstlichen Herzklappen, chronische Sinusitis und Endophthalmitis sind die häufigsten Krankheitsbilder. Inhalation der Pilze führt bei allergischen Patienten zu Asthma und Rhinitis.

- ***Differentialdiagnose***
  Vor allem Tuberkulose, Nocardiose, Aktinomykose, Sarkoidose, Phykomykose, Candidiasis, andere Pilzinfektionen.

- ***Diagnostik***
  Vorzugsweise Nachweis der Pilze vom Ort der Infektion, Sputum (Vorsicht! Einige Aspergillus Spezies sind normale Saprophyten im Sputum), besonders wichtig direktes mikroskopisches Präparat. Hautteste und Antikörpertiter sind nicht pathognomonisch.

- ***Therapie***
  Amphotericin B, Miconazol, Ketoconazol.

- ***Isolierung des Patienten***
  Keine.

- ***Kontaktpersonen***
  Keine speziellen Maßnahmen.

- ***Meldepflicht***
  Keine.

- ***Vorbeugung***
  a) *Allgemein:* Entfernung evtl. Erregerreservoire (z. B. Topfpflanzen) aus der Umgebung empfindlicher Patienten; Aspergillose bei Karzinompatienten während Umbaumaßnahmen (Pilze im Staub aus Mauerwerk) ist beschrieben worden.
  b) *Immunisierung:* keine.
  c) *Desinfektion:* keine speziellen Maßnahmen.

Balantidiose

- ***Erreger***
  Balantidium coli (ein Protozoon).

- ***Erregerreservoir***
  Mensch; Schwein, möglicherweise auch andere Tiere.

- ***Übertragung***
  Mit Zysten verunreinigtes Wasser oder Nahrungsmittel; erhöhtes Risiko bei vermehrtem Kontakt mit Schweinen.

- ***Inkubationszeit***
  Unbekannt, möglicherweise nur einige Tage.

- ***Ansteckungsfähigkeit***
  Während der Dauer der Erkrankung.

- ***Klinik***
  Krankheitsbild ähnlich wie Amöbiasis, extraintestinale Formen kommen vor.

- ***Differentialdiagnose***
  Siehe Amöbiasis.

- ***Diagnostik***
  Mikroskopischer Nachweis von Trophozoiten oder Zysten im Stuhl.

- ***Therapie***
  Metronidazol, Paromomycin, Tetracycline.

- ***Isolierung des Patienten***
  Keine.

- ***Kontaktpersonen***
  Mikroskopische Stuhluntersuchung von direkten Kontaktpersonen, vor allem Familienmitgliedern.

- ***Meldepflicht***
  Keine, jedoch Meldung von Endemien und Epidemien empfehlenswert.

- ***Vorbeugung***
  a) Allgemein: s. Amöbiasis, vermeide vor allem Kontamination mit Schweinefäzes.
  b) Immunisierung: keine.
  c) Desinfektion: s. Amöbiasis.

Botulismus

- ***Erreger***
  Clostridium botulinum, welches ein hitzelabiles Toxin Typ A, B, E und F produziert (Toxin wird durch 10 Min Kochen zerstört).

- ***Reservoir***
  Wasser, Erde, Intestinaltrakt von Tieren, auch Fischen. Typ E hauptsächlich Seetiere, vor allem Fisch, Typ A und B vorwiegend in im Haushalt zubereiteten Gemüse- und Fleischkonserven; Aufbewahrung im Kühlschrank verhindert Toxinproduktion nicht. In Europa vorwiegend geräucherte Würste und Schinken (vor allem Typ B).

- ***Übertragung***
  Nicht genügend gekochte toxinhaltige Nahrungsmittel.

- ***Inkubationszeit***
  12–48 Std, aber auch 6 Std bis 8 Tage.

- ***Ansteckungsfähigkeit***
  Von Mensch zu Mensch nicht übertragbar.

- ***Klinik***
  Intoxikation charakterisiert durch Hirnnervenausfälle, Dysarthrie, Dysphagie, Diplopie, Nystagmus, Mydriasis, extreme Mundtrockenheit, Obstipation. Typisch sind: symmetrische Nervenausfälle, klares Bewußtsein, kein Fieber, keine Sensibilitätsstörungen, normaler Puls. Säuglingsbotulismus (Erregerreservoir meist Honig).

- ***Differentialdiagnose***
  Myasthenia gravis, chemische Intoxikation, Polyneuritis, Zerebralblutungen.

- ***Diagnostik***
  Nachweis der Erreger und des Toxins in Mageninhalt oder Nahrungsresten, des Toxins in Serum durch intraperitoneale Injektionen in Mäuse. Toxine unterscheiden sich stark in ihrer Affinität zu Nervengewebe: Typ A kann selten einige Tage nach Exposition im Serum der Patienten nachgewiesen werden, Typ E kann noch nach Wochen, Typ B kann bis zu 21 Tagen nach Exposition gefunden werden. Bei Säuglingsbotulismus Nachweis der Erreger und des Toxins im Stuhl.

- ***Therapie***
  Möglichst frühzeitige Gabe von spezifischem Antitoxin (Vorsicht, relativ häufig allergische Reaktionen), symptomatisch.

- ***Isolierung des Patienten***
  Keine.

- ***Kontaktpersonen***
  Prophylaktische Gabe von Antitoxin wird empfohlen bei Personen, die dieselbe Nahrung aufgenommen haben, sorgfältige Überwachung dieser Personen, Abführmittel.

- ***Meldepflicht***
  Verdacht, Erkrankung, Tod.

- ***Vorbeugung***

  a) *Allgemein:* mindestens 10 Min Kochen bei Konservierung vor allem von Gemüse im Haushalt, ausreichend lange Räucherung von Fleisch, mindestens 3 Min Aufkochen von im Haushalt zubereiteten Konserven.

  b) *Immunisierung:* aktive Immunisierung vor allem für Laborpersonal ist möglich, Antitoxingabe s. oben.

  c) *Desinfektion:* kontaminierte Nahrungsmittel sollten vor Entsorgung sterilisiert oder verbrannt werden.

Brucellose

- ***Erreger***

  Brucella melitensis: Maltafieber (Schafe, Ziegen, Schweine), Brucella abortus: Morbus Bang (Rinder), Brucella suis: Schweine-Brucellose, Brucella canis (Hunde). Menschen können von allen Spezies infiziert werden.

- ***Reservoir***

  Nicht pasteurisierte Milch, Käse, andere Milchprodukte von infizierten Tieren, infiziertes Fleisch, tierische Exkrete und Sekrete, Samen usw. von Schafen, Ziegen, Schweinen, Rindern, Hunden, Pferden. Infektiös sind vor allem Plazenten und Fruchtwasser infizierter Tiere. In Weichkäse können Brucellen bis zu 2 Monate überleben, Hartkäse erwies sich nie als infektiös.

- ***Übertragung***

  Direkter Kontakt mit Geweben, Blut, Urin, infizierten Vaginalsekreten, vor allem Plazenten, Erreger penetrieren den Gastrointestinaltrakt, nicht jedoch die intakte Haut, wohl aber die Konjunktiva. Aerogene Infektionen in massiv kontaminierten Schlachthäusern, Ställen oder Laboratorien sind möglich. Besonders infektionsgefährdet sind Landwirte, Veterinäre, Metzger.

- ***Inkubationszeit***

  Tage bis Wochen, gewöhnlich 5–21 Tage.

- ***Ansteckungsfähigkeit***

  Von Mensch zu Mensch nicht übertragbar.

- ***Klinik***

Kontinuierliches, intermittierendes oder septisches Fieber (bis zu Monaten) mit Kopfschmerzen, Schwitzen, Arthralgie, Lymphknotenschwellungen, Splenomegalie (ca. 50% der Fälle), Hepatomegalie (ca. 25%). Selten Meningitis, Pneumonie, Orchitis, Osteomyelitis der Wirbelsäule, Endokarditis, Abszesse in Leber und Milz, interstitielle Nephritis.

- ***Differentialdiagnose***

Bei allen Erkrankungen mit ungeklärtem Fieber muß die Brucellose ausgeschlossen werden; Influenza, infektiöse Mononukleose, Lymphome, Malaria, Typhus.

- ***Diagnostik***

Isolierung der Erreger aus Blut, Knochenmark, Urin oder Ort der Infektion. Antikörpertiter.

- ***Therapie***

Tetracycline, bei schweren Fällen in Kombination mit Streptomycin, Therapiedauer mindestens 3 Wochen.

- ***Isolierung des Patienten***

Keine; sorgfältige Entsorgung von kontaminierten Sekreten oder Exkreten (Handschuhe!).

- ***Kontaktpersonen***

Von Mensch zu Mensch nicht übertragbar.

- ***Meldepflicht***

Erkrankung, Tod.

- ***Vorbeugung***

  a) *Allgemein:* Pasteurisieren von Milch und Milchprodukten, Bekämpfung der Tierbrucellose.
  b) *Immunisierung:* keine.
  c) *Desinfektion:* Scheuerwischdesinfektion von Gegenständen, die mit kontaminierten, vor allem eitrigen Sekreten verunreinigt sind.

Candida-Infektionen

- ***Erreger***
  Am häufigsten Candida albicans, seltener Candida tropicalis und andere Candida Spezies. Torulopsis glabrata ist ebenfalls ein Sproßpilz, welcher klinisch ähnliche Krankheitsbilder wie Candida albicans verursacht.

- ***Reservoir***
  Mensch (Gastrointestinaltrakt, Vagina, Haut, Schleimhäute).

- ***Übertragung***
  Neugeborene werden während der Geburt kolonisiert; direkter Kontakt, selten kontaminierte Objekte oder Gegenstände. Die meisten Candida-Infektionen sind endogen, entstehen also aus der körpereigenen Flora, vor allem unter Breitspektrumantibiotika, Kortisontherapie, Zytostatikatherapie. Selten kontaminierte Infusionen (Candidasepsis!). Relativ häufige Ursache von Candidasepsis sind kontaminierte Venenkatheter!

- ***Inkubationszeit***
  Unbekannt.

- ***Ansteckungsfähigkeit***
  Solange infizierte oder kontaminierte Läsionen bestehen.

- ***Klinik***
  Infektionen vor allem bei Patienten mit verminderter körpereigener Abwehr, Intertrigo, Vulvovaginitis, Paronychien, Nagelmykosen, Zystitis und Pyelonephritis vor allem bei Blasenkatheter, Venenkathetersepsis, Pneumonie, Endokarditis bei künstlichen Herzklappen usw. Jede Infektionslokalisation ist möglich. Bei Candida albicans im Urin Candidasepsis ausschließen! Prädisponierende Faktoren und Verlauf einer Candidasepsis s. S. 64.

- ***Differentialdiagnose***
  Alle Erreger, die zu o. g. Erkrankungen führen. Bei systemischer Candidiasis (vor allem chronisch mukokutaner Candidiasis) Diabetes, Morbus Addison, Schilddrüsenunterfunktion, Hypoparathyreoidismus, vor allem aber zelluläre Abwehrdefekte ausschließen!

Tabelle 12. Prädisponierende Faktoren und Verlauf einer Candida-Fungämie (nach 7)

Prädisponierende Faktoren	%
Antibiotikatherapie	100
Plastikvenenkatheter	100
Blasenkatheter	97
Gleichzeitige bakterielle Infektionen	88
Chirurgische Eingriffe	69
Hyperalimentation	66
Verlauf	**%**
Spontanremission	43
Endophtalmitis nach Spontanremission	5,1
Schwere Erkrankung	36
Mortalität	29

Merke:
Bei allen Patienten mit Fungämie muß wiederholt, mindestens wöchentlich einmal, Augenhintergrund gespiegelt werden. Wöchentlich Antikörpertiter bei Patienten mit hohem Risiko (z. B. Polytrauma und obige Faktoren).

Bei Candidasepsis stets an Venenkatheter, Blasenkatheter, künstliche Herzklappen, andere Fremdkörper oder kontaminierte Infusionen als Ausgangsort denken!

- ***Diagnostik***

  Wiederholte aerobe Blutkulturen (mindestens 6), s. Diagnostik bei Pilzerkrankungen S. 15. Mikroskopisches Präparat (z. B. Methylenblaufärbung von Stuhl, Eiter, etc.) gibt häufig wertvolle diagnostische Hinweise.

- ***Therapie***

  Amphotericin B, 5-Fluorocytosin, Miconazol, Ketoconazol. Lokal: vorzugsweise Farbstoffe oder PVP-jodhaltige Desinfektionsmittel, Tolnaftat, Nystatin.

- ***Isolierung des Patienten***

  Händewaschen bzw. Einmalhandschuhe bei Kontakt mit kontaminierten oder infizierten Oberflächen oder Ausscheidungen.

- ***Kontaktpersonen***

  Keine speziellen Maßnahmen.

- ***Meldepflicht***

  Bei krankenhauserworbenen Epidemien besteht Meldepflicht.

- ***Vorbeugung***

  a) Allgemein: Vermeide unnötige Antibiotikatherapie, vor allem mit Breitspektrumsubstanzen! Sorgfältigste pflegerische Techniken, vor allem bei Venenkatheter und Blasenkatheter oder anderen invasiven Maßnahmen. Unnötig lange Antibiotikaprophylaxe (z. B. 4 bis 6 Tage nach Herzchirurgie oder anderen operativen Eingriffen anstatt der ausreichenden Eindosis-Prophylaxe bzw. 24-Std-Prophylaxe) prädisponiert zu Candida-Infektionen. Kontrollierte Studien, daß bei Antibiotikatherapie die gleichzeitige Gabe von z. B. Nystatin oral generalisierte Pilzinfektionen bzw. Pilzinfektionen des Darmes verhindert, liegen nicht vor. Therapie der Candida-Vulvovaginitis der Schwangeren ca. 2 Wochen vor der Geburt zur Verhütung der Neugeboreneninfektion wird empfohlen.

  b) Immunisierung: keine.

  c) Desinfektion: Scheuerwischdesinfektion von kontaminierten Gegenständen oder Flächen.

Chlamydien-Infektionen (Psittakose, Ornithose etc.)

- ***Erreger***

  Chlamydia trachomatis (Lymphogranuloma venereum, Trachom, Neugeborenenkonjunktivitis, Schwimmbadkonjunktivitis, Bronchitis, Bronchopneumonie bei Neugeborenen und Säuglingen, Urethritis, Vulvovaginitis), Chlamydia psittaci (Psittakose = Ornithose, Pneumonie, selten Perikarditis, Myokarditis).

- ***Reservoir***

  Mensch, Exkrete, Federn von Vögeln (Papageien, Truthahn, Tauben, Sittiche, Kakadus usw.; ca. 130 Vogelarten). Bei Männern mit gonorrhoischer Urethritis können in 20%–30% der Fälle auch Chlamydien aus der Urethra isoliert werden. Männer mit Chlamydienurethritis übertragen in 40%–83% aller Fälle die Erreger auf ihre weiblichen Geschlechtspartner. Bei homosexuellen Männern können Chlamydien in 20%–30% aus der Urethra, in 4% aus dem Rektum und in 1,3% aus dem Pharynx isoliert werden. Bei Frauen mit Gonorrhö sind Zervixabstriche in 27%–63% aller Fälle positiv.

- ***Übertragung***

Sexualkontakt, gelegentlich direkter Kontakt, Gegenstände: Urethritis, Lymphogranuloma venereum; Kontakt mit infizierten Vögeln oder deren Käfigen, aerogen: Psittakose; Augensekrete von infizierten Patienten, indirekter Kontakt über Gegenstände, Finger, Fliegen: Trachom; während Geburt: Neugeborenenkonjunktivitis, Bronchopneumonie bei Neugeborenen und Säuglingen.

- ***Inkubationszeit***

5–21 Tage (Lymphogranuloma venereum);
2–15 Tage (Neugeborenenkonjunktivitis);
5–14 Tage, durchschnittlich 7 Tage (Trachom);
4–15 Tage, durchschnittlich 10 Tage (Psittakose).

- ***Ansteckungsfähigkeit***

Wochen bis Monate, solange Läsionen bestehen (Lymphogranuloma venereum); solange Erreger ausgeschieden werden (Trachom, Urethritis, Neugeborenenkonjunktivitis); während der akuten Erkrankung, vor allem mit Husten, Übertragung von Mensch zu Mensch möglich, gesunde Vögel können Erreger wochen- bis monatelang ausscheiden (Psittakose).

- ***Klinik***

Allgemein: Inapparenter Verlauf (~ 45%), grippaler Verlauf (~ 33%), pulmonale Form (~ 23%).
Psittakose: Fieber, Kopfschmerzen, interstitielle Pneumonie, physikalische Zeichen sind meist geringer als Ausdehnung der Pneumonie vermuten läßt, starker Husten, Sputum meist mukopurulent; selten blutig. Trachom: Keratokonjunktivitis mit papillärer Hyperplasie, Pannusbildung und Vernarbung. Lymphogranuloma venereum: Erosion, Papel, Knoten an Penis, Vulva, Rektum oder Urethra mit inguinaler Lymphadenitis, Lymphknoten dabei

adhärent an Haut und darunter liegendem Gewebe, Ulzeration der Lymphknoten; selten mit Konjunktivitis, Arthritis, Meningitis, Perikarditis (in 21% EKG-Veränderungen). Bei Frauen oder Homosexuellen nicht selten chronische Proktitis mit Strikturen oder Fisteln.

- ***Differentialdiagnose***

  Genitale Herpes-Infektionen, Syphilis, inguinale Lymphadenitis (Tularämie, Tuberkulose, Katzenkratzkrankheit usw.) bei Lymphogranuloma venereum; chemische und bakterielle Konjunktivitis bei Neugeborenenkonjunktivitis; Pneumonie vor allem durch Mykoplasmen, Pilze, Viren, Pneumocystis carinii, Pilze bei Psittakose; andere infektiöse Ursachen, vor allem Adeno-Viren, Bakterien, Herpes-Viren bei Trachom; Urethritis verursacht vor allem durch Mykoplasmen, Gonokokken, Candida Spezies, Herpes-Virus Typ 2, Trichomonaden.

- ***Diagnostik***

  Kultur, Immunfluoreszenz, mikroskopisches Präparat von Direktmaterial (z. B. Eiter, Konjunktivalsekret, etc.), Antikörpertiter.

- ***Therapie***

  Lymphogranuloma venereum: Sulfonamide oder Tetracycline 3 Wochen; Neugeborenenkonjunktivitis: Tetracycline oder Erythromycin lokal 2 bis 3 Wochen; Kortikosteroide lokal sind kontraindiziert. Trachom: Tetracycline, Erythromycin oder Sulfonamide 3 Wochen, Kortikosteroide lokal sind kontraindiziert. Psittakose: Tetracycline, Erythromycin für mindestens 1 Woche nach Entfieberung. Urethritis: Tetracycline oder Erythromycin 2 bis 3 Wochen.

- ***Isolierung des Patienten***

  Keine bei Neugeborenenkonjunktivitis, Trachom, Urethritis; Einmalhandschuhe, vor allem bei Kontakt mit infizierten Augensekreten und Eiter. 2 Wochen Standardisolierung bei Psittakose (s. S. 245–249). Wiederzulassung zu Schulen oder anderen Gemeinschaftseinrichtungen s. S. 268.

- ***Kontaktpersonen***
  Bei Urethritis und Lymphogranuloma venereum gleichzeitig Suche nach Mykoplasmen, Trichomonaden, Gonokokken, Syphilis; Sexualpartner sind häufig gleichfalls infiziert, vermeide Geschlechtsverkehr während Erkrankung. Bei Psittakose Mundschutz bei engen Kontaktpersonen und Pflegepersonal. Geschlechtspartner von Müttern mit Kindern mit Neugeborenenkonjunktivitis sind häufig ebenfalls infiziert. Untersuche Familienmitglieder, Spielkameraden und Schulkameraden bei Trachom. Keine besonderen Maßnahmen bei Neugeborenenkonjunktivitis mit Ausnahme von Händewaschen, Händedesinfektion bzw. Einmalhandschuhe bei Kontakt mit Augensekret.

- ***Meldepflicht***
  Bei Trachom Erkrankung, Tod; bei Psittakose und Lymphogranuloma venereum Verdacht, Erkrankung und Tod.

- ***Vorbeugung***
  a) Allgemein: Taubenbekämpfung, Vermeidung von Gemeinschaftshandtüchern und gemeinsamen Toilettenartikeln bei Urethritis und Konjunktivitis, Tötung von ansteckungsverdächtigen oder infizierten Vögeln.
  b) Immunisierung: keine.
  c) Desinfektion: Scheuerwischdesinfektion von Gegenständen, Objekten, die mit Sekreten oder Exkreten kontaminiert sind, Schlußdesinfektion.

Cholera

- ***Erreger***
  Vibrio cholerae, meist Biotyp El-Tor.

- ***Reservoir***
  Mensch, Personen mit milden oder asymptomatischen Infektionen, 3%–5% der Erwachsenen, infiziert mit El-Tor, scheiden die Erreger längere Zeit über die Gallenblase aus.

- *Übertragung*
  Kontaminiertes Wasser, kontaminierte Nahrung, Kontamination häufig durch Fliegen. Selten Mensch zu Mensch.

- *Inkubationszeit*
  Wenige Stunden bis 5 Tage, gewöhnlich 2–3 Tage.

- *Ansteckungsfähigkeit*
  Trägerstatus (s. oben) kann monatelang andauern. Patienten bleiben meist nur einige Tage nach Erkrankungsende ansteckungsfähig.
  Infektionsdosis: ca. 10^{10} Erreger; Vibrio cholerae wird durch Magensaft schnell abgetötet; Infektionsgefahr daher vor allem bei verminderter Magensäure, totaler oder subtotaler Gastrektomie, dann Infektionsdosis ca. 10^{6}.

- *Klinik*
  Inapparente und asymptomatische Infektionen sind vielfach häufiger als symptomatische, vor allem bei Biotyp El-Tor. Typisch sind plötzlicher Beginn, zahlreiche wäßrige Stühle, Erbrechen, schnelle Dehydratation und Azidose, Kreislaufkollaps.

- *Differentialdiagnose*
  Alle Infektionen, die zu massivem Erbrechen und wäßrigem Durchfall führen.

- *Diagnostik* (s. Abb. 3, S. 70)
  Nachweis der Erreger in frischem Stuhl oder Erbrochenem, Antikörpertiter.

- *Therapie*
  Tetracycline, am wichtigsten symptomatische Therapie, Flüssigkeitsersatz.

- *Isolierung des Patienten*
  Standardisolierung (s. S. 245–249). Wiederzulassung zu Schulen und sonstigen Gemeinschaftseinrichtungen s. S. 268.

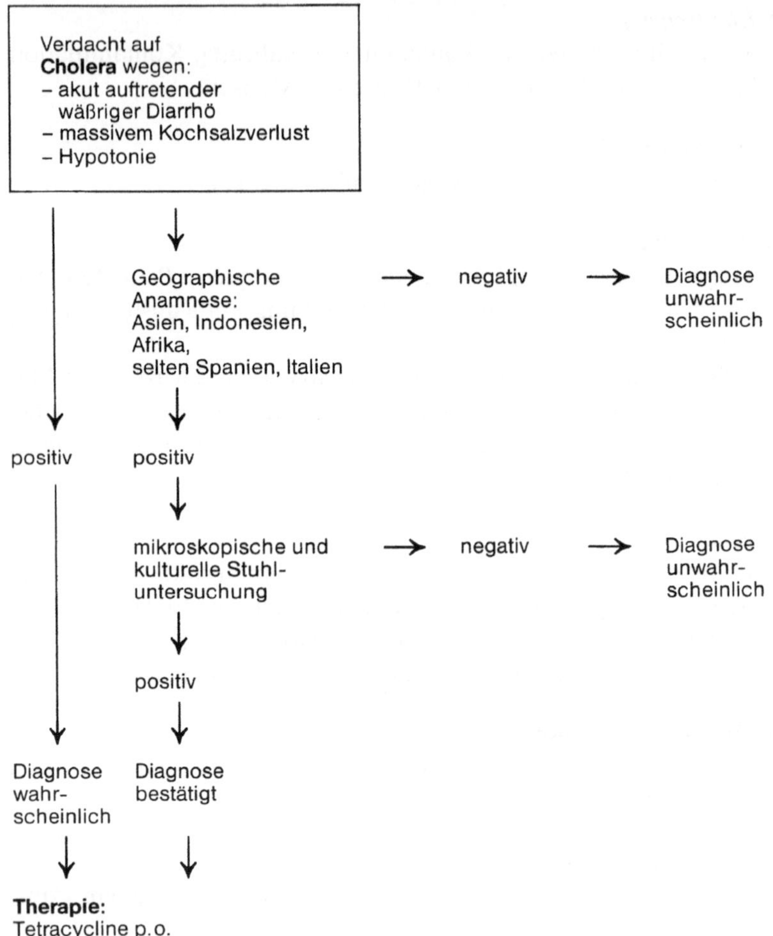

Abb. 3. Von Diagnostik zu Therapie der Cholera (nach 14)

- ***Kontaktpersonen***

  Keine Immunisierung, aber sorgfältige Überwachung (Stuhluntersuchung); Tetracycline 5 Tage lang bei engen Kontaktpersonen, vor allem Haushaltsmitgliedern, wenn Stuhl positiv, auch wenn diese asymptomatisch sind.

- ***Meldepflicht***

  Verdacht, Erkrankung, Tod. Auch asymptomatische Ausscheider sind meldepflichtig!

- ***Vorbeugung***

  a) Allgemein: Fliegenbekämpfung; keine Salate, ungeschälte Früchte, ungekochte Gemüse essen, Wasserhygiene.

  b) Immunisierung: aktive Immunisierung bei Reisen in Endemie- oder Epidemiegebiete.

  c) Desinfektion: Einmalhandschuhe bei direktem Kontakt, vor allem mit Stuhl oder Erbrochenem, Scheuerwischdesinfektion von Gegenständen oder Flächen, die vor allem mit Stuhl oder Erbrochenem kontaminiert sind.

Choriomeningitis, lymphozytäre

- ***Erreger***

  Ein Arena-Virus.

- ***Reservoir***

  Haus- und Feldmaus, Labormäuse, Hamster, Meerschweinchen, selten Affen, Hunde, Schweine.

- ***Übertragung***

  Keine Übertragung von Mensch zu Mensch, Inhalation oder Ingestion von Staub oder Nahrung, verunreinigt mit virushaltigen Ausscheidungen (Urin, Stuhl, Blut, nasopharyngeale Sekrete) von Tieren.

- ***Inkubationszeit***

  7–21 Tage.

- ***Ansteckungsfähigkeit***
  Nicht übertragbar von Mensch zu Mensch; infizierte Tiere können Virus lebenslang ausscheiden; infizierte Weibchen infizieren Nachkommenschaft.

- ***Klinik***
  Lymphozytäre Meningitis, Arthralgie, Arthritis, 1–3 Wochen lang Fieber, Orchitis, Leukopenie, Thrombozytopenie.

- ***Differentialdiagnose***
  Alle Ursachen aseptischer, lymphozytärer Meningitis, vor allem infektiöse Mononukleose, Influenza.

- ***Diagnostik***
  Virusisolierung aus Blut, Liquor, Urin, nasopharyngealen Sekreten, Antikörpertiter.

- ***Therapie***
  Symptomatisch.

- ***Isolierung des Patienten***
  Keine.

- ***Kontaktpersonen***
  Keine speziellen Maßnahmen.

- ***Meldepflicht***
  Erkrankung, Tod.

- ***Vorbeugung***
  a) Allgemein: Mäusebekämpfung; Mäuse, Goldhamster und andere Nagetiere sollten nicht als Haustiere gehalten werden. Sie sind keine Spieltiere für Kinder!
  b) Immunisierung: keine.
  c) Desinfektion: keine speziellen Maßnahmen.

Coxsackie-Virus-Infektionen

- ***Erreger***
  Gruppe A: 24 Serotypen, Gruppe B: 6 Serotypen.

- ***Reservoir***
  Mensch, Nasenrachenraum, Gastrointestinaltrakt.

- ***Übertragung***
  Fäkal-oral, Tröpfcheninfektion.

- ***Inkubationszeit***
  2 Tage bis 2 Wochen, durchschnittlich 3–5 Tage.

- ***Ansteckungsfähigkeit***
  Nicht genau bekannt; wahrscheinlich am größten 2–3 oder mehrere Tage nach Beginn der Erkrankung; Virusausscheidung im Stuhl kann Wochen bis Monate andauern.

- ***Klinik***
  Gruppe A: „Grippe“ mit oder ohne Exanthem, Herpangina, Pharyngitis, „hand, foot and mouth disease“ (Bläschen auf Handinnenfläche, Fußsohle und Mundschleimhaut), Meningitis, Polyneuritis, obere Atemweginfektion, Pneumonie.
  Gruppe B: Pleurodynie (Bornholmsche Erkrankung, epidemische Myalgie), „Grippe“ mit oder ohne Exanthem, Meningitis, Polyneuritis, Myokarditis bei Kindern, Myokarditis und Perikarditis in höherem Lebensalter, obere Atemweginfektion, Bronchopneumonie, Pneumonie. Beide Typen verursachen selten Hepatitis bei Kindern und Erwachsenen.

- ***Differentialdiagnose***
  Alle Erreger, welche zu o.g. Infektionen führen, vor allem Viren.

- ***Diagnostik***
  Virusisolierung aus Fäzes, Rachenspülflüssigkeit, Liquor; Antikörpertiter.

- ***Therapie***
  Unspezifisch.

- ***Isolierung des Patienten***
  Standardisolierung, wenn räumlich und organisatorisch möglich, Einmalhandschuhe bei direktem Kontakt mit Stuhl und Nasenrachensekreten.

- ***Kontaktpersonen***
  Keine speziellen Maßnahmen. Bei direktem Kontakt Mundschutz bei Infektionen der Mundhöhle und Atemwege.

- ***Meldepflicht***
  Bei Meningitis: Verdacht, Tod.

- ***Vorbeugung***
  a) Allgemein: keine speziellen Maßnahmen.
  b) Immunisierung: keine.
  c) Desinfektion: Scheuerwischdesinfektion von Gegenständen und Flächen, die mit Stuhl und Nasenrachensekreten kontaminiert sind.

Cryptococcus-neoformans-Infektionen

- ***Erreger***
  Cryptococcus neoformans (Hefepilz).

- ***Reservoir***
  Erde, speziell wenn mit Taubenmist kontaminiert.

- ***Übertragung***
  Aerogen.

- ***Inkubationszeit***
  Unbekannt.

- ***Ansteckungsfähigkeit***
  Nicht von Mensch zu Mensch übertragbar.

- ***Klinik***
  Eintrittspforte der Erreger sind die Atemwege, die inapparent verlaufende Lungenerkrankung wird häufig übersehen oder falsch interpretiert, von dort aus entsteht hämatogen die Meningoenzephalitis, charakteristisch für diese ist der langsame, schleichende Beginn. Weitere Erkrankungen: Viszerale Kryptokokkose, Osteomyelitis, Hautulzera, Hepatitis, Nierenabszesse, Endokarditis,

Prostatitis. Erhöhte Disposition bei Kortisontherapie und Morbus Hodgkin.

- ***Differentialdiagnose***
  Lungentuberkulose, Pilzinfektionen der Lunge, tuberkulöse Meningitis, Pilzmeningitis, Karzinome der Haut, Sarkome des Knochens. Bei jeder lymphozytären Meningitis mit chronischem Verlauf an Kryptokokkose denken!

- ***Diagnostik***
  Nachweis der bekapselten Pilzzellen in Liquor oder Sekreten vom Ort der Infektion. Tuschepräparate des Liquors (Negativdarstellung der Pilzzellen). Antikörpertiter.

- ***Therapie***
  Amphotericin B + 5-Fluorocytosin; Miconazol, Ketoconazol.

- ***Isolierung des Patienten***
  Keine.

- ***Kontaktpersonen***
  Keine speziellen Maßnahmen.

- ***Meldepflicht***
  Keine.

- ***Vorbeugung***
  a) Allgemeine: Taubenvernichtung.
  b) Immunisierung: keine.
  c) Desinfektion: keine speziellen Maßnahmen.

Diarrhö

Im Folgenden werden nur einige Krankheitsbilder beschrieben, weitere Erkrankungen s. unter speziellen Erregern, z. B. Typhus, Ruhr, Lambliasis, Nahrungsmittelintoxikation usw., siehe dazu auch differentialdiagnostische Tabelle, S. 223–225.

Escherichia coli

- ***Erreger***

Sogenannte enteropathogene E. coli Typen 0 26, 0 55, 0 86, 0 111, 0 112, 0 119, 0 124, 0 125, 0 126, 0 127, 0 128, 0 143; die genannten Typen infizieren vor allem Neugeborene und Säuglinge. Bei älteren Kindern und Erwachsenen enterotoxinproduzierende E. coli und invasive E.-coli-Stämme (letztere verursachen ruhrähnliche Krankheitsbilder).

- ***Reservoir***

Mensch, bei enteropathogenen E. coli häufig asymptomatische Ausscheider.

- ***Übertragung***

Fäkal kontaminiertes Wasser, Nahrungsmittel, Obst usw.; möglicherweise auch aerogen (enteropathogene E. coli). Hände! Gegenstände. Infektion während Geburt möglich.

- ***Inkubationszeit***

2 Std bis 6 Tage, gewöhnlich 12–72 Std.

- ***Ansteckungsfähigkeit***

Solange Erreger im Stuhl ausgeschieden werden, möglicherweise Monate.

- ***Klinik***

Invasive E.-coli-Stämme verursachen eine ruhrähnliche Erkrankung; enterotoxinproduzierende E. coli führen zu einem choleraähnlichen Krankheitsbild; beide Erregerarten verursachen Einzelerkrankungen oder Epidemien. Enteropathogene E. coli führen zu massivem, selten blutigem, meist wäßrigem Durchfall mit starkem Gewichtsverlust und Exsikkose; septische Krankheitsbilder mit positiven Blutkulturen kommen vor.

- ***Differentialdiagnose***

Siehe differentialdiagnostische Tabelle, S. 223–225.

- ***Diagnostik***

Wiederholte Stuhlkulturen, Nachweis der Erreger mit spezifischen Antiseren, Nachweis der Enterotoxinproduktion in Tierversuch oder Gewebekultur.

- ***Therapie***

Symptomatisch, Neomycin, Colistin oral (enteropathogene E. coli); Therapie so lange, bis 3 Stuhlkulturen, entnommen in 2tägigem Abstand, negativ sind. Die meisten Fälle von enterotoxinproduzierenden E.-coli-Diarrhöen benötigen keine Therapie. Behandle auch asymptomatische Ausscheider.

- ***Isolierung des Patienten***

Standardisolierung (s.S. 245–249) bei Ausbrüchen in Kinderheimen, Kliniken (enteropathogene E. coli), sog. Kohortisolierung, d.h. symptomatische Patienten zusammenfassen, asymptomatische Ausscheider in einen Raum, Kontaktpatienten räumlich zusammenfassen, bis nachgewiesen, daß Stuhlkulturen negativ sind, Station möglichst für Neuaufnahmen schließen. Wiederzulassung zu Schulen oder sonstigen Gemeinschaftseinrichtungen s.S. 268.

- ***Kontaktpersonen***

In der Klinik s. Maßnahmen S. 250. Im Haushalt Stuhluntersuchungen von allen Familienmitgliedern.

- ***Meldepflicht***

Einzelerkrankungen, Endemien und Epidemien sind meldepflichtig.

- ***Vorbeugung***

  a) Allgemein: peinlichste Sauberkeit bei Zubereitung von Nahrung, Händewaschen und Händedesinfektion! Bei Epidemien durch enteropathogene E. coli Nahrungsmittel untersuchen.

  b) Immunisierung: keine.

  c) Desinfektion: Scheuerwischdesinfektion von Gegenständen und Objekten, die mit Stuhl kontaminiert wurden. Schlußdesinfektion.

- ***Erreger***
  Rota-Virus.

- ***Reservoir***
  Mensch.

- ***Übertragung***
  Fäkal-oral, Hände.

- ***Inkubationszeit***
  12–72 Std.

- ***Ansteckungsfähigkeit***
  Am größten während der Dauer der Erkrankung, selten länger als 8 Tage nach Beginn der Erkrankung. Bis zu 30% der Kontaktpersonen, vor allem Familienmitglieder sind häufig inapparent infiziert.

- ***Klinik***
  Häufigste Ursache epidemischer und sporadischer Gastroenteritis bei Neugeborenen, Säuglingen und Kleinkindern (mehr als 50%). Gastroenteritis mit meist wäßrigen Durchfällen, starkem Gewichtsverlust, Erbrechen, meist Wintermonate. Im 3. Lebensjahr haben nahezu 90% der Kinder Antikörpertiter.

- ***Differentialdiagnose***
  Alle Erreger akuter Enteritis, s. S. 223; bei Neugeborenen und Säuglingen vor allem enteropathogene E. coli.

- ***Diagnostik***
  Elektronenmikroskopischer Nachweis des Virus im Stuhl, Antikörpertiter.

- ***Therapie***
  Symptomatisch.

- ***Isolierung des Patienten***
  Standardisolierung, Kohortisolierung (s. S. 77, 245, 248).

- ***Kontaktpersonen***
  Vor allem Händewaschen bzw. Händedesinfektion. Maßnahmen in der Klinik s. S. 250.

- ***Meldepflicht***
  Krankenhauserworbene Endemien bzw. Epidemien sind meldepflichtig.

- ***Vorbeugung***
  a) *Allgemein:* keine speziellen Maßnahmen.
  b) *Immunisierung:* keine.
  c) *Desinfektion:* Scheuerwischdesinfektion von Gegenständen und Flächen, die mit Stuhl kontaminiert sind.

Campylobacter fetus

- ***Erreger***
  Campylobacter fetus.

- ***Reservoir***
  Geflügel, Rohmilch, fäkal verunreinigtes Trinkwasser, Haustiere (z. B. Hunde, Katzen), erkrankte Patienten.

- ***Übertragung***
  Fäkal-oral, fäkal verunreinigtes Trinkwasser, Verspeisen von ungenügend erhitztem Fleisch, besonders Geflügel. Ca. 30% aller Erkrankten haben vor Ausbruch der Erkrankung gegrilltes Geflügel gegessen.

- ***Inkubationszeit***
  2–5 Tage.

- ***Ansteckungsfähigkeit***
  Solange Erreger im Stuhl ausgeschieden werden; die Ausscheidung ist meist auf 4–7 Wochen begrenzt.

- ***Klinik***
  Gastroenteritis, auch mit blutig-schleimigen Stühlen, Abdominalkrämpfe, meist schleimige, wäßrige Stühle. Kleinkinder erkranken wesentlich häufiger als Erwachsene. 3%–10% aller Diarrhöen wer-

den von Campylobacter verursacht, sie sind ebenso häufig wie Salmonellengastroenteritiden. Selten Arthritis, Meningitis, Sepsis.

- ***Differentialdiagnose***
  Siehe Differentialdiagnostik S. 223–225.

- ***Diagnostik***
  Wiederholte Stuhlkulturen.

- ***Therapie***
  Bei leichten Verlaufsformen genügt symptomatische Therapie. Erythromycin (Mittel der 1. Wahl), Tetracycline, bei septischen Verläufen Gentamicin.

- ***Isolierung des Patienten***
  Siehe Escherichia-coli-Diarrhö S. 76. Wiederzulassung zu Schulen und sonstigen Gemeinschaftseinrichtungen s. S. 268.

- ***Kontaktpersonen***
  Maßnahmen in der Klinik s. S. 250. Im Haushalt Stuhluntersuchungen von allen Familienmitgliedern.

- ***Meldepflicht***
  Erkrankung, Tod.

- ***Vorbeugung***
  a) Allgemein: peinliche Sauberkeit, vor allem bei Zubereitung von Geflügel; Händewaschen, Schüsseln mit heißem Wasser ausspülen, anschließend gleich in die Geschirrspülmaschine.
  b) Immunisierung: keine.
  c) Desinfektion: Scheuerwischdesinfektion von Gegenständen und Objekten, die mit Stuhl kontaminiert wurden. Schlußdesinfektion.

Yersinia enterocolitica

- ***Erreger***
  Yersinia enterocolitica. ~ 10% aller Yersinia Enteritisinfektionen werden von Y. pseudotuberculosis hervorgerufen.

- ***Reservoir***
  Mensch, Hunde, Katzen; andere Haustiere, Schweine, sehr selten asymptomatische Ausscheider.

- ***Übertragung***
  Fäkal-oral, Hände (!), kontaminierte Nahrung.

- ***Inkubationszeit***
  3–7 Tage.

- ***Ansteckungsfähigkeit***
  Am größten während der akuten Erkrankung, asymptomatische Ausscheider.

- ***Klinik***
  Enteritis, Enterokolitis, Pseudoappendizitis, Lymphadenitis mesenterialis, septische Krankheitsbilder kommen vor, relativ häufig Arthritis, seltener Erythema nodosum. Viele Patienten, vor allem Kinder, werden unnötig appendektomiert.

- ***Differentialdiagnose***
  Appendizitis, alle Erreger von Durchfallerkrankungen, s. S. 223–225.

- ***Diagnostik***
  Stuhluntersuchung, Antikörpertiter.

- ***Therapie***
  Tetracycline oder Cotrimoxazol.

- ***Isolierung des Patienten***
  Standardisolierung (s. S. 245–249). Wiederzulassung zu Schulen oder sonstigen Gemeinschaftseinrichtungen s. S. 268.

- ***Kontaktpersonen***
  In der Klinik s. S. 250.

- ***Meldepflicht***
  Krankenhauserworbene Epidemien sind meldepflichtig.

- ***Vorbeugung***

  a) Allgemein: keine speziellen Maßnahmen.

  b) Immunisierung: keine.

  c) Desinfektion: Scheuerwischdesinfektion von Gegenständen und Flächen, die mit Stuhl kontaminiert sind.

Nahrungsmittelintoxikation

Staphylococcus aureus (ca. 20%–30%), Clostridium perfringens (ca. 15%–20%), Salmonellen (ca. 10%–20%), Shigellen, Clostridien, Parasiten (ca. 1%–3%), Viren, E. coli, Streptokokken der Gruppe A, Chemikalien (ca. 6%–10%). Nahrungsmittelintoxikationen treten fast ausschließlich endemisch oder epidemisch auf. Etwa 20%–30% der Ursachen bleiben unbekannt. Im folgenden werden nur einige Krankheitsbilder beschrieben, weiter s. Botulismus, Shigellenruhr, Salmonelleninfektionen.

Staphylococcus aureus

- ***Erreger***

  Staphylococcus aureus, meist Phagen-Gruppe III, IV, welche Enterotoxin Typ A bis C produzieren. Toxine werden durch 30 Min Kochen und monatelange Kühlung nicht inaktiviert.

- ***Reservoir***

  Mensch, selten Kühe. Staphylokokken vermehren sich in Nahrung (z. B. Kartoffelsalat, Käse, Würste, Fleisch, Schinken, Eiscreme usw.), Erkrankung wird durch Toxin verursacht. Häufigste Kontaminationsquelle: Personen, welche Nahrungsmittel zubereiten (z. B. aus Nasenrachenraum, Haut, Abszesse, Panaritien usw.), seltener kontaminierte oder infizierte Kühe (Euter, Milch).

- ***Übertragung***

  Durch Speisen, kontaminierte Nahrung.

- ***Inkubationszeit***

  1–6 Std, im Durchschnitt 2–4 Std.

- ***Ansteckungsfähigkeit***

  Nicht von Mensch zu Mensch übertragbar.

- ***Klinik***

  Charakteristisch ist der abrupte Beginn ohne Fieber, massives Erbrechen, seltener Durchfall.

- ***Differentialdiagnose***

  Clostridium-perfringens-Nahrungsmittelintoxikation hat meist längere Inkubationszeit und führt seltener zu Erbrechen; Salmonellen und Shigellen führen fast immer zu Fieber, chemische Nahrungsmittelintoxikation hat meist eine noch kürzere Inkubationszeit.

- ***Diagnostik***

  Nachweis der Erreger in Erbrochenem, Stuhl und Nahrungsmittelresten. Phagentypisierung der Erreger, Suche nach möglicher Infektionsquelle (Personen, welche das Nahrungsmittel zubereitet haben). Grampräparat von Nahrung zeigt häufig massenhaft grampositive Kokken.

- ***Therapie***

  Symptomatisch, keine Antibiotika (!).

- ***Isolierung des Patienten***

  Keine; Wiederzulassung zu Schulen und sonstigen Gemeinschaftseinrichtungen s. S. 268.

- ***Kontaktpersonen***

  Keine speziellen Maßnahmen.

- ***Meldepflicht***

  Verdacht, Erkrankung, Tod.

- ***Vorbeugung***

  a) *Allgemein:* sorgfältige Kühlung der Speisen. Personen, welche eitrige Infektionen der Haut, Augen oder des Respirationstraktes, verursacht durch Staphylokokken, haben, dürfen keine Nahrungsmittel zubereiten oder austeilen.

  b) *Immunisierung:* keine.

  c) *Desinfektion:* keine speziellen Maßnahmen.

Clostridium perfringens

- ***Erreger***
  Clostridium perfringens (welchii), Typ A, Typ C und F verursachen nekrotisierende Enteritis.

- ***Reservoir***
  Erde, Gastrointestinaltrakt des Menschen und von Tieren (Rinder, Schweine, Geflügel). Nicht ausreichend gekochte Nahrungsmittel, vor allem Fleisch, Fleischsoßen, Hühnchen. Vegetative Erreger vermehren sich in Nahrung unter anaeroben Bedingungen, Sporen überleben Kochprozeß, Toxin entsteht entweder in Nahrung oder erst im Darmtrakt.

- ***Übertragung***
  Aufnahme kontaminierter Speisen.

- ***Inkubationszeit***
  8–22 Std, durchschnittlich 10–12 Std.

- ***Ansteckungsfähigkeit***
  Nicht von Mensch zu Mensch übertragbar.

- ***Klinik***
  Typisch sind krampfartige Bauchschmerzen und Durchfall, Übelkeit und Erbrechen sind seltener, praktisch nie Fieber. Erkrankung dauert selten länger als 24 Std.

- ***Differentialdiagnose***
  Siehe Staphylococcus aureus, S. 82.

- ***Diagnostik***
  Anaerobe Isolierung der Erreger aus Stuhl und Nahrungsmittel. Meist mehr als 100000 Erreger/g Nahrungsmittel oder Stuhl.

- ***Therapie***
  Symptomatisch, keine Antibiotika.

- ***Isolierung des Patienten***
  Keine; Wiederzulassung zu Schulen und sonstigen Gemeinschaftseinrichtungen s. S. 268.

- ***Kontaktpersonen***
  Keine speziellen Maßnahmen.

- ***Meldepflicht***
  Verdacht, Erkrankung, Tod.

- ***Vorbeugung***
  a) *Allgemein:* vor allem Fleisch nicht nur teilweise durchkochen oder durchbraten und dann längere Zeit aufbewahren. Kühlen unter 5 °C, schnelle Kühlung nach Zubereitung.
  b) *Immunisierung:* keine.
  c) *Desinfektion:* keine speziellen Maßnahmen.

Vibrio parahaemolyticus

- ***Erreger***
  Vibrio parahaemolyticus.

- ***Reservoir***
  Meerwasser, Fisch, vor allem in den USA, Japan und anderen pazifischen Nationen. Vermehrung der Erreger vor allem in nicht ausreichend gekühlter Nahrung.

- ***Übertragung***
  Verspeisen von rohen oder nicht ausreichend gekochten Fischen oder anderen Meeresfrüchten.

- ***Inkubationszeit***
  4–96 Std, gewöhnlich 12–24 Std.

- ***Ansteckungsfähigkeit***
  Nicht von Mensch zu Mensch übertragbar.

- ***Klinik***
  Krampfartige Bauchschmerzen, wäßrige Diarrhö, Übelkeit, Erbrechen, seltener Fieber und blutig-schleimiger Stuhl.

- ***Differentialdiagnose***
  Vor allem Salmonellengastroenteritis und Shigellenruhr.

- ***Diagnostik***
  Nachweis der Erreger, meist über 10^6/g in Erbrochenem und Stuhl.

- ***Therapie***
  Symptomatisch, keine Antibiotika.

- ***Isolierung des Patienten***
  Keine; Wiederzulassung zu Schulen und sonstigen Gemeinschaftseinrichtungen s. S. 268.

- ***Kontaktpersonen***
  Keine speziellen Maßnahmen.

- ***Meldepflicht***
  Verdacht, Erkrankung, Tod.

- ***Vorbeugung***
  a) *Allgemein:* vermeide Genuß von rohen Meeresfrüchten, Kochtemperatur muß mindestens 15 Min 80 °C überschreiten.
  b) *Immunisierung:* keine.
  c) *Desinfektion:* keine speziellen Maßnahmen.

Bacillus cereus

- ***Erreger***
  Bacillus cereus (anaerober Sporenbildner)

- ***Reservoir***
  Erde.

- ***Übertragung***
  Verspeisen kontaminierter Nahrung, vor allem Reis, Gemüse, Fleisch.

- ***Inkubationszeit***
  1–5 Std bei Krankheitsbildern mit vorwiegend Erbrechen, 6–16 Std bei Krankheitsbildern mit vorwiegend Durchfall.

- ***Ansteckungsfähigkeit***
  Nicht von Mensch zu Mensch übertragbar.

- ***Klinik***
  Plötzlicher Beginn von Übelkeit, Erbrechen, krampfartigen Bauchschmerzen und Diarrhö. Dauer meist nicht länger als 24 Std.

- ***Differentialdiagnose***
  Vor allem Clostridium-perfringens-Nahrungsmittelintoxikation.

- ***Diagnostik***
  Nachweis der Erreger in Erbrochenem und Stuhl.

- ***Therapie***
  Symptomatisch, keine Antibiotika.

- ***Isolierung des Patienten***
  Keine; Wiederzulassung zu Schulen oder sonstigen Gemeinschaftseinrichtungen s. S. 268.

- ***Kontaktpersonen***
  Keine speziellen Maßnahmen.

- ***Meldepflicht***
  Verdacht, Erkrankung, Tod.

- ***Vorbeugung***
  a) Allgemein: möglicherweise mit Erde kontaminierte Nahrung, z. B. Gemüse, nach Kochen sofort kühlen; Sporen von Bacillus cereus überstehen Kochprozeß und können unter anaeroben Bedingungen schnell auskeimen.
  b) Immunisierung: keine.
  c) Desinfektion: keine speziellen Maßnahmen.

Diphtherie

- ***Erreger***
  Corynebacterium diphtheriae.

- ***Reservoir***
  Mensch.

Übertragung
Direkter Kontakt mit Patient oder Keimträger, Tröpfcheninfektion, indirekter Kontakt über Gegenstände und Flächen, die mit infektiösem Nasenrachensekret kontaminiert sind.

- ***Inkubationszeit***
  2–6 Tage, gelegentlich länger.

- ***Ansteckungsfähigkeit***
  Zwei Tage nach Beginn einer Antibiotikatherapie besteht keine Ansteckungsfähigkeit mehr, unbehandelt bleiben die Patienten 2–4 Wochen infektiös, Keimträger können die Erreger 6 Monate oder länger streuen. Nach 3 Monaten können bei nicht Behandelten mit pharyngealer Diphtherie noch in 1%–2% der Fälle die Erreger aus dem Rachenraum isoliert werden, bei nasaler Form noch in 10%–20% der Fälle.

- ***Klinik***
  Die Erkrankung wird durch das Toxin verursacht; die Diphtheriemembranen können vorwiegend nasal, nasopharyngeal, pharyngeal, laryngeal oder auf der Haut lokalisiert sein. Lokale Lymphknotenschwellung, Fieber. Versucht man, die Membranen, welche z. B. im Rachenraum nicht nur auf die Tonsillen beschränkt sind, sondern auf benachbarte Gewebe übergreifen, abzuziehen, so kommt es zu zahlreichen punktförmigen Blutungen. Selten Myokarditis, Polyneuritis.

- ***Differentialdiagnose***
  Tonsillitis, infektiöse Mononukleose, Peritonsillarabszeß. Laryngitis, Impetigo contagiosa, paralytische Poliomyelitis.

- ***Diagnostik***
  Isolierung der Erreger aus den Membranen, direkter mikroskopischer Nachweis des Erregers gelingt fast nie, häufiger jedoch mit der Immunfluoreszenzmikroskopie.

- ***Therapie***
  Penicillin oder Erythromycin sind die Antibiotika der Wahl; auch asymptomatische Keimträger sollten mindestens 7 Tage behan-

delt werden. Antitoxin ist am wirksamsten, wenn es innerhalb von 4 Tagen nach Beginn der Erkrankung gegeben wird.

- ***Isolierung des Patienten***
  Standardisolierung (s. S. 245–249) bis wenigstens zwei Abstriche aus Nase und Rachen, entnommen in 24stündigem Abstand, negativ sind. Wiederzulassung zu Schulen und sonstigen Gemeinschaftseinrichtungen s. S. 268.

- ***Kontaktpersonen***
  Nicht geimpfte, direkte Kontaktpersonen: Nasen- und Rachenabstrich, 7 Tage oral Erythromycin oder 1 × intramuskulär Benzathin-Penicillin G. Nasen- und Rachenabstrich auch nach Antibiotikaprophylaxe. Gleichzeitig Beginn mit aktiver Immunisierung.

- ***Meldepflicht***
  Erkrankung, Tod.

- ***Vorbeugung***
  a) Allgemein: keine speziellen Maßnahmen.
  b) Immunisierung: Aktive Immunisierung! Da die meisten Kinder geimpft werden, treten Erkrankungen jetzt häufiger auch bei Erwachsenen auf (ca. 25% bei Personen, die älter als 15 Jahre sind). Diphtherie-Immunität kann mit dem Schick-Test überprüft werden. Dazu wird eine geringe Menge Diphtherietoxin intradermal injiziert. Nach 4–7 Tagen bildet sich bei Personen, die nicht immun sind, eine lokale Reaktion (bräunliche Verfärbung mit Hautschuppung). Bei Personen, die immun sind, bleibt die Injektionsstelle reaktionslos.
  c) Desinfektion: Scheuerwischdesinfektion von Gegenständen und Flächen, die mit infektiösem Nasenrachensekret kontaminiert sind. Schlußdesinfektion.

Exanthema subitum

- ***Erreger***
  Wahrscheinlich ein Virus.

- ***Reservoir***
  Unbekannt.

- ***Übertragung***
  Unbekannt.

- ***Inkubationszeit***
  Ungefähr 10 Tage.

- ***Ansteckungsfähigkeit***
  Unbekannt, bisher erkrankten jedoch ausschließlich Kinder zwischen 6 Lebensmonaten und 4 Lebensjahren, Erkrankungshäufigkeit ist am größten im Frühling.

- ***Klinik***
  3–4 Tage Fieber, unmittelbar nach Abklingen des Fiebers 1–2 Tage rötelnähnliches Exanthem, vor allem an Brust und Rumpf. Selten Krämpfe zu Beginn der Erkrankung.

- ***Differentialdiagnose***
  Röteln, Masern, andere Virusexantheme.

- ***Diagnostik***
  Keine spezifische Diagnostik möglich.

- ***Therapie***
  Unspezifisch.

- ***Isolierung des Patienten***
  Keine, bisher sind keine Zweiterkrankungen beobachtet worden.

- ***Kontaktpersonen***
  Keine speziellen Maßnahmen.

- ***Meldepflicht***
  Keine.

- ***Vorbeugung***
  Keine speziellen Maßnahmen.

Gelbfieber

- *Erreger*
  Ein Arbo-Virus Gruppe B

- *Reservoir*
  In Städten und Dörfern Mensch, in Wäldern vor allem Affen, seltener Fledermäuse, Schlangen, Vögel.

- *Übertragung*
  Moskitos (Aedes aegypti), im Dschungel auch andere Aedesarten.

- *Inkubationszeit*
  3–6 Tage.

- *Ansteckungsfähigkeit*
  Blut ist infektiös für Mücken kurz vor Ausbruch des Fiebers und die ersten 3–5 Tage der Erkrankung.

- *Klinik*
  Fieber, Kopfschmerzen, Erbrechen, Ikterus, Albuminurie, Leukopenie, Blutungen (vor allem Gastrointestinaltrakt); viele Erkrankungen verlaufen subklinisch oder asymptomatisch.

- *Differentialdiagnose*
  Alle Erkrankungen mit Ikterus, Fieber und Hämorrhagien (s. S. 229, 230).

- *Diagnostik*
  Siehe Abb. 4, S. 92.

- *Therapie*
  Symptomatisch.

- *Isolierung des Patienten*
  Keine; Mückenbekämpfung im Krankenzimmer, vor allem während der ersten 3 Tage der Erkrankung.

- *Kontaktpersonen*
  Keine speziellen Maßnahmen.

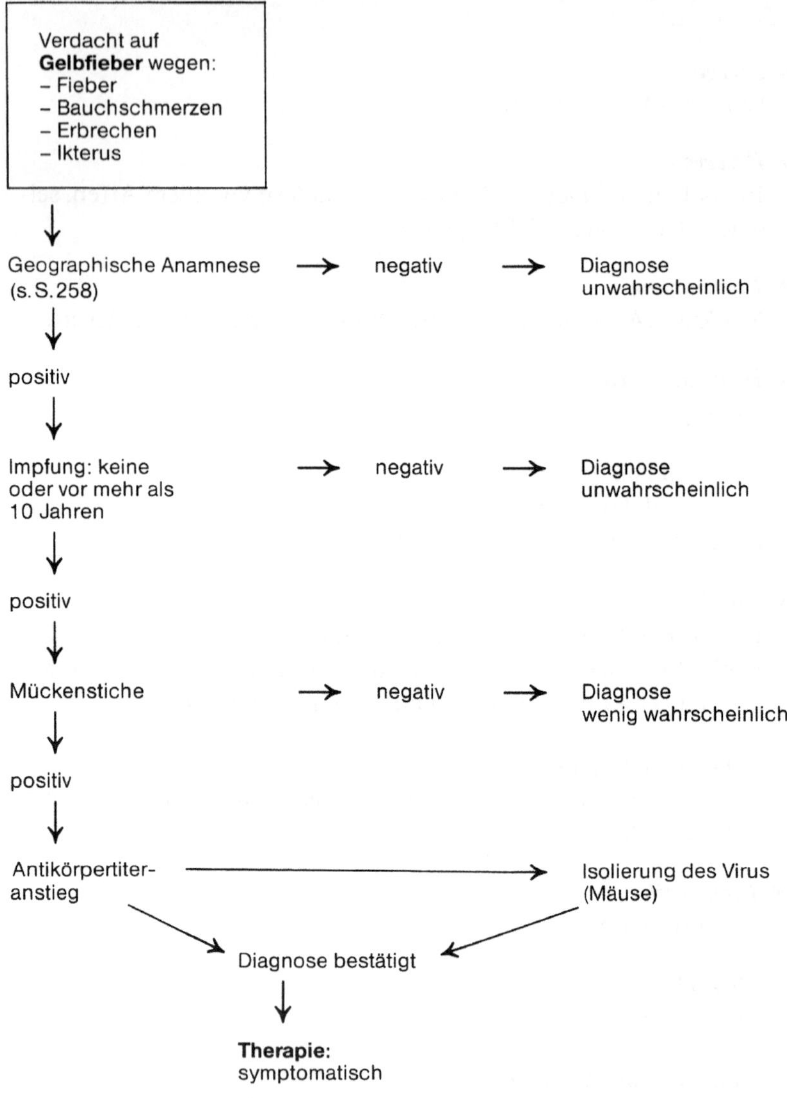

Abb. 4. Von Diagnostik zu Therapie bei Gelbfieber (nach 14)

- ***Meldepflicht***
  Verdacht, Erkrankung, Tod.

- ***Vorbeugung***
  a) Allgemein: Mückenbekämpfung.
  b) Immunisierung: Impfung schützt mindestens 10 Jahre, möglicherweise lebenslang.
  c) Desinfektion: keine speziellen Maßnahmen.

Gonokokken-Infektionen

- ***Erreger***
  Neisseria gonorrhoeae.

- ***Reservoir***
  Mensch.

- ***Übertragung***
  Meist Sexualkontakt, seltener intimer Körperkontakt, z. B. Übertragung von Eltern auf Kinder.

- ***Inkubationszeit***
  1–14 Tage, durchschnittlich 3–5 Tage.

- ***Ansteckungsfähigkeit***
  Solange Erreger vom Patienten ausgeschieden werden; wenn die Erkrankung nicht behandelt wird, zum Teil monate- bis jahrelang, vor allem von Frauen. 24 Std nach Beginn einer wirksamen Chemotherapie gilt der Patient als nicht mehr infektiös. Asymptomatische Keimträger kommen häufig vor. Die meisten Gonokokkeninfektionen werden von asymptomatischen Keimträgern erworben. Das Risiko für einen Mann, eine Gonorrhö von einer asymptomatischen Frau zu erwerben, beträgt ca. 35% bei einmaligem Kontakt und steigt auf etwa 80% bei mehrmaligem Kontakt. Ca. 95% der Männer entwickeln symptomatische Infektionen, viele Frauen erkranken asymptomatisch. Gonokokken sind die Ursache von ca. 40% aller Entzündungen des inneren weiblichen Genitales.

- *Klinik*
  Pharyngitis, Urethritis, Proktitis, Epididymitis, Prostatitis, Salpingitis, Endometritis, Sepsis, Arthritis, Perihepatitis, Bartholinitis, papulomakulöses Exanthem bei Sepsis (entsteht in ca. 1%–3% aller Fälle) zum Teil mit petechialen Blutungen. Bei Neugeborenen Konjunktivitis, bei Kindern Vulvovaginitis. Selten Endokarditis, Meningitis.

- *Differentialdiagnose*
  Alle Erreger, die zu oben genannten Infektionen führen.

- **Diagnostik**
  Gramnegative Diplokokken im Abstrich; kulturelle Untersuchung (Transportmedien!), Immunfluorenszenzmikroskopie des Abstriches. Serologischer Test auf Syphilis sofort und nach 4 Monaten.

- *Therapie*
  Penicillin G, Tetracycline, Spectinomycin, Cephalosporine (s. z. B. Literatur 4).

- *Isolierung des Patienten*
  Bis 24 Std nach Beginn einer Chemotherapie, s. S. 245.

- *Kontaktpersonen*
  Alle Sexualpartner, die innerhalb der Inkubationszeit Kontakt hatten, müssen untersucht werden. Pflegepersonen sollten Einmalhandschuhe bei direktem Kontakt mit infektiösen Sekreten tragen.

- *Meldepflicht*
  Anonyme Meldepflicht nach Gesetz zur Bekämpfung der Geschlechtskrankheiten an zuständiges Gesundheitsamt.

- *Vorbeugung*
  a) Allgemein: Sexualkontakt mit Personen mit häufigem Partnerwechsel meiden. Silbernitratprophylaxe bei Neugeborenen. Antibiotikaprophylaxe vor Sexualkontakt bietet keinen zuverlässigen Schutz gegen Gonorrhö.

b) Immunisierung: keine.

c) Desinfektion: Desinfektion von Wäsche, Flächen und Gegenständen, die mit kontagiösem Sekret kontaminiert sind.

Hepatitis

Hepatitis A

- ***Erreger***

  Hepatitis-A-Virus

- ***Reservoir***

  Mensch, Primaten (vor allem Schimpansen).

- ***Übertragung***

  Meist fäkal-oral; selten durch Blut (kontaminierte Spritzen, Nadeln usw.). Virämie in der Inkubationszeit unmittelbar vor Ausbruch des Ikterus und einige Tage danach; Übertragung auch durch fäkal kontaminiertes Wasser, Nahrung (z. B. Fische, Austern, Muscheln, Salate, Milch usw.).

- ***Inkubationszeit***

  15–50 Tage, durchschnittlich 25–30 Tage.

- ***Ansteckungsfähigkeit***

  Virus wird 1–2 Wochen vor Erkrankungsbeginn und max. bis 4 Wochen danach im Stuhl ausgeschieden (50% der Patienten haben Virus-positiven Stuhl in der ersten Erkrankungswoche, etwa 25% in der zweiten, 10% in der dritten und nur noch vereinzelte Fälle in der 4. Woche nach Erkrankungsbeginn). Die Menge des ausgeschiedenen Virus ist am höchsten vor Erkrankungsbeginn und nimmt dann relativ schnell ab. Hepatitis-A-Virusträger oder Dauerausscheider sind bisher nicht beobachtet worden.

- ***Klinik***

  Die meisten Verläufe sind asymptomatisch, inapparent oder anikterisch (50%–90%); die wichtigsten Symptome der Erkrankung sind Übelkeit, Erbrechen, Fieber, Appetitlosigkeit, Schmerzen in

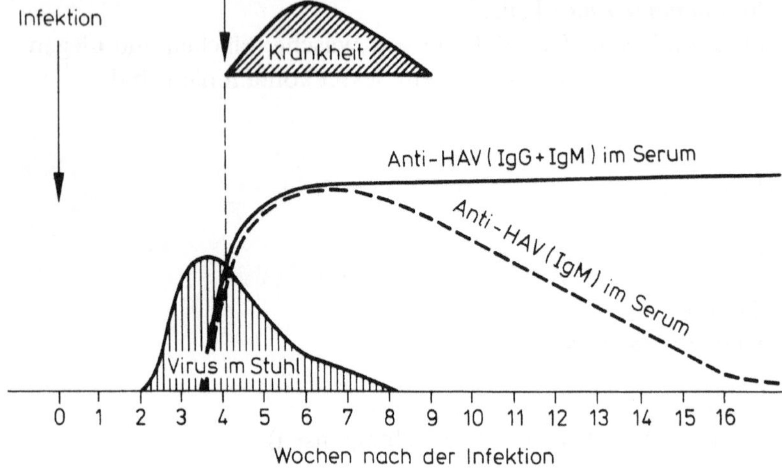

Abb. 5. Schema einer Hepatitis-A-Infektion

der Lebergegend und Durchfall. In etwa 5% kommt es zur akuten Leberdystrophie.

- ***Differentialdiagnose***

Siehe S. 230; toxische Leberschädigung, Erkrankungen, die zur Hämolyse oder Obstruktion der Gallenwege führen.

- ***Diagnostik***

Nachweis des Antigens im Stuhl, Antikörpertiter, Transaminasenerhöhung (s. Abb. 5).

- ***Therapie***

Symptomatisch, diätetische Restriktionen von Fett und Protein sind nicht notwendig. Bettruhe und Kortikosteroide verbessern die Heilungschancen nicht.

- ***Isolierung des Patienten***

Hepatitis-A-Kranke können – wenn immer möglich – zu Hause und brauchen nicht im Krankenhaus behandelt zu werden. Bei Einweisung ins Krankenhaus ist grundsätzlich eine Isolierung während der ersten 2–3 Wochen der Erkrankung oder bis der

Stuhl HA-Ag-negativ wird, wünschenswert, aber dann entbehrlich, wenn die Einhaltung der unten angeführten allgemeinen hygienischen Maßnahmen sichergestellt ist. Kleinkinder oder stuhlinkontinente Patienten sollen aber auf alle Fälle isoliert werden.

- ***Kontaktpersonen***

Handschuhe: Alle Personen mit direktem Kontakt mit Stuhl, Blut oder Gegenständen, die mit Blut oder Stuhl kontaminiert sind, müssen Einmalhandschuhe tragen. Das gleiche gilt für Injektionen, Blutentnahmen oder andere Eingriffe, bei denen mit Blutungen gerechnet werden muß. Personen mit Dermatitis sollten bei jedem direkten Kontakt mit dem Patienten Handschuhe tragen.

Hände: Hände müssen vor und nach jedem direkten Kontakt mit dem Patienten oder bei direktem bzw. indirektem Kontakt mit Blut oder Fäzes des Patienten, kontaminierten Instrumenten oder kontaminierter Wäsche gewaschen beziehungsweise desinfiziert werden.

Schutzkittel: Schutzkittel müssen von allen Personen, die mit Blut oder Fäzes des Patienten Kontakt haben oder die Eingriffe ausführen, bei denen mit Blutverspritzen oder Kontamination mit Stuhl gerechnet werden muß, getragen werden.

Mundschutz: Bei allen Eingriffen, bei denen mit Verspritzen von Blut oder fäkalem Material gerechnet werden muß, müssen Schutzmasken getragen werden. Mundschutz bei normaler Venenpunktion ist nicht notwendig.

Bücher, Spielzeug: Hepatitiskranke sollten nur ihre eigenen Bücher lesen; unter diesen Umständen sind spezielle Maßnahmen nicht notwendig, es sei denn, die Gegenstände und Bücher wurden sichtbar mit Blut oder Stuhl kontaminiert. Kinder mit Hepatitis sollten nicht Spielzeug mit anderen Kindern teilen; blut- bzw. stuhlkontaminierte Gegenstände müssen unmittelbar nach Kontamination desinfiziert werden.

Blutdruckmanschetten und Stethoskope: Desinfektion notwendig unmittelbar nach Kontamination mit Blut, Stuhl oder anderen Körperflüssigkeiten, die Blut enthalten.

Thermometer: Jeder Patient erhält ein nur für ihn bestimmtes Thermometer. Temperaturmessen stets mit Einmalhandschuhen. Die Thermometer werden unmittelbar nach Benutzung, wenn notwendig mit einem Einmaltuch von grober Kontamination befreit und desinfiziert.

Nadeln und Spritzen: Nur Einmalnadeln und Einmalspritzen verwenden. Gebrauchte Nadeln sollten nicht mehr in die Plastikhülle zurückgesteckt werden, da dabei Verletzungen passieren können. Entsorgung von Nadeln, Spritzen, Infusionsbestecken usw. in speziell gekennzeichneten, wasserdichten und vor allem punktionssicheren Behältern. Diese Behälter werden mit dem infektiösen Müll (speziell gekennzeichnete Säcke!) zur Verbrennung transportiert. Ist Verbrennung nicht möglich, müssen Behälter, die blutige Nadeln, Spritzen usw. enthalten, vor Transport auf eine Mülldeponie autoklaviert werden.

Verbände und anderer Abfall: Entsorgung in reißfesten Plastik- oder Papiersäcken im Zimmer des Patienten. Weitertransport zur Verbrennung in speziell gekennzeichneten Säcken (infektiöser Müll).

Urin und Stuhl: Jeder Patient erhält ein nur für ihn bestimmtes Steckbecken und eine Urinflasche. Nach Entlassung des Patienten werden diese desinfiziert oder besser autoklaviert. Kinder und inkontinente Patienten dürfen nicht die gleiche Toilette wie andere Patienten benutzen. Dasselbe gilt für Patienten, bei denen aus körperlichen oder psychischen Gründen die Gefahr einer Verschmutzung der Toilette mit Stuhl oder Urin besteht. Jeder Patient muß sich nach Benutzung der Toilette die Hände waschen. Stuhl und Urin von Erkrankten werden am besten mit einer Steckbekken-Spülanlage entsorgt. Steckbecken und Urinflasche müssen dabei thermisch oder chemisch desinfiziert werden.

Endoskope, Zytoskope, Proktoskope, Bronchoskope, Verneblersysteme, Beatmungsmaschinen usw.: Nach Verwendung Desinfektion beziehungsweise Sterilisation mit Verfahren, die gegen Hepatitisviren als wirksam angesehen werden. Beachte bei der Desinfektion vor allem die benötigten Konzentrationen und Einwirkungszeiten, und daß definitive Beweise für eine 100prozentige Inaktivierung der verschiedenen Hepatitisviren, vor allem der Erreger der Nicht-A-nicht-B-Hepatitis, durch die üblichen Desinfektionsmittel bisher nicht vorliegen, s. dazu auch Desinfektionsplan, S. 254–256.

Bettwäsche: Bettwäsche wird generell als infektiöse Wäsche ent-

sorgt, wobei die Wäschestücke noch im Patientenzimmer in die entsprechenden Säcke gebracht werden. Bei inkontinenten Patienten erhalten die Matratzen und Kopfkissen Plastiküberzüge. Wenn in der Wäscherei kontaminierte Wäsche berührt werden muß, erfolgt dies mit Einmalhandschuhen. Im Haushalt Bettwäsche, Leibwäsche, Handtücher, Waschlappen auskochen.
Trinkgläser, Geschirr, Besteck: Trink- oder Zahnputzgläser, Geschirr, Bestecke, Zahnbürsten, Nagelscheren usw. sollten auf keinen Fall von mehreren Patienten benutzt werden. Benutzung von Einmalgeschirr ist wünschenswert, aber nicht absolut notwendig, wenn eine entsprechende Reinigung und Desinfektion der Eßutensilien durch den Waschvorgang (Geschirrspülmaschine) gewährleistet ist.
Krankengeschichten: Keine speziellen Maßnahmen notwendig, aber Kennzeichnung der Krankengeschichte mit der Aufschrift „Hepatitis".
Kleidung des Patienten und persönliche Gegenstände: Keine besonderen Maßnahmen erforderlich, mit Ausnahme nach Kontamination mit Blut oder Stuhl. Dann ist eine Desinfektion notwendig.
Laborproben: Es ist ganz besonders darauf zu achten, daß Laborproben und Behältnisse für Urin, Sputum, Stuhl und vor allem Blut außen nicht kontaminiert werden. Dasselbe gilt auch für den Begleitschein. Laborproben müssen fest verschlossen, bruchsicher und doppelt verpackt transportiert werden. Sowohl der Begleitschein wie auch die entsprechende Probe werden mit der Aufschrift „Hepatitis" versehen.
Besucher: Besucher meiden jeden engen körperlichen Kontakt mit dem Patienten oder Kontakt mit Stuhl oder Blut des Patienten. Händewaschen bei Verlassen des Zimmers.

- ***Meldepflicht***
  Erkrankung, Tod.

- ***Vorbeugung***
  a) *Allgemein:* persönliche Hygiene, vor allem Händewaschen!
  b) *Immunisierung:* die passive Immunisierung wird vor allem bei Reisen nach Afrika, Asien, Südamerika, in den mittleren Osten

oder in Länder, in denen die Hepatitis A epidemisch auftritt, empfohlen. Bei Reisen von weniger als 3 Monaten genügen 2 ml Immunglobulin, bei Reisen von mehr als 3 Monaten sollten 5 ml injiziert werden. Weitere Indikationen sind: Unterbrechung von Epidemien in Wohnheimen, Kasernen, Lagern, Schulen, Haushalt oder bei anderen engen Kontaktpersonen (z. B. Spielkameraden) und bei Verletzungen von Pflegepersonal und Kontamination mit Blut, Stuhl, Urin eines Erkrankten. Passive Immunisierung ist nur bei anti-HAV-negativen Personen nötig; sie ist nur wirksam vor der Infektion oder in der frühen Inkubationsphase (bis 10 Tage nach Infektion). Dosis bei Kindern: 0,02–0,04 ml/kg Körpergewicht i. m. Bei kontinuierlicher Exposition (z. B. Reisen unter primitiven Bedingungen) muß die Prophylaxe alle 5 bis 6 Monate wiederholt werden.

c) *Desinfektion:* Alkohol und Phenole sind nicht wirksam. Wirksam sind Präparate auf Chlor-, Jod- oder Aldehydbasis. Dabei sind nicht nur die Konzentrationen, sondern vor allem auch die Einwirkungszeiten zu beachten! (z. B. Natriumhypochlorit 1 Std 0,5% freies Chlor; weiterhin muß berücksichtigt werden, daß definitive Beweise für eine hundertprozentige Inaktivierung der verschiedenen Hepatitis-Viren durch Desinfektionsmittel, vor allem der Erreger der Nicht-A-nicht-B-Hepatitis, bisher nicht vorliegen).

Flächen, Fußböden: Eine routinemäßige Fußboden- und Flächendesinfektion, das heißt Zusatz von Desinfektionsmitteln zu jedem Putzwasser, ist nicht notwendig. Nach jeder Kontamination von Flächen durch Stuhl, Blut, Urin und andere Körpersekrete ist jedoch sofort eine Desinfektion der kontaminierten Flächen erforderlich. Dabei sind die vom Bundesgesundheitsamt angegebenen Konzentrationen und Einwirkungszeiten zu beachten. Das Personal trägt dazu Einmalhandschuhe. Die tägliche routinemäßige Reinigung des Raums erfolgt mit frisch gewaschenen Putzlappen beziehungsweise Einmallappen und Einmalhandschuhen. Putzlappen sollten nicht für mehrere Zimmer hintereinander verwendet werden. Als Schlußdesinfektion genügt eine Scheuerwischdesinfektion, doch sollten örtlich bestehende Richtlinien beachtet werden. Ein Besprühen der Flächen allein ist nicht ausreichend.

Hepatitis B

- ***Erreger***
  Hepatitis-B-Virus

- ***Reservoir***
  Mensch, Primaten.

- ***Übertragung***
  Durch direkten oder indirekten Kontakt mit Blut, vorwiegend durch Inokulation durch Haut oder Schleimhäute. Übertragung vor allem durch Transfusionen von Blut, Infusionen von Blutprodukten, vor allem Gerinnungspräparaten, unsterile Spritzen, Nadeln, zahnärztliche Instrumente, Tätowierungsnadeln, Zahnbürsten usw. Übertragung während der Schwangerschaft ist möglich, wenn die Mutter chronischer HBs-Ag-Träger ist oder im letzten Drittel der Schwangerschaft erkrankt. Auch orale Übertragung durch infektiöses Blut oder Serum ist möglich. Besonders infektionsgefährdet sind Empfänger von Bluttransfusionen und Blutprodukten (vor allem Gerinnungspräparaten), Rauschgiftsüchtige, Homosexuelle, Prostituierte, Personen mit häufig wechselnden Geschlechtspartnern, Dialysepatienten, Reisende in Gebiete, in denen die Hepatitis B endemisch oder epidemisch auftritt.

- ***Inkubationszeit***
  45–160 Tage, im Durchschnitt 60–90 Tage.

- ***Ansteckungsfähigkeit***
  Die Erkrankung kann durch 0,000001 ml Serum übertragen werden. Die Infektiosität ist am höchsten während der letzten Tage der Inkubationszeit und der akuten Phase der Erkrankung, besonders infektiös ist HBe-antigenhaltiges Serum. Erkrankte haben während der akuten Phase fast immer Hepatitis-B-Viren im Blut, ein monate- oder jahrelanger Trägerstatus mit bestehenbleibender Virämie kann sich an die symptomatische oder asymptomatische Erkrankung anschließen. Mit Blut verunreinigte Körpersekrete können ebenfalls infektiös sein; Hepatitis-B-Virus ist in geringer Konzentration in nicht nachweisbar mit Blut verunreinigtem Speichel und in Samenflüssigkeit nachgewiesen worden, außerdem in

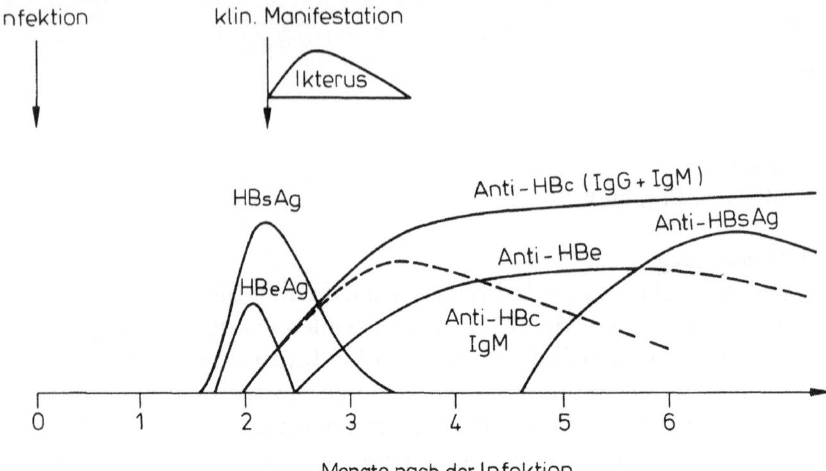

Abb. 6. Schema einer Hepatitis-B-Infektion

Tränenflüssigkeit, Schweiß, Liquor und Gelenkpunktaten, doch ist eine Infektiosität dieser Flüssigkeiten bisher nicht bewiesen, und Infektionen durch Stuhl sind bisher nicht bekannt geworden. In sog. zivilisierten Ländern beträgt die Häufigkeit HBs-Ag-positiver Personen 0,1–0,5%, bei Rauschgiftsüchtigen beträgt die Rate bis zu 40% und mehr.

- ***Klinik***

Die Erkrankung verläuft ähnlich der Hepatitis A, häufiger jedoch mit schweren Verläufen und höherer Mortalität. Bei chronischen HBs-Ag-Trägern ist die Häufigkeit von Leberzellkarzinom überdurchschnittlich hoch.

- ***Differentialdiagnose***

Siehe Hepatitis A.

- ***Diagnostik***

Nachweis von HBs-Ag, Antikörpertiter (anti-HBs, anti-HBc, anti-HBe), s. Abb. 6.

- ***Therapie***

Symptomatisch, s. Hepatitis A.

- ***Isolierung des Patienten***
  Hepatitis B: Isolierung grundsätzlich nicht notwendig, solange die Einhaltung der unten angeführten allgemeinen hygienischen Maßnahmen sichergestellt ist.
  Nicht-A-nicht-B-Hepatitis: Bis zu einer weiteren Charakterisierung des oder der Erreger dieser Erkrankung, der Pathogenese und des Übertragungsmodus gelten die gleichen Empfehlungen wie für Hepatitis B.
  Wiederzulassung zu Schulen oder sonstigen Gemeinschaftseinrichtungen s. S. 268.

- ***Kontaktpersonen***
  Siehe Hepatitis A.
  Wegen der Wichtigkeit der Hepatitis B und der Nicht-A-nicht-B-Hepatitis für Patienten und Personal von Dialysestationen sind im folgenden die wichtigsten Verhütungsmaßnahmen einschließlich der jetzt möglichen Immunisierung gegen Hepatitis B zusammengestellt (ergänzt nach F. Deinhardt, München):

Überwachung von Patienten und Personal: Alle Patienten und das gesamte Personal (einschließlich Personal des Reinigungsdienstes) müssen vor Aufnahme oder Beschäftigung in einer Dialysestation und danach regelmäßig auf das Auftreten frischer Infektionen beziehungsweise auf das Vorliegen einer Immunität untersucht werden, um

- Personen, welche möglicherweise die Erkrankung übertragen können,
- infektionsgefährdete Personen und
- immune Personen zu erkennen.

In Anlehnung an das bei der Jahrestagung der Arbeitsgemeinschaft für Klinische Nephrologie 1979 erarbeitete serologische Untersuchungsschema (Mitteilungen der Arbeitsgemeinschaft für Klinische Nephrologie, Band IX, 1980) wird folgendes Vorgehen empfohlen:
- Patienten sollten vor Aufnahme in das Dialyseprogramm, Personal vor Beginn seiner Tätigkeit in Dialyseeinheiten untersucht werden. HBs-Ag-positives Personal sollte möglichst anderweitig oder in Dialyseeinheiten für HBs-Ag-positive Patienten eingesetzt werden. Nicht immune Personen sollten aktiv oder passiv-aktiv gegen Hepatitis B geimpft werden.

Erstuntersuchung (Patienten und Personal): HBs-Ag, anti-HBs, anti-HBc.
Zusatzuntersuchungen je nach serologischem Befund der Erstuntersuchung.
HBs-Ag-positiv: Bestimmung von Anti-HBc-IgM, HBe-Ag, anti-HBe und gastroenterologisches Konsil zur Entscheidung, ob eine Infektion oder Trägerstatus mit chronischer Hepatitis vorliegt.

Anti-HBc-positiv (HBs-Ag- und anti-HBs-negativ): Bestimmung von Anti-HBc-IgM und wenn möglich anti-HBe zur Differenzierung zwischen einer Rekonvaleszenzphase (anti-HBc-IgM-positiv) oder einem Zustand nach Infektion vor vielen Jahren (anti-HBc-IgM-negativ). Anti-HBe tritt im allgemeinen in der späten Rekonvaleszenzphase auf und persistiert für mehrere Jahre, ist aber nach längerer Zeit (mehr als 3 bis 5 Jahren) meist nicht mehr nachweisbar.

Anti-HBs-positiv und anti-HBc-negativ: Untersuchung wiederholen, wenn gleiches Resultat. Nachuntersuchungen alle 6 Monate.

Anti-HBs- und anti-HBc-positiv: Person ist immun.

Regelmäßige Überwachungsuntersuchungen (je nach Ausfall der Erstuntersuchung).

Kein HBV-Marker nachweisbar[1,2]: Aktive oder passiv-aktive Impfung (siehe unten) oder wenn dies nicht möglich ist:

- Personal: alle 3 Monate HBs-Ag, anti-HBc.
- Patienten: alle 4 Wochen HBs-Ag, anti-HBc.

HBs-Ag-positiv (chronische Träger) Patienten und Personal: Alle 6 Monate HBs-Ag, Anti-HBc-IgM, HBe-Ag, anti-HBe und gastroenterologische Untersuchung.

Anti-HBc-positiv (Hbs-Ag und anti-HBs negativ) Patienten und Personal: Alle 6 Monate HBs-Ag, anti-HBs, anti-HBc, Anti-HBc-IgM. Eine Immunität wird bei Personen, die nur anti-HBc-positiv sind, zwar vermutet, doch dies ist bisher nicht erwiesen, aktive Impfung und halbjährliche Kontrolluntersuchungen erscheinen deshalb indiziert.

Anti-HBs-positiv und anti-HBc-negativ, Patienten und Personal: Seltene Konstellation, alle 6 Monate anti-HBs und anti-HBc zur Kontrolle der Immunitätslage und aktive Impfung.

Anti-HBs- und anti-HBc-positiv, Patienten und Personal: Alle 12 Monate Anti-HBs zur Kontrolle der Immunitätslage.

Die allgemeinen Maßnahmen beziehen sich gleichermaßen auf die Hepatitis B und die Nicht-A-nicht-B-Hepatitis, während spezifische serologische Untersuchungen bis heute nur für die Hepatitis B möglich sind. (Serologische Teste existieren auch für die Hepatitis A, doch spielt diese Erkrankung in diesem Zusammenhang kaum eine Rolle).

- Aktive und passiv-aktive Immunisierung gegen Hepatitis B. Nachdem Impfstoffe zur aktiven Immunisierung, bestehend aus hochgereinigtem nichtinfektiösem Hepatitis-B-Virus-Oberflächenantigen (HBs-Ag) jetzt

---

1 Bei besonderer vorheriger Exposition (zum Beispiel auswärtige Dialyse, direkter Kontakt mit infektiösem Material) Kontrolle in kürzeren Abständen.

2 Bei Auftreten von HBs-Ag, Serokonversion zu anti-HBc oder Auftreten von Anti-HBc-IgM sofortige Kontrolle des Befundes sowie zusätzliche Untersuchungen.

auch in Deutschland offiziell zugelassen und empfohlen sind (Bundesgesundhbl. 25 Nr. 9, 1982), sollten alle nicht immunen Personen vor Aufnahme einer Beschäftigung oder Einweisung als Patient in eine Dialysestation aktiv oder passiv-aktiv immunisiert werden. Eine aktive Immunisierung ist indiziert, wenn genügend Zeit (4–8 Wochen) vor Eintritt in die Dialysestation besteht, was im allgemeinen für das Personal gegeben sein sollte. Ist nicht genügend Zeit vorhanden, eine Situation, die oft bei Patienten vorliegt, die außerdem oft noch ein nicht optimal funktionierendes Immunsystem haben, muß passiv-aktiv geimpft werden. Zur aktiven Impfung sollten die von den Herstellerfirmen angegebenen Impfschemata eingehalten werden, und zur passiv-aktiven Impfung sollten mit der ersten Impfung auf der kontralateralen Seite 3–5 ml Hepatitis-B-Immunglobulin gegeben werden. Die Impfschemata für Dialysepatienten sind noch nicht optimal, nur etwa 50%–70% Serokonversionsraten, und eine Überwachung des Impferfolges ist hier besonders wichtig. Geimpft sollten alle Personen (Personal und Patienten) werden, die nicht anti-HBs- und anti-HBc-positiv sind.

Niedrige anti-HBs-Titer bei negativem anti-HBc können unspezifisch sein, und die Immunität von nur anti-HBc-positiven Personen (anti-HBs-negativ) ist nicht eindeutig bewiesen. Personen, die nur anti-HBs- oder anti-HBc-positiv sind, sollten deshalb nach der Impfung besonders sorgfältig nachuntersucht werden, um mehr Erfahrungen über den wahren Immunstatus dieser Personen zu erlangen. Im allgemeinen sollten alle geimpften Personen in Dialysestationen etwa alle 6 Monate nachuntersucht werden: anti-HBs zur Feststellung der fortbestehenden Immunität und anti-HBc zur Überprüfung einer eventuell abgelaufenen subklinischen Infektion.

Registrierung von Befunden: In die Patientenkurve müssen folgende Daten eingetragen werden:

- Chargennummer aller Transfusionen und anderer Blutprodukte
- Typ, Nummer und Lokalisierung des Dialyseapparates
- Name der Pflegeperson, die die Maschine angeschlossen und wieder abgehängt hat.

- Jede Station muß ein Buch führen, in dem alle serologischen Untersuchungen einschließlich Daten einer eventuellen aktiven oder passiv-aktiven Immunisierung, einschließlich Impfstoff, und Hepatitis-B-Immunglobulin-Hersteller und -Chargennummer von Patienten und Personal chronologisch eingetragen werden.

Ein weiteres Buch sollte über alle Zwischenfälle (Verletzungen mit Nadeln, mögliche Kontamination mit virushaltigem Blut, Schnittverletzungen usw.) bei Patienten und Personal, einschließlich Zeitpunkt, Ort, betroffene Personen usw. sowie über die entsprechenden prophylaktischen Maßnahmen geführt werden.

Fortbildung: Jede Dialyseeinheit muß eine Fortbildung für Patienten und Personal durchführen, die im wesentlichen folgende Punkte betrifft: Impfung gegen Hepatitis, wie wird Hepatitis übertragen, wie wird die Übertragung von Hepatitis verhindert, wie müssen sich HBsAg-positive Patienten und Pflegepersonen in der Klinik und zu Hause (keine gemeinsamen Zahnbürsten, keine gemeinsamen Rasierapparate, Vorsichtsmaßnahmen bei Schnittverletzungen usw.) verhalten?

Aktive oder passiv-aktive Impfung gegen Hepatitis B (s.S.104) sollten in allen Dialyseeinheiten als die sicher effektivsten Verhütungsmaßnahmen praktiziert werden, doch müssen allgemeine hygienische Maßnahmen weiter eingehalten werden, da auch mit der Impfung bisher nicht alle Dialysepatienten ausreichend geschützt werden können.

Verhütung und Bekämpfung: In jeder Dialyseeinheit soll eine räumliche Trennung von HBs-Ag-positiven und -negativen Patienten erfolgen. Anti-HBs-positive Patienten können unter Umständen im selben Raum wie HBs-Ag-positive Patienten dialysiert werden. Nur Personal mit großer Dialyseerfahrung und sehr guter Technik sollte HBs-Ag-positive Patienten versorgen. Diese Personen sollten in derselben Arbeitsschicht nicht gleichzeitig HBs-Ag-positive und HBs-Ag-negative Patienten versorgen. Wenn Pflegepersonen während derselben Schicht HBs-Ag-positive und seronegative Patienten versorgen müssen, sollten sie wenigstens Handschuhe und Kittel wechseln sowie zwischen den Patienten die Hände waschen beziehungsweise desinfizieren. Prinzipiell sollten Einmalhandschuhe getragen und zwischen der Versorgung mehrerer Patienten gewechselt werden.

Dasselbe Dialysegerät darf nicht gleichzeitig für HBs-Ag-positive und HBs-Ag- sowie anti-HBs-negative Patienten verwendet werden.

Nach jeder Dialyse wird das Bettgestell des Patienten desinfiziert und das Bett frisch bezogen.

Jeder Patient hat möglichst seine individuelle Blutdruckmanschette, Stauschlauch usw. Empfohlen wird die Verwendung von möglichst viel Einmalmaterial, anderenfalls müssen alle verwendeten Instrumente und Gerätschaften (Klemmen, Scheren usw.) vor Wiederverwendung bei anderen Patienten sterilisiert bzw. desinfiziert werden.

Vor allem wichtig ist die Verwendung von Einmalhandschuhen, die nur für die Versorgung eines Patienten und niemals für mehrere getragen werden. Einmalhandschuhe werden sogar für die Messung des Blutdrucks empfohlen, weiterhin natürlich für Injektionen sowie zur Bedienung von Dialysemaschinen und selbstverständlich zu Blutentnahmen. Bei Eingriffen, bei denen mit Verspritzen von Blut gerechnet werden muß, wird das Tragen von Augenschutz, Mundschutz und zusätzlichem Schutzkittel empfohlen.

Täglicher Kittelwechsel ist Vorschrift. Betritt Dialysepersonal andere Abteilungen und Stationen der Klinik, so sind die Schutzkittel zu wechseln.

Blut, andere Laborproben und Laborbegleitscheine von HBs-Ag-positiven Personen müssen speziell gekennzeichnet werden, dasselbe gilt für die Krankengeschichte dieser Personen. Blutproben und andere Laborproben müssen doppelt verpackt werden.

Hausreinigung: Alle oben genannten Punkte gelten auch für das Putzpersonal.
Jeder Abfallkorb enthält einen möglichst reißfesten Plastikbeutel, der niemals so überfüllt werden darf, daß der Abfall mit den Händen zusammengedrückt werden muß.
Jeder Abfall einer Dialysestation gilt als infektiös und wird vorzugsweise verbrannt.
Spritzen, Nadeln, Infusionsbestecke und andere Einmalinstrumente, die mit Blut in Berührung kamen, müssen in wasser- sowie perforationsdichten Behältnissen entsorgt werden.
Da die Außenseite von Abfallsäcken, Behältnissen von Nadeln usw. kontaminiert sein kann, werden diese vor Entsorgung nochmals in einen sauberen Plastiksack verpackt.
Bettwäsche aus Dialyseeinheiten wird als „Infektionswäsche" betrachtet und entsprechend entsorgt (speziell gekennzeichnete Säcke).
Personal der Wäscherei trägt Einmalhandschuhe, wenn es diese Wäsche berühren muß.
Putzpersonal trägt während der Arbeit Einmalhandschuhe und speziellen Schutzkittel.
Der Zusatz von Desinfektionsmittel zum Putzwasser in Räumen, in denen HBs-Ag-positive Patienten dialysiert werden, wird empfohlen. Generell wird für jedes Zimmer ein frisch gewaschener Putzlappen oder ein Einmallappen verwendet.

- ***Meldepflicht***

  Erkrankung, Tod.

- ***Vorbeugung***

  a) *Allgemein:* außerhalb der Klinik vor allem Händewaschen, gute persönliche Hygiene, Vermeidung von Tätowierungen; bei Reisen in Endemie- oder Epidemiegebiete Vermeidung von Kontakt mit menschlichem Blut (z.B. nie rasieren lassen). In der Klinik vor allem Händewaschen und Händedesinfektion, Desinfektion blutverschmierter Instrumente oder Gegenstände vor (!) Sterilisation, in Laboratorien absolutes Trink- und Rauchverbot, nie Mundpipettieren, stets auf unnötige Bluttransfusionen verzichten, möglichst viel Einmalprodukte, sofern dies ökonomisch vertreten werden kann. Besonders infektionsgefährdet sind Zahnärzte (bis zu 6% und mehr HBs-Ag-positiv!). Wenn mit Blutungen oder Versprühen von bluthaltigem Speichel gerechnet werden muß, trägt der Zahnarzt bei folgenden Patienten oder Risikogruppen Mundschutz, der auch die Nase bedeckt, Einmalhandschuhe und Augenschutz: Patienten mit unklarem Ikterus, Patienten nach multiplen Transfusionen, Mongoloide, Tätowierte, Homosexuelle.

b) Immunisierung: aktive bzw. passiv-aktive Immunisierung von besonders infektionsgefährdeten, nicht immunen Personen wird dringend empfohlen.

Personengruppen, für die eine Impfung vorrangig angezeigt ist:

1. HB-gefährdetes medizinisches und zahnmedizinisches Personal;
2. Dialysepatienten, Patienten mit häufiger Übertragung von Blut oder Blutbestandteilen, vor ausgedehnten chirurgischen Eingriffen (z.B. Operationen unter Verwendung der Herz-Lungen-Maschine);
3. Patienten in psychiatrischen Anstalten oder vergleichbaren Fürsorge-Einrichtungen für Zerebralgeschädigte oder Verhaltensgestörte, einschließlich des Pflegepersonals;
4. Personen mit engem Kontakt mit HBs-Ag-positiven Personen (z.B. Wohngemeinschaft) einschl. Neugeborene HBs-Ag-positiver Mütter;
5. besondere Risikogruppen, wie z.B. Prostituierte, Homosexuelle, Drogenabhängige, länger einsitzende Strafgefangene;
6. Reisende in HB-Endemiegebiete bei engem Kontakt zur einheimischen Bevölkerung.

Passiv-aktive Immunisierung: wenn für eine aktive Immunisierung nicht genügend Zeit (4–8 Wochen) vorhanden ist: Neugeborene von HBs-Ag-positiven Müttern und bei akzidentieller parenteraler oder Schleimhautexposition mit HBs-Ag-haltigem bzw. HBV-haltigem Material (z.B. Nadelstichverletzung, Spritzer von infektiösem Material in die Augen, Verschlucken von infektiösem Material). Die passiv-aktive Immunisierung sollte bei Neugeborenen von HBs-Ag-positiven Müttern und nach akzidentiellen Infektionen sobald wie möglich nach der Geburt oder der Infektion (innerhalb von 6–12 Std) gegeben werden. Zur passiv-aktiven Immunisierung werden 3–5 ml Hepatitis-B-Immunglobulin (z.B. Gammaprotekt, Hepatitis-B-Immunglobulin, Aunativ) und gleichzeitig auf der kontralateralen Seite die erste Inokulation der aktiven Immunisierung gegeben. Die weitere aktive Immunisierung sollte dann entsprechend den Empfehlungen der Herstellerfirmen des aktiven Hepatitis-B-Impfstoffes erfolgen. Eine zweite Hepatitis-B-Immunglobulingabe mit der zweiten Impfung ist im allgemeinen nicht notwendig und nur bei immundefizienten Patienten indiziert. In den Fällen einer akzidentiellen Inokulation muß sowohl vom Patienten wie auch vom Pflegepersonal Blut abgenommen und auf Hepatitis-B-Marker untersucht werden. Ist der Patient HBs-Ag-negativ, so ist eine Infektiosität wahrscheinlich nicht gegeben, ist der Patient dagegen HBs-Ag- oder HBS-Ag- und HBe-Ag-positiv, so ist die Infektiosität des Blutes hoch bzw. besonders hoch. Ist die Pflegeperson HBs-Ag-positiv, so ist eine weitere Immunisierung nicht indiziert. Ist die Pflegeperson immun (anti-HBs- und anti-HBc-positiv), ist eine weitere Immunisierung ebenfalls nicht indiziert, doch sollte die Immunisierung voll durchgeführt werden bei allen Personen, die anti-HBs- und anti-HBc-negativ sind oder nur niedrige anti-HBs- oder anti-HBc-Titer allein haben. Der Immunstatus von Personen, die nur anti-HBs- oder anti-HBc-positiv sind, ist nicht eindeutig geklärt, und diese Personen sollten nach der Impfung besonders sorgfältig nachuntersucht werden, um weitere Informationen über den Immunstatus dieser Personen zu erhalten. Die aktive Impfung sollte auch in den Fällen, in denen sich herausstellt, daß das inokulierte Material nicht infektiös war, durchgeführt werden, da hierdurch ein langfristiger Schutz des geimpften Personals sichergestellt wird. Die Durchführung von Tests zur Bestimmung von HBs-Ag bzw. von anti-HBs oder anti-HBc von Patienten oder Personal sollte aber den Beginn der passiv-aktiven Impfung nicht über den oben angegebenen Zeitraum verzögern, da die Injektion von Hepatitis-B-Immunglobulin und die einmalige aktive Impfung auch bei HBs-Ag-Trägern oder Personen mit bereits vorhandenem anti-HBs nicht zu Nebenreaktionen führt.

Bei Neugeborenen von HBs-Ag-positiven Müttern: die passiv-aktive Impfung wird befürwortet, wenn die Mutter im letzten Schwangerschaftsdrittel an Hepatitis B erkrankt war oder HBs-Ag-positiv ist, besonders bei gleichzeitig positivem HBe-Ag-Befund bzw. negativem anti-HBe-Befund. Die passiv-aktive Impfung sollte sobald wie möglich nach der Geburt (wenn möglich noch im Kreißsaal) begonnen werden.

c) Desinfektion: s. Hepatitis A und S. 254.

Nicht-A-nicht-B-Hepatitis

Bis zur Charakterisierung des oder der Erreger der Nicht-A-nicht-B-Hepatitis gelten bezüglich Übertragung, Therapie, Isolierung des Patienten, Kontaktpersonen, Meldepflicht, allgemeiner Vorbeugung und Desinfektion die gleichen Richtlinien wie bei Hepatitis B.

Herpes-Virus-Infektionen

(siehe auch Zytomegalie, Varizellen-Zoster, infektiöse Mononukleose)

- ***Erreger***
  Herpes-Virus hominis, Typ 1 („extragenitaler Typ", „Oraltyp"), Typ 2 („Genitaltyp").

- ***Reservoir***
  Mensch; die Infektion verläuft in etwa 99% der Fälle inapparent, bis zum Erwachsenenalter werden ca. 90% der Menschen infiziert. 10 bis 15% aller Menschen über 6 Lebensjahre scheiden das Virus in Tränenflüssigkeit, Speichel oder Genitale aus.

- ***Übertragung***
  Direkter Kontakt, Geschlechtsverkehr (Zervix, Vulva, Glans, Samenflüssigkeit).

- ***Inkubationszeit***
  2–12 Tage, gewöhnlich 4 Tage.

- ***Ansteckungsfähigkeit***
  Während der Dauer der Erkrankung, bei Stomatitis kann das Virus bis zu 7 Wochen nach Ausbruch der Erkrankung aus Speichel isoliert werden.

- ***Klinik***
  Gingivostomatitis herpetica (Herpangina, ein ähnliches Krankheitsbild kann auch durch Coxsackie-Viren hervorgerufen wer-

den), Vulvovaginitis herpetica, Balanitis, Keratokonjunktivitis, Eczema herpeticum, Meningitis, Meningoenzephalitis, generalisierter Herpes des Neugeborenen. Charakteristisch ist die rezidivierende Infektion; Exazerbationen können ausgelöst werden durch: Infekte, Sonnenbrand, Menstruation, Röntgenbestrahlungen, Zytostatikatherapie, psychische Veränderungen.

- ***Differentialdiagnose***
  Alle Erreger, die zu oben genannten Erkrankungen führen.

- ***Diagnostik***
  Antikörpertiter, Isolierung des Virus aus Bläscheninhalt, Gewebe, Augenspülwasser, Liquor (s. S. 18).

- ***Therapie***
  Hauptsächlich symptomatisch, Versuch mit 5-Jod-2-Desoxyuridin lokal oder Adenin-Arabinosid parenteral bei Enzephalitis oder Meningitis.

- ***Isolierung des Patienten***
  Standardisolierung, solange Virus ausgeschieden wird; vor allem Kontakt mit Neugeborenen, Kindern mit Ekzemen, Patienten mit Verbrennungen oder immunsupprimierten Patienten sollte vermieden werden.

- ***Kontaktpersonen***
  Keine speziellen Maßnahmen.

- ***Meldepflicht***
  Erkrankung und Tod bei Meningitis und Enzephalitis.

- ***Vorbeugung***
  a) *Allgemein:* keine speziellen Maßnahmen; bei Herpes genitalis in der Spätschwangerschaft sollte Sectio erwogen werden, um Neugeboreneninfektionen zu verhüten.
  b) *Immunisierung:* keine.
  c) *Desinfektion:* Scheuerwischdesinfektion von Gegenständen, die mit infektiösen Sekreten kontaminiert sind.

Influenza

- ***Erreger***
  Influenza-Virus Typen A, B, C; Typen A und B mit mehreren Subtypen. Typ A verursacht typischerweise Pandemien, die Typen B und C treten vorwiegend endemisch oder sporadisch auf. Alle 10 bis 20 Jahre treten durch Antigenwandel neue Subtypen der A-Influenza auf.

- ***Reservoir***
  Mensch, möglicherweise auch Schweine, Pferde und Vögel.

- ***Übertragung***
  Hauptsächlich direkter Kontakt durch Tröpfcheninfektion, seltener über Gegenstände, die mit Nasenrachensekret kontaminiert sind.

- ***Inkubationszeit***
  1–3 Tage.

- ***Ansteckungsfähigkeit***
  Wahrscheinlich nur bis 3 Tage nach Beginn der klinischen Erkrankung.

- ***Klinik***
  Bronchitis, Bronchopneumonie, Laryngitis, seltener Myokarditis, Polyradikulitis, infektionsgefährdet sind besonders Kinder, ältere Menschen und Patienten mit chronischen Lungen-, Herz- und Stoffwechselerkrankungen sowie Schwangere. Als Sekundärinfektion kann es vor allem zu Staphylokokkenpneumonie kommen.

- ***Differentialdiagnose***
  Andere Virusinfektionen, die zu Bronchitis, Laryngitis, Pneumonie und Myokarditis führen.

- ***Diagnostik***
  Isolierung des Virus aus Rachenspülwasser, Antikörpertiter.

- ***Therapie***
  Symptomatisch; keine Antibiotika, vor allem keine Antibiotikaprophylaxe!

- ***Isolierung des Patienten***
  Standardisolierung während der Dauer der klinischen Symptome.

- ***Kontaktpersonen***
  Keine speziellen Maßnahmen; besonders infektionsanfällige Personen (Kleinkinder, ältere Menschen, Patienten mit chronischen Erkrankungen, s. oben) sollten direkten Kontakt mit Erkrankten vermeiden.

- ***Meldepflicht***
  Tod.

- ***Vorbeugung***
  a) *Allgemein:* keine speziellen Maßnahmen; Amantadinhydrochlorid hat sich gegen Influenza A als wirksam erwiesen, wenn es in der Inkubationszeit gegeben wird.
  b) *Immunisierung:* Bei Pandemien Immunisierung mit Subtyp, der die Pandemie verursacht. Gegen nicht pandemische Influenza Schutzimpfung mit polyvalenter Vakzine aus den in den letzten Jahren aufgetretenen Subtypen der Influenza A und B (Schutzeffekt etwa 50% bis 80%). Impfung ist vor allem indiziert bei besonders infektionsanfälligen Personengruppen (s. oben) sowie Krankenhauspersonal, Militär, Arbeitern in Fabriken usw.). Der Schutzeffekt beträgt nur etwa ein Jahr. Die Immunität ist subtypenspezifisch.
  c) *Desinfektion:* Scheuerwischdesinfektion von Gegenständen und Flächen, die mit Nasenrachensekret kontaminiert sind.

Keratokonjunktivitis, epidemische

- ***Erreger***
  Adeno-Viren Typ 8, 19.

- ***Reservoir***
  Mensch.

- ***Übertragung***
  Direkter oder indirekter Kontakt mit Augensekreten, Instrumenten, Lösungen, Augenpipetten, usw.

- ***Inkubationszeit***
  5–12 Tage.

- ***Ansteckungsfähigkeit***
  Von der späten Inkubationszeit bis 14 Tage nach Beginn der Erkrankung.

- ***Klinik***
  Einseitige oder beidseitige Konjunktivitis, nach ungefähr 7 Tagen Auftreten von subkonjunktivalen Blutungen; in der Cornea mit Ulzera bei ca. 50% der Fälle. Relativ typisch sind präaurikuläre Lymphknoten.

- ***Differentialdiagnose***
  Andere Konjunktivitiden.

- ***Diagnostik***
  Nachweis des Virus in Rachenspülwasser bzw. Augenspülwasser, Antikörpertiter.

- ***Therapie***
  Symptomatisch.

- ***Isolierung des Patienten***
  Standardisolierung (s. S. 245–249); Einmalhandschuhe bei Kontakt mit Augensekreten.

- ***Kontaktpersonen***
  Vermeidung von engem Körperkontakt, keine gemeinsamen Waschlappen, Handtücher usw.

- ***Meldepflicht***
  Keine; Epidemien sollten jedoch gemeldet werden, Epidemien in Kliniken müssen gemeldet werden.

- ***Vorbeugung***

  a) Allgemein: Vermeidung gemeinsam benützter Augenmedikationen; Desinfektion und Sterilisation von Instrumenten.

  b) Immunisierung: keine; Erkrankung hinterläßt typenspezifische Immunität.

  c) Desinfektion: Instrumentendesinfektion, Händedesinfektion, Desinfektion vor allem von Instrumenten und Gegenständen, die mit Augensekreten kontaminiert sind.

Keuchhusten

- ***Erreger***

  Bordetella pertussis, seltener Bordetella parapertussis.

- ***Reservoir***

  Mensch.

- ***Übertragung***

  Direkter Kontakt mit Sekret aus dem Nasenrachenraum und Respirationstrakt, Tröpfcheninfektion, indirekter Kontakt über Gegenstände von Flächen, die mit Sekreten kontaminiert sind.

- ***Inkubationszeit***

  5–21 Tage, fast immer 10 Tage.

- ***Ansteckungsfähigkeit***

  Vor allem im Stadium catarrhale, bevor die krampfartigen Hustenanfälle beginnen, seltener länger als 4 Wochen nach Beginn der Erkrankung; im allgemeinen gilt, ein Patient ist 7 Tage nach Exposition bis 3 Wochen nach Beginn der paroxysmalen Hustenanfälle infektiös, sofern er nicht mit Antibiotika behandelt wurde. Wenn Behandlung mit Erythromycin oder Ampicillin erfolgt, gilt der Patient 5–7 Tage nach Beginn der Therapie als nicht mehr infektiös.

- ***Klinik***

  Katarrhalischer Beginn, nach ein bis zwei Wochen paroxysmale, vor allem nächtliche Hustenanfälle, an deren Ende meist klares, zähes Sputum expektoriert wird. Selten Pneumonie, Enzephalitis, Lymphozytose.

- ***Differentialdiagnose***
Fremdkörper, andere Virusinfektionen der oberen und unteren Atemwege, vor allem Adeno-Virusinfektionen bzw. Parainfluenza-Virusinfektionen. Differentialdiagnostisch wichtig ist die Blutsenkungsgeschwindigkeit, sie ist bei Pertussis normal.

- ***Diagnostik***
Direkter Nachweis des Erregers aus Sputum mit Hilfe der Immunfluoreszenz; sogenannte „Hustenplatten" sind wenig geeignet; Nachweis des Erregers von Nasenrachenabstrichen auf Spezialnährböden. Antikörpertiter.

- ***Therapie***
Mittel der ersten Wahl ist Erythromycin, weniger wirksam ist Ampicillin. Therapiedauer 5–10 Tage. Antibiotika verhüten Superinfektionen und Sekundärkomplikationen nicht.

- ***Isolierung des Patienten***
Standardisolierung (s. S. 245–249) bis 5–7 Tage nach Beginn der Chemotherapie. Ansteckungsfähigkeit unbehandelter Patienten s. oben. Wiederzulassung zu Schulen oder sonstigen Gemeinschaftseinrichtungen s. S. 268.

- ***Kontaktpersonen***
Nicht geimpfte Kontaktpersonen sollten chemoprophylaktisch mit Erythromycin 10 Tage lang behandelt werden. Außerdem direkten Kontakt vermeiden. Geimpfte Kontaktpersonen unter 4 Lebensjahren sollten ebenfalls mit Erythromycin behandelt werden und gleichzeitig eine Auffrischimpfung erhalten.

- ***Meldepflicht***
Tod.

- ***Vorbeugung***
a) Allgemein: keine speziellen Maßnahmen.
b) Immunisierung: passive Immunisierung wird nicht empfohlen,

wohl aber die aktive Immunisierung, obwohl diese von einigen Spezialisten abgelehnt wird.

c) *Desinfektion:* Scheuerwischdesinfektion von Gegenständen und Flächen, die mit Nasenrachensekret kontaminiert sind.

Läuse (Pedikulose)

- ***Erreger***
  Pediculus capitis (Kopflaus), Pediculus corporis (Körperlaus), Pediculus pubis (Filzlaus).

- ***Reservoir***
  Mensch.

- ***Übertragung***
  Direkter Kontakt, Intimkontakt bei Filzläusen, indirekter Kontakt über Kleidung, Kämme usw.

- ***Inkubationszeit***
  Tage bis Wochen; Läuse entwickeln sich aus den Eiern in 1–2 Wochen.

- ***Ansteckungsfähigkeit***
  Bis Läuse und ihre Eier abgetötet sind.

- ***Klinik***
  Vor allem nachts juckende Bißstellen, bei Kopfläusen vor allem hinter den Ohren.

- ***Differentialdiagnose***
  Skabies, Ekzem, Impetigo, Insektenbisse, andere juckende Dermatosen.

- ***Diagnostik***
  Nachweis der Läuse oder Eier auf Haaren, Haut und in Kleidung (vor allem an der Innenseite der Nähte).

- ***Therapie***
  0,3% Hexachlorcyclohexan (Jacutin) als Gel, Puder oder Emulsion.

- ***Isolierung des Patienten***
  Kein Schulbesuch oder Besuch anderer Gemeinschaftseinrichtungen (z. B. Kindergärten) bis nach erfolgreicher Behandlung und negativem Inspektionsbefund.

- ***Kontaktpersonen***
  Untersuchung aller Familienmitglieder, Spielkameraden, Schulkameraden und anderer enger Kontaktpersonen.

- ***Meldepflicht***
  Keine, Einzelfälle und Epidemien sollten jedoch gemeldet werden, damit bei engen Kontaktpersonen die notwendigen Maßnahmen getroffen werden können (s. S. 272).

- ***Vorbeugung***
  a) Allgemein: vermeide Kontakt mit erkrankten Personen; persönliche Hygiene; häufiger Wechsel der Bettwäsche und Kleidung. Waschen im Kochwaschgang einer Waschmaschine oder mindestens 20 Min bei 60 °C. Reinigung und Desinfektion der Kleidung.
  b) Immunisierung: keine.
  c) Desinfektion: s. allgemeine Vorbeugungsmaßnahmen.

Lambliasis

- ***Erreger***
  Giardia lamblia, infektiös sind die Zysten, die sich im Duodenum und oberen Jejunum in zwei Trophozoiten teilen. Ca. ⅓ der Personen, die nur 10–25 Zysten aufnehmen, werden infiziert.

- ***Reservoir***
  Meist Mensch, seltener Affen, Schweine. Das wichtigste Erregerreservoir sind asymptomatische Ausscheider. Zysten überleben in frischem Wasser bis zu 3 Monate.

- ***Übertragung***
  Fäkal-oral, meist Trinkwasser, Hände. Lamblien sind die häufigsten Ursachen von Trinkwasserepidemien in den USA. Trinkwas-

ser vor allem in Leningrad, Vorderem Orient und Indien kontaminiert. Normale Trinkwasserchlorierung tötet Zysten nicht ab.

- ***Inkubationszeit***
  6–22 Tage.

- ***Ansteckungsfähigkeit***
  Während der Dauer der Infektion (asymptomatische Ausscheider!). Bei Trinkwasserepidemien sind bis zu 45% aller Patienten asymptomatisch.

- ***Klinik***
  Häufig asymptomatisch, nicht selten bei Dysgammaglobulinämie; chronische Diarrhö, häufig schleimig, selten blutig; Malabsorption.

- ***Differentialdiagnose***
  Alle Ursachen von Malabsorption, vor allem bei Dysgammaglobulinämie (vor allem IgA- und IgM-Mangel), alle Ursachen von chronischer Diarrhö.

- ***Diagnostik***
  Siehe Abb. 7, S. 120.

- ***Therapie***
  Metronidazol.

- ***Isolierung des Patienten***
  Standardisolierung, wenn organisatorisch und räumlich möglich, vor allem bei Kindern.

- ***Kontaktpersonen***
  Keine speziellen Maßnahmen.

- ***Meldepflicht***
  Erkrankung, Tod.

- ***Vorbeugung***
  a) *Allgemein:* vor allem Trinkwasser abkochen bei Reisen nach Rußland, vor allem Leningrad, oder in den Vorderen Orient und Indien.

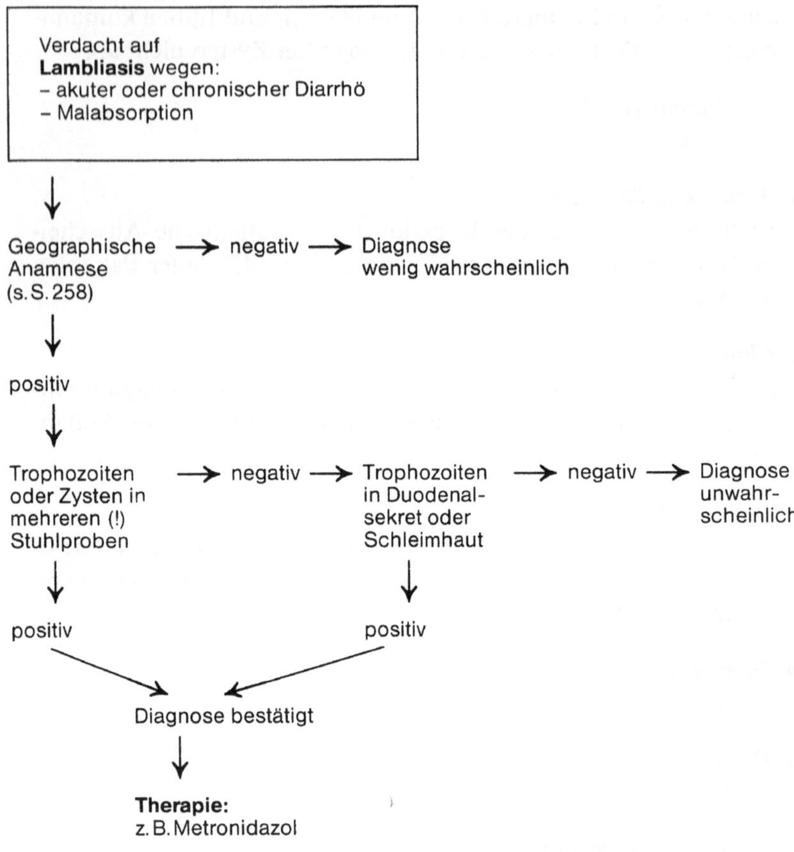

Abb. 7. Von Diagnostik zu Therapie der Lambliasis (nach 14)

b) Immunisierung: keine.

c) Desinfektion: keine speziellen Maßnahmen.

Leishmaniose

- ***Erreger***

Leishmania donovani (viszerale Leishmaniose = Kala-Azar), Leishmania tropica (kutane Leishmaniose = Orientbeule), Leishmania brasiliensis, Leishmania mexicana (Haut- und Schleimhaut-Leishmaniose = Espundia).

- ***Reservoir***

Mensch, Hunde, Katzen, Wildtiere. Der Hund ist das wichtigste Tierreservoir.

- ***Übertragung***

Durch Stiche infektiöser Sandfliegen (Phlebotomus); die Fliege wird durch Parasiten in der Haut oder im Blut eines infektiösen Wirts infiziert. Fliegen beißen gewöhnlich nur nachts. Die kutane Leishmaniose wird möglicherweise durch direkten Kontakt oder mechanisch durch andere Fliegen übertragen. Bei der viszeralen Leishmaniose ist Übertragung von Mensch zu Mensch, durch Bluttransfusionen, sexuellen Kontakt und durch Bisse von infizierten Labortieren berichtet worden.

- ***Inkubationszeit***

Wenige Tage bis viele Monate bei kutaner Leishmaniose; 10 Tage bis 2 Jahre, im allgemeinen 2–4 Monate bei viszeraler Leishmaniose.

- ***Ansteckungsfähigkeit***

Solange Parasiten im Blut oder in den infizierten Hautbezirken persistieren, bei unbehandelten Fällen 1 Jahr oder länger.

- ***Klinik***

Kutane Leishmaniose der Alten Welt, „Orientbeule“ (Asien, Indien, Mittelmeergebiet, Westafrika, Äthiopien): Papeln, die innerhalb weniger Monate zu 1–2 cm großen, flachen Ulzera an Armen, Beinen und im Gesicht werden. Flache Narbenbildung. Kutane Leishmaniose der Neuen Welt, „Espundia“ (Zentral- und Südamerika): die Läsionen ähneln der Orientbeule, neigen aber mehr zur Ulzeration und können im Gesicht auf Nase, Nasenseptum und Mundhöhlen übergreifen. Viszerale Leishmaniose, „Kala-Azar“ (China, Indien, Mittelmeergebiet, Ostafrika, Südamerika): langsamer Beginn, in über 80% charakteristischer Fieberverlauf (2 × täglich Temperaturerhöhung), Gewichtsverlust, Schwäche, Splenomegalie, Lymphknotenvergrößerung, Anämie, Ikterus, Leukopenie, IgG-Anstieg im Serum.

- ***Differentialdiagnose***

Kala-Azar: Malaria, Typhus, Leberabszeß, Brucellose, disseminierte Histoplasmose, Retikulose, Lungentuberkulose. Kutane Leishmaniose: Syphilis, chronische Pilzinfektionen (vor allem Blastomykose) Tuberkulose, Lepra.

- ***Diagnostik***

Siehe Abb. 8, S. 123. Mikroskopische Untersuchung und Kultur von Knochenmark, Milzaspirat, Leberpunktat, Lymphknotenpunktat (Kala-Azar); Biopsiematerial aus Lymphknoten und Haut vom nicht-ulzerierten Ulkusrand (kutane Leishmaniose), Tierversuch.

- ***Therapie***

5wertige Antimonpräparate, Pentamidine, Amphotericin B.

- ***Isolierung des Patienten***

Keine.

- ***Kontaktpersonen***

Keine speziellen Maßnahmen.

- ***Meldepflicht***

Keine.

- ***Vorbeugung***

a) Allgemein: Fliegenbekämpfung.

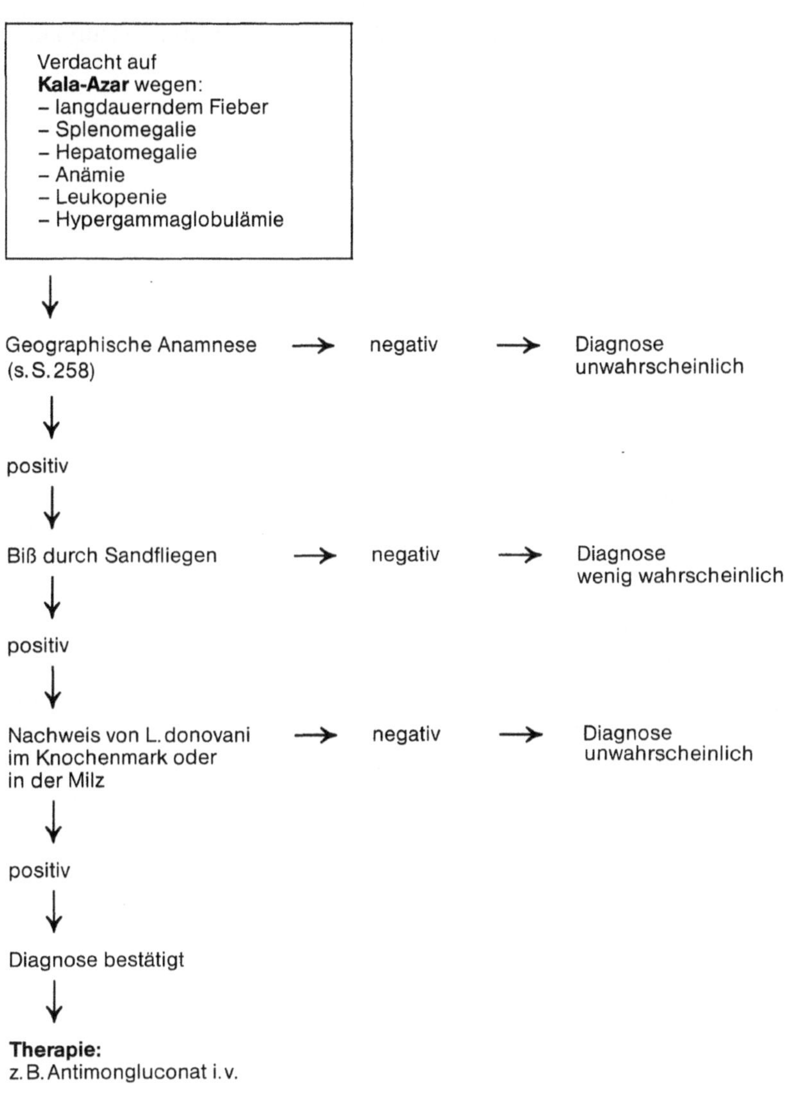

Abb. 8. Von Diagnostik zu Therapie des Kala-Azar (nach 14)

b) Immunisierung: prophylaktische Inokulation mit Leishmania tropica möglich.
c) Desinfektion: keine speziellen Maßnahmen.

Leptospirosen

- ***Erreger***

Leptospiren (Spirochäten), mindestens 22 verschiedene Typen, 11 davon verursachen Infektionen bei Menschen. Etwa 90% aller menschlichen Infektionen werden jedoch von folgenden Serotypen verursacht: Leptospira icterohaemorrhagiae, L. canicola, L. pomona.

- ***Reservoir***

Rinder, Hunde, Pferde, Schweine, Ratten, Mäuse, Hirsche, Füchse, Frösche und andere Tiere.

- ***Übertragung***

Direkter oder indirekter Kontakt mit urininfizierten Tieren (z. B. Waten in kontaminierten Teichen oder Strömen), direkter Kontakt z. B. mit Fellen infizierter Tiere. Die Infektion erfolgt durch Penetration der Erreger durch kleine Hautwunden oder Schleimhäute, seltener durch Aufnahme von Nahrung, die mit Urin infizierter Tiere kontaminiert ist. Die Infektion erfolgt häufiger im Sommer als im Winter.

- ***Inkubationszeit***

2–20 Tage.

- ***Ansteckungsfähigkeit***

Die Infektion ist nicht von Mensch zu Mensch übertragbar, jedoch ist der Urin infizierter Patienten kontagiös. Die Erreger erscheinen im Urin des Erkrankten 10–20 Tage nach Beginn der Infektion.

- ***Klinik***

In 80%–95% Kopfschmerzen, gastrointestinale Symptome, Konjunktivitis, in 60%–80% Muskelschmerzen, Symptome einer oberen Atemweginfektion, generalisierte Lymphknotenschwellung, Gelenkschmerzen, Bauchschmerzen. Seltener Nackensteifigkeit, Photophobie. Hämorrhagien, Exanthem (ca. 20%), Hepatosplenomegalie (ca. 20%), Ikterus (ca. 20%). Leptospira icterohaemorrhagiae und L. canicola verursachen häufiger Nephritis und Hepatitis als L. pomona. Seltener Meningitis, Pneumonie und Myokarditis.

- ***Differentialdiagnose***

  Influenza, Hepatitis, infektiöse Mononukleose, Typhus, Malaria, Virusmeningitis, Rickettsiosen.

- ***Diagnostik***

  Antikörpertiter; Blutkulturen, Demonstration der Erreger in Muskelbiopsie des Musculus gastrocnemius während der 1. Erkrankungswoche.

- ***Therapie***

  Penicillin G, Tetracycline.

- ***Isolierung des Patienten***

  Keine.

- ***Kontaktpersonen***

  Keine speziellen Maßnahmen.

- ***Meldepflicht***

  Erkrankung, Tod.

- ***Vorbeugung***

  a) Allgemein: Waten oder Schwimmen in Teichen oder Gewässern, zu denen Farm- oder Wildtiere häufig Zugang haben, sollte vermieden werden.

  b) Immunisierung: keine.

  c) Desinfektion: keine speziellen Maßnahmen.

Krankheitsbilder

Listeriose

- ***Erreger***
  Listeria monocytogenes.

- ***Reservoir***
  Meist Mensch, infizierte bzw. asymptomatische Keimträger, seltener Haus- und Wildtiere, Vögel, Wasser, Erde, Kompost.

- ***Übertragung***
  Infektion des Neugeborenen erfolgt intrauterin, diaplazentar oder während der Passage durch den Geburtskanal (Stuhlkontamination, asymptomatische Kolonisierung der Vagina); seltener durch direkten Kontakt mit infektiösem Material (z. B. Schmutz, der mit Tierkot kontaminiert ist), möglicherweise auch durch Geschlechtsverkehr, Inhalation oder Ingestion von kontaminierter Nahrung (Milch).

- ***Inkubationszeit***
  Unbekannt; wahrscheinlich 4 Tage bis 3 Wochen.

- ***Ansteckungsfähigkeit***
  Unbekannt, wahrscheinlich solange die Erreger in Vagina, Stuhl, Urethra oder im Respirationstrakt nachgewiesen werden können. Mütter von infizierten Neugeborenen können Listerien in Scheidensekret, Urin oder Stuhl mindestens 7–10 Tage, selten länger ausscheiden.

- ***Klinik***
  Meningitis ist die häufigste Erkrankungsform (ca. ¾ aller Fälle), bei Erwachsenen vor allem bei Patienten mit verminderter körpereigener Abwehr (Leukämie, Zytostatikatherapie, Kortikosteroidtherapie usw.). Intrauterine Infektion: Abort, Frühgeburt, erhöhte perinatale Mortalität. Neugeborenenlisteriose (etwa 40% aller Listeriosen treten in den ersten vier Lebenswochen auf): Sepsis, Meningitis, Exanthem, Hepatosplenomegalie, Pneumonie. Bei Erwachsenen vor allem Meningitis, selten Pneumonie, Endokarditis, Urethritis, Konjunktivitis, Hautlisteriose.

- ***Differentialdiagnose***
  Vor allem andere eitrige Meningitiden.

- ***Diagnostik***
  Isolierung der Erreger aus Liquor, Blut, Stuhl, Vagina, Lochien usw.; da Listeria monocytogenes morphologisch sogenannten meist apathogenen diphtheroiden Stäbchen sehr ähnlich ist, häufig Verwechslung und Fehlinterpretation. Antikörpertiter.

- ***Therapie***
  Ampicillin, evt. in Kombination mit Tobramycin. Behandle auch asymptomatische Mütter von infizierten Neugeborenen, bis die Erreger eliminiert sind. Bei Penicillinallergie Tetracycline.

- ***Isolierung des Patienten***
  Standardisolierung, bis die Erreger nicht mehr nachgewiesen werden können (s. S. 245–249).

- ***Kontaktpersonen***
  Keine speziellen Maßnahmen.

- ***Meldepflicht***
  Erkrankung und Tod bei angeborener Listeriose.

- ***Vorbeugung***
  a) Allgemein: Bekämpfung der Listeriose bei Haustieren.
  b) Immunisierung: keine.
  c) Desinfektion: Scheuerwischdesinfektion von Gegenständen und Flächen, die mit Vaginalsekret oder Stuhl der Mutter bzw. Sekret aus Augen, Nase, Mund oder Mekonium kontaminiert sind. Bei angeborener Listeriose Schlußdesinfektion.

Malaria

- ***Erreger***
  Plasmodium vivax und ovale (Malaria tertiana), Plasmodium malariae (Malaria quartana), Plasmodium falciparum (Malaria tropica). Mischinfektionen in Endemiegebieten sind nicht selten.

- ***Reservoir***

Mensch und Moskitos, selten höhere Primaten (Plasmodium malariae). Vorkommen: Afrika (außer Lesotho und Mauritius), Zentralamerika, Haiti, Dominikanische Republik (andere karibische Inseln sind malariafrei), Südamerika (außer Chile und Uruguay), Europa (nur kleine Bezirke in Griechenland, Türkei und Sowjetunion), Asien westlich von Indien (außer Zypern, Israel, Libanon), Indien, Ostasien und Ozeanien (außer Australien, Hongkong, Japan, Macao, Neuseeland, bestimmte pazifische Inseln).

- ***Übertragung***

Durch weibliche Anopheles-Mücke (Entwicklungszyklus der Plasmodien in Mücke und Mensch ist in einschlägigen Lehrbüchern beschrieben), selten Bluttransfusionen (meist Plasmodium falciparum), kontaminierte Spritzen (meist bei Heroinsüchtigen). Kongenitale Infektionen kommen vor.

- ***Inkubationszeit***

In der Mücke (vom Saugen infektiösen Blutes bis zur Entwicklung infektiöser Sporozoiten) eine Woche bis 1 Monat (Plasmodium vivax 8–9 Tage, Plasmodium malariae 15–20 Tage, Plasmodium falciparum 9–10 Tage, Plasmodium ovale 14 Tage). Beim Menschen (vom Insektenbiß bis zum Auftreten von Symptomen) 8–31 Tage, manchmal 8–10 Monate (Plasmodium vivax), 6–25 Tage (Plasmodium falciparum), 11–16 Tage (Plasmodium ovale), 28–37 Tage (Plasmodium malariae).

- ***Ansteckungsfähigkeit***

Patienten sind für Mücken infektiös, wenn Gametozyten im Blut zirkulieren (7–12 Tage nach ersten klinischen Symptomen bei Plasmodium falciparum, 3–5 Tage bei Plasmodium vivax und ovale, 7–14 Tage bei Plasmodium malariae). Bei Relapsen können Gametozyten schon am ersten Fiebertag im Blut erscheinen. Mükken bleiben lebenslang infektiös. Unbehandelt dauert die Infektion mit Plasmodium falciparum selten länger als 1 Jahr. 1–3 Jahre bei Plasmodium vivax, manchmal länger als 20 Jahre bei Plasmodium malariae.

- ***Klinik***

Gewöhnlich plötzlicher Beginn mit Schüttelfrost und Fieber, Schweißausbrüchen; während der ersten Krankheitstage entweder septische Temperaturen oder Fieberkontinua, dann typische Fieberattacken in 48-Std-Intervallen (Plasmodium vivax, falciparum, ovale) oder 72-Std-Intervall (Plasmodium malariae). Bei Plasmodium-falciparum-Malaria kann die Temperatur subfebril, mit ein oder mehreren Fieberzacken pro Tag oder als Kontinua verlaufen. Weitere Symptome: Splenomegalie, Anämie, Hämolyse, Ikterus, Gerinnungsstörungen, Schock, Niereninsuffizienz, Enzephalitis, Koma. Alle Allgemeinerscheinungen sind bei Malaria tropica schwerer als bei den übrigen Formen (z.B. Schwarzwasserfieber). Personen, die Medikamente zur Malariaprophylaxe eingenommen haben, können Krankheitsbilder mit sehr wechselnden Inkubationszeiten und atypischen Verläufen entwickeln. Neger mit Sichelzellenanämie sind teilweise gegen Plasmodium-falciparum-Infektionen geschützt, solche ohne Duffy-Blutgruppendeterminanten sind gegen Plasmodium-vivax-Infektionen geschützt. Bei Reisenden in Endemie- bzw. Epidemiegebiete sind in den USA die Infektionen folgendermaßen verteilt: Plasmodium vivax (51%), Plasmodium falciparum (29%), Plasmodium malariae (8%), Plasmodium ovale (3%). 82% der Infektionen mit Plasmodium falciparum wurden im ersten Monat nach Rückkehr von der Reise diagnostiziert, dagegen nur 35% der Plasmodium-vivax-Infektionen; 1% der Plasmodium-falciparum-Infektionen, jedoch 17%–28% der Plasmodium-malariae-, -ovale- und -vivax-Infektionen traten 6 Monate nach Rückkehr von der Reise auf.

Relapse treten bei Plasmodium-vivax- und -ovale-Infektionen nach Monaten und Jahren auf, wohingegen Plasmodium-falciparum-Infektionen niemals zu Relapsen führen. Bei Plasmodium-malariae-Infektionen kann es zu längerdauernden asymptomatischer Parasitämie kommen, selten auch zur Entwicklung eines nephrotischen Syndroms.

- ***Differentialdiagnose***

Typhus, Febris recurrens (Borrelia recurrentis), Denguefieber, Gelbfieber, Hepatitis, Amöbiasis mit Leberabszessen, Meningitis, Tuberkulose, Syphilis, Influenza, Kala-Azar, Schlafkrankheit.

- ***Diagnostik***
  Siehe Abb. 9, S. 131 und Tabelle 13, S. 132. Der sog. „dicke Tropfen“ (Färbung nach Giemsa) konzentriert die Parasiten und erlaubt ihren Nachweis auch bei leichten Infektionen, die Untersuchung dünner Blutausstriche ist notwendig für Speziesdifferenzierung des Parasiten. Häufig sind mikroskopische Untersuchungen mehrerer über den Tag verteilter Präparate notwendig. Antikörpertiter.

- ***Therapie***
  Chloroquin, Sulfadoxin plus Pyrimethamin bei Chloroquinresistenz. Malariainfektionen nach Bluttransfusionen oder bei Rauschgiftsüchtigen benötigen keine Primaquin-Therapie, da sie keine erythrozytären Formen haben. Chloroquinresistente Plasmodium falciparum kommen vor: Brasilien, Kolumbien, Panama, Surinam, Venezuela, Burma, Kambodscha, Indien, Indonesien, Laos, Malaysia, Nepal, Philippinen, Singapur, Thailand, Vietnam. Bei allen Patienten mit Plasmodium-falciparum-Infektionen sollten unmittelbar nach Therapiebeginn mehrere Blutausstriche täglich untersucht werden, um die Eliminierung der Parasiten zu verfolgen; bei Resistenz der Erreger bleibt die Parasitämie bestehen oder verstärkt sich sogar.

- ***Isolierung des Patienten***
  Keine, jedoch Schutz des Patienten vor Moskitostichen.

- ***Kontaktpersonen***
  Blutuntersuchungen bei Kontaktpersonen mit Fieber, Empfängern infektiöser Bluttransfusionen und Rauschgiftsüchtigen, welche gleiche Nadeln oder Spritzen verwendet haben.

- ***Meldepflicht***
  Keine.

- ***Vorbeugung***
  a) Allgemein: Malariaprophylaxe: 2 × 1 Tablette (= 150 mg/Tablette) Chloroquinbase/Woche, 2 Tage vor Abreise beginnen, 4–6 Wochen nach Rückkehr aus Endemiegebieten fortsetzen. In Gebieten mit Chloroquinresistenz (z. B. Südostasien, einige Staaten in Süd- und Mittelamerika) 1 Tablette/Woche

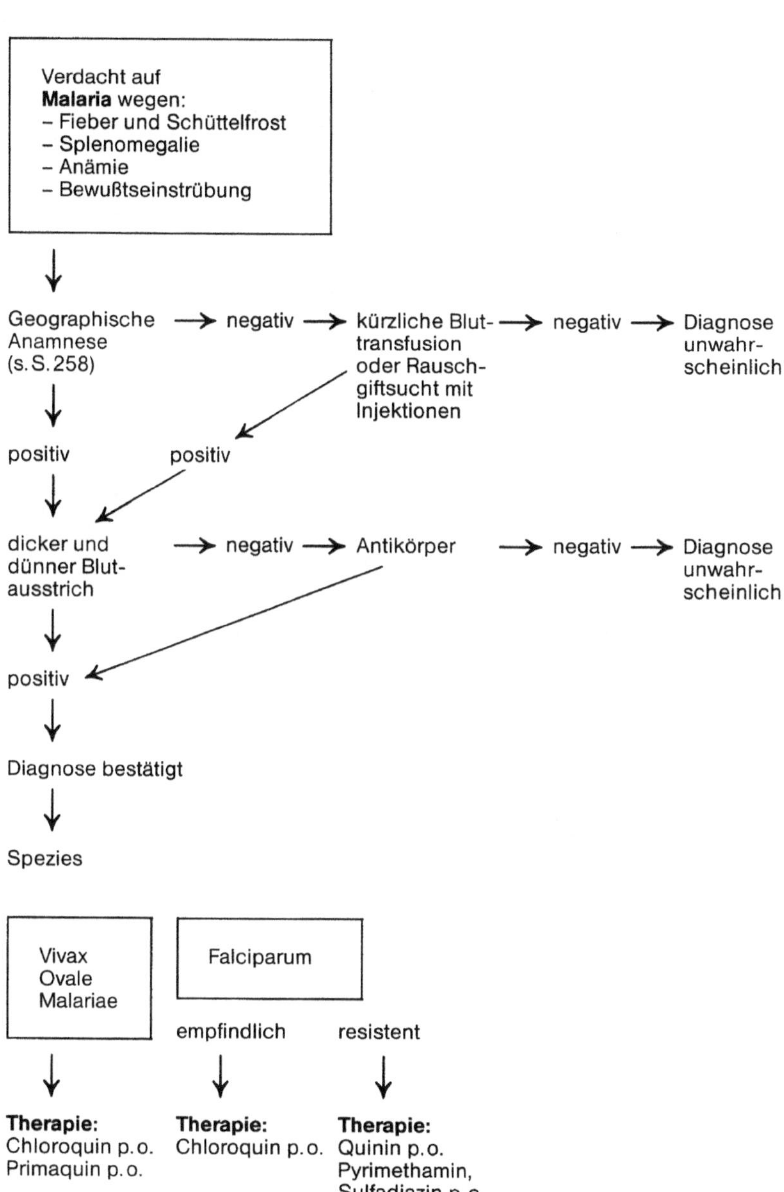

Abb. 9. Von Diagnostik zu Therapie der Malaria (nach 14)

Tabelle 13. Wichtigste Kennzeichen der Malariaplasmodien im peripheren Blut (Giemsafärbung) (nach 6, 15)

	P. vivax	P. malariae	P. falciparum	P. ovale
Erythrozyten mit Parasiten	Vergrößert, fein getüpfelt (Schüffnersche Tüpfelung); dringt vorwiegend in junge Erythrozyten ein	Nicht vergrößert; keine Tüpfelung; dringt vorwiegend in ältere Erythrozyten ein	Nicht vergrößert; grobe Tüpfelung (Maurersche Körnelung): dringt in Erythrozyten jeden Alters ein	Vergrößert, blaß; Schüffnersche Tüpfelung ist verdächtig. Erythrozyten oft oval, gekerbter oder ausgezackter Rand
Trophozoiten im Ringstadium	Große Ringe (⅓–½ des Erythrozytendurchmessers); meist ein Chromatinkörperchen; Bandformen selten, zarter Ring	Große Ringe (⅓ des Erythrozytendurchmessers); meist ein Chromatinkörnchen; kompakter Ring	Kleine Ringe (⅕ des Erythrozytendurchmessers); häufig 2 Chromatinkörnchen; mehrfache Infektionen häufig; zarter Ring	Große Ringe (⅓ des Erythrozytendurchmessers); meist ein Chromatinkörnchen; dichter Ring
Alte Trophozoiten	Sehr pleomorph	Gelegentlich Bandformen	Kompakt, rundlich; sehr selten im peripheren Blut	Kompakt und rundlich
Reife Schizonten (während der Segmentierung)	Mehr als 12 Merozoiten (14–24)	Weniger als 12 große Merozoiten (6–12); häufig Rosettenform	Meist mehr als 12 Merozoiten (8–32); sehr selten im peripheren Blut	Weniger als 12 große Merozoiten (6–12); häufig Rosettenform
Gametozyten	Rund oder oval	Rund oder oval	Halbmondförmig	Rund oder oval
Verteilung im peripheren Blut	Alle Formen	Alle Formen	Nur Ringformen und halbmondartige Formen (Gametozyten)	Alle Formen

Sulfadoxin plus Pyrimethamin (Fansidar), 1 Woche vor Abreise beginnen.

b) Immunisierung: keine.

c) Desinfektion: keine speziellen Maßnahmen.

Masern

- ***Erreger***

Masern-Virus.

- ***Reservoir***

Mensch (nur Kranke).

- ***Übertragung***

Meist Tröpfcheninfektion oder direkter Kontakt mit Nasenrachensekreten oder Urin eines Erkrankten; seltener aerogen oder indirekter Kontakt mit Gegenständen oder Flächen, die mit Nasenrachensekret oder Urin eines Erkrankten kontaminiert sind.

- ***Inkubationszeit***

8–13 Tage, gewöhnlich 10 Tage. Erfolglos passive Immunisierung kann die Inkubationszeit bis auf 21 Tage verlängern.

- ***Ansteckungsfähigkeit***

Vom 5. Tag der Inkubationszeit bis 4 Tage nach Beginn des Exanthems.

- ***Klinik***

Bis zum 10. Lebensjahr ist fast jedes Kind erkrankt. Inapparente Verläufe kommen nicht vor. Prodromalstadium mit Fieber, Husten, Schnupfen, Konjunktivitis, Kopliksche Flecken; nach etwa 4 Tagen Beginn des typischen Exanthems hinter den Ohren, welches sich in ein bis zwei Tagen über den ganzen Körper ausbreitet. Komplikationen: Reaktivierung einer Tuberkulose (Tuberkulinprobe wird häufig negativ), Enzephalitis (1 : 1 000) Otitis media, Pneumonie.

- ***Differentialdiagnose***

Röteln, Scharlach, Exanthema subitum, Toxoplasmose, Entero-

Virus-Infektionen, infektiöse Mononukleose, Allergie, Adeno-Virus-Infektionen.

- ***Diagnostik***
  Klinische Befunde, Antikörpertiter.

- ***Therapie***
  Symptomatisch.

- ***Isolierung des Patienten***
  Standardisolierung von Beginn des katarrhalischen Stadiums bis zum 4. Tag des Exanthems (s. S. 245–249). Wiederzulassung zu Schulen oder anderen Gemeinschaftseinrichtungen s. S. 268.

- ***Kontaktpersonen***
  Wenn man bei einem Kind mit normaler körpereigener Abwehr (z. B. bei latenter Tuberkulose, Stoffwechselkrankheiten, Herzerkrankung usw.) den Ausbruch von Masern verhindern will, gibt man 0,25 ml Immunglobulin/kg Körpergewicht intramuskulär. Sind keine Masern aufgetreten, impft man etwa 8 Wochen später mit Lebendimpfstoff. Bei Kindern mit verminderter körpereigener Abwehr (z. B. Leukämie, Antikörpermangelsyndrom usw.) gibt man 0,5 ml Immunglobulin/kg Körpergewicht intramuskulär. Impfschutz durch passive Immunisierung hält ca. 3 Wochen an.

- ***Meldepflicht***
  Tod.

- ***Vorbeugung***
  a) *Allgemein:* keine speziellen Maßnahmen.
  b) *Immunisierung:* passive Immunisierung siehe Kontaktpersonen. Schutzimpfung mit Lebendimpfstoff. Das Impfvirus ist nicht übertragbar.
  c) *Desinfektion:* keine speziellen Maßnahmen.

Milzbrand (Anthrax)

- ***Erreger***
  Bacillus anthracis.

- ***Reservoir***
  Sporen überleben bis zu 40 Jahre; Häute, Haare, Wolle, Knochenmehl von Haus- und Wildtieren (vor allem Ziegen, Schafe, Kühe, Schweine, Pferde, Hirsche usw.).

- ***Übertragung***
  Inhalation von Sporen führt zu Lungenmilzbrand. Gastrointestinaler Milzbrand entsteht durch Verspeisen von kontaminiertem Fleisch; Kontakt mit infizierten Tieren, Haaren (speziell Ziegen in ca. 80% der Fälle), Wolle, Häute, Erde usw. führt zu Hautmilzbrand.

- ***Inkubationszeit***
  2–7 Tage.

- ***Ansteckungsfähigkeit***
  Keine Übertragung von Mensch zu Mensch; Sporen bleiben bis zu 40 Jahren infektiös. Läsionen bleiben infektiös, bis sie verheilt sind.

- ***Klinik***
  Hautmilzbrand: 1–3 cm, meist schmerzlose Pusteln mit umgebendem Ödem. Wenn unbehandelt, Mortalität 5%–20%; zu je 25% am Kopf und Unterarm, ca. 15% an der Hand lokalisiert. Lungenmilzbrand (meist als obere Atemweginfektion) und gastrointestinaler Milzbrand (Bauchschmerzen, Hämatemesis, Übelkeit, Erbrechen) enden meist tödlich. Selten Beteiligung der Meningen.

- ***Differentialdiagnose***
  Tularämie, Pest, Pneumonie, bakterielle oder virale Gastroenteritis, bakterielle oder tuberkulöse Meningitis.

- ***Diagnostik***
  Direkter Nachweis der Erreger aus Läsionen (mikroskopisches Präparat, Kultur, Tierversuch); Antikörpertiter.

- ***Therapie***
  Penicillin G, Erythromycin, Tetracycline.

- ***Isolierung des Patienten***
  Strikte Isolierung (s. S. 245–249). Wiederzulassung zu Schulen oder anderen Gemeinschaftseinrichtungen s. S. 268.

- ***Kontaktpersonen***
  Keine speziellen Maßnahmen.

- ***Meldepflicht***
  Verdacht, Erkrankung, Tod.

- ***Vorbeugung***
  a) Allgemein: Überwachung und Kontrolle industrieller und landwirtschaftlicher Quellen von Milzbrand.
  b) Immunisierung: aktive Immunisierung von besonders exponiertem Personal (Tierärzte, Industriearbeiter usw.) ist möglich.
  c) Desinfektion: bei Lungenmilzbrand Schlußdesinfektion durch Formalinvergasung; Scheuerwischdesinfektion mit sporenwirksamen Konzentrationen des Desinfektionsmittels von kontaminierten Gegenständen.

Molluscum contagiosum

- ***Erreger***
  Ein Pockenvirus.

- ***Reservoir***
  Mensch.

- ***Übertragung***
  Direkter Kontakt, seltener indirekter Kontakt über Gegenstände. Bei Erwachsenen häufig auch genital.

- ***Inkubationszeit***
  2–7 Wochen.

- ***Ansteckungsfähigkeit***
  Solange Läsionen vorhanden sind.

- ***Klinik***
  1–10 mm große Papeln mit einer zentralen Delle, vorwiegend in der Genitalregion und am Stamm, aber auch im Gesicht, an Lippen und anderen Schleimhäuten. Handflächen und Fußsohlen sind nie befallen.

- ***Differentialdiagnose***
  Warzen, Eczema herpeticum, Eczema vaccinatum, Basaliome.

- ***Diagnostik***
  Eosinophile Molluscum-Körperchen in den Papeln.

- ***Therapie***
  Läsionen verschwinden häufig spontan. Kürettage, Lokalapplikation von Jod, Podophyllin oder Trichloressigsäure.

- ***Isolierung des Patienten***
  Keine.

- ***Kontaktpersonen***
  Keine speziellen Maßnahmen.

- ***Meldepflicht***
  Keine.

- ***Vorbeugung***
  a) Allgemein: keine speziellen Maßnahmen.
  b) Immunisierung: keine.
  c) Desinfektion: keine speziellen Maßnahmen.

Mononukleose, infektiöse

- ***Erreger***
  Epstein-Barr-Virus (ein Herpes-Virus).

- ***Reservoir***
  Mensch.

- ***Übertragung***
  Selten Bluttransfusionen, meist direkter Kontakt über Nasenrachenraum („Kußkrankheit") und Tröpfcheninfektionen.

- ***Inkubationszeit***
  2–8 Wochen, bei Kindern meist 10 Tage.

- ***Ansteckungsfähigkeit***
  Nicht genau bekannt, die meisten Patienten mit infektiöser Mononukleose scheiden allerdings das Virus aus dem Nasenrachenraum kontinuierlich oder intermittierend bis ca. 3 Monate nach Auftreten der Symptome aus.

- ***Klinik***
  Fieber, Pharyngitis, Tonsillitis, Lymphadenopathie, Splenomegalie, Transaminasenanstieg, Heptomegalie, Lymphozytose, Exanthem. Selten nur Karditis, Neuritis, Polyneuritis, Pneumonie, Hepatitis mit Ikterus. Burkitt-Tumor in stark mit Malaria durchseuchten Gebieten Afrikas. In malariafreien Gegenden Afrikas kommt das Burkitt-Lymphom nicht vor.

- ***Differentialdiagnose***
  Morbus Hodgkin, Leukämie, Typhus, Brucellose, Diphtherie, Hepatitis, Röteln, Scharlach, Syphilis, Allergie, Virusmeningitiden.

- ***Diagnostik***
  Antikörpertiter, Paul-Bunnell-Test. Blutbildveränderungen.

- ***Therapie***
  Symptomatisch.

- ***Isolierung des Patienten***
  Keine speziellen Maßnahmen.

- ***Kontaktpersonen***
  Keine speziellen Maßnahmen.

- ***Meldepflicht***
  Keine.

- ***Vorbeugung***
  a) Allgemein: keine gemeinsamen Zahnbürsten oder andere Artikel, die mit Speichel kontaminiert sein können.
  b) Immunisierung: keine.
  c) Desinfektion: Scheuerwischdesinfektion von Gegenständen und Flächen, die mit Nasenrachensekret von Erkrankten kontaminiert sind.

Mumps

- ***Erreger***
  Virus.

- ***Reservoir***
  Mensch (nur apparent oder inapparent Erkrankte).

- ***Übertragung***
  Tröpfcheninfektion, direkter Kontakt mit Speichel.

- ***Inkubationszeit***
  12–26 Tage, durchschnittlich 18 Tage.

- ***Ansteckungsfähigkeit***
  Das Virus konnte 6 Tage vor bis 9 Tage nach der Parotitis aus Speichel isoliert werden; größte Infektiosität von 48 Std vor Parotitis und während der Dauer der Parotitis. Virus kann aus Urin bis 14 Tage nach Auftreten der klinischen Symptome isoliert werden.

- ***Klinik***
  30%–50% der Infektionen verlaufen inapparent; Parotitis, wobei die Drüsenschwellung meist einseitig beginnt. Es gibt aber auch Mumpserkrankungen ohne klinisch erkennbare Parotitis. In bis zu 20% der Patienten über 15 Lebensjahre Orchitis; bis zu 10% Meningoenzephalitis. Bei Frauen Oophoritis, Pankreatitis.

- ***Differentialdiagnose***
  Eitrige Parotitis, zervikale oder präaurikuläre Lymphadenitis, Steine im Parotisausführungsgang.

- ***Diagnostik***
  Antikörpertiter, Isolierung des Virus, Erhöhung der Amylase bei Pankreatitis.

- ***Therapie***
  Symptomatisch.

- ***Isolierung des Patienten***
  Standardisolierung max. bis 9 Tage nach Auftreten der Parotitis (s. S. 245–249). Wiederzulassung zu Schulen oder sonstigen Gemeinschaftseinrichtungen s. S. 268.

- ***Kontaktpersonen***
  Keine speziellen Maßnahmen; um männliche Personen über 15 Jahre, die noch nicht Mumps gehabt haben, vor der Erkrankung zu schützen (Gefahr der doppelseitigen Orchitis mit Hodenatrophie), wird unmittelbar nach Exposition die aktive Immunisierung mit Lebendimpfstoff empfohlen.

- ***Meldepflicht***
  Keine.

- ***Vorbeugung***
  a) Allgemein: keine speziellen Maßnahmen.
  b) Immunisierung: aktive Immunisierung; Wirksamkeit einer passiven Immunisierung mit Hyperimmunglobulin ist bisher in kontrollierten Studien nicht nachgewiesen worden.
  c) Desinfektion: Scheuerwischdesinfektion von Gegenständen und Flächen, die mit Speichel kontraminiert wurden.

Nocardiose

- ***Erreger***
  Nocardia asteroides (säurefeste, grampositive, sich verzweigende Bakterien).

- ***Reservoir***
  Staub, Erde, Kompost.

- ***Übertragung***
  Direkter Kontakt mit kontaminierter Erde, häufiger aerogen.

- ***Inkubationszeit***
  Unbekannt, wahrscheinlich mehrere Wochen.

- ***Ansteckungsfähigkeit***
  Nicht von Mensch zu Mensch übertragbar.

- ***Klinik***
  Pneumonie, häufig abszedierend, fast ausschließlich bei Patienten mit verminderter körpereigener Abwehr (Leukämie, Morbus Hodgkin, Nierentransplantation, langdauernde Kortikosteroid-Therapie usw.). Erkrankung kann jedoch auch Perikard (ungefähr 5%), Knochen (3%), Nieren (3%) Augen (2%), Leber, Darm, Gehirn usw. befallen.

- ***Differentialdiagnose***
  Lungentuberkulose, Abszesse verschiedener Genese, Pilzinfektionen, Aspergillose, Aktinomykose.

- ***Diagnostik***
  40% der Diagnosen werden erst bei der Autopsie gestellt. Nachweis der aerob wachsenden Erreger aus den Läsionen.

- ***Therapie***
  Sulfonamide, Tetracycline (Minocyclin), Streptomycin oder Cycloserin. Therapie muß über viele Monate fortgeführt werden.

- ***Isolierung des Patienten***
  Keine; Kontakt eines Erkrankten mit Patienten mit verminderter körpereigener Abwehr sollte unbedingt vermieden werden.

- ***Kontaktpersonen***
  Keine speziellen Maßnahmen.

- ***Meldepflicht***
  Keine.

- *Vorbeugung*
  a) Allgemein: keine speziellen Maßnahmen.
  b) Immunisierung: keine.
  c) Desinfektion: keine speziellen Maßnahmen.

Poliomyelitis

- ***Erreger***
  Polio-Virus, Typen 1 bis 3; Typ 1 ist der häufigste Erreger der paralytischen Polio, gefolgt von Typ 3 und Typ 2.

- ***Reservoir***
  Mensch, vor allem Kinder mit inapparenten Infektionen.

- ***Übertragung***
  Meist direkter Kontakt von Mensch zu Mensch durch Tröpfcheninfektion oder fäkal-oral, seltener indirekt durch Nahrung (vor allem Milch, seltener Wasser), Fliegen. Dauerausscheider des Polio-Virus gibt es nicht.

- ***Inkubationszeit***
  5–35 Tage, durchschnittlich 7–14 Tage.

- ***Ansteckungsfähigkeit***
  Das Virus kann 36 Std nach Infektion im Nasenrachensekret und 72 Std nach Infektion im Stuhl nachgewiesen werden; es wird im Nasenrachensekret ca. 1 Woche und im Stuhl ca. 3–6 Wochen ausgeschieden. Erkrankte sind 7–10 Tage vor Auftreten der klinischen Symptome, während der Erkrankung und 7–10 Tage danach besonders kontagiös.

- ***Klinik***
  Ca. 99% der Erkrankungen verlaufen inapparent; abortiver Verlauf mit katarrhalischen, grippeähnlichen Symptomen; Meningitis ohne Lähmungen; paralytischer Verlauf (in etwa 60% der Fälle Lähmungen der unteren Extremitäten, in etwa 25% der Fälle der oberen Extremitäten; folgende Faktoren disponieren zu Lähmungen: Infektion mit einem epidemisch auftretenden Stamm, Infek-

tionen mit Typ 1, Schwangerschaft, exzessive körperliche Tätigkeit kurz vor Auftreten der klinischen Symptome, Operationen oder Trauma); sensible Ausfälle oder extrapyramidale Symptome sprechen gegen Polio.

- ***Differentialdiagnose***

  Erkrankungen durch ECHO-Viren oder Coxsackie-Viren Typ A und B, Hirnabszeß, Leptospirosen, lymphozytäre Choriomeningitis, tuberkulöse Meningitis, antibiotisch vorbehandelte eitrige Meningitis, andere Formen nicht bakterieller Meningoenzephalitis, Guillain-Barre-Syndrom.

- ***Diagnostik***

  Isolierung des Virus aus Nasenrachensekret und Stuhl; Antikörpertiter.

- ***Therapie***

  Symptomatisch.

- ***Isolierung des Patienten***

  Standardisolierung bis 10 Tage nach Beginn der klinischen Symptome bzw. solange Erreger im Stuhl ausgeschieden wird (s. S. 245–249). Einmalhandschuhe bei Kontakt mit Nasenrachensekret oder Stuhl. Wiederzulassung zu Schulen oder sonstigen Gemeinschaftseinrichtungen s. S. 268.

- ***Kontaktpersonen***

  Nicht geimpfte enge Kontaktpersonen sollten unmittelbar nach Kontakt geimpft werden, obwohl sie wahrscheinlich bereits mit dem Polio-Virus infiziert sind. Das gleiche gilt für nicht vollständig immunisierte Kontaktpersonen.

- ***Meldepflicht***

  Verdacht, Erkrankung, Tod.

- ***Vorbeugung***

  a) Allgemein: keine speziellen Maßnahmen.

  b) Immunisierung: Schluckimpfung mit Sabin-Lebendimpfstoff; Polio-Immunität ist typenspezifisch. Die Dauer des Imfschutzes wird mit 4–6 Jahren angenommen; bei besonderer Exposition (Reisen in gefährdete Gegenden, Laborpersonal, Schulantritt) wird Booster-Immunisierung empfohlen. Bei Auftreten einer Epidemie sollten im epidemischen Gebiet alle Personen, die älter als 6 Wochen sind und noch nicht vollständig geimpft wurden, immunisiert werden.

c) *Desinfektion:* Scheuerwischdesinfektion von Flächen und Gegenständen, die mit Nasenrachensekret oder Stuhl kontaminiert sind; Schlußdesinfektion.

Rickettsien-Infektionen

- ***Erreger***

Siehe S. 146; Rickettsien sind obligate intrazelluläre Parasiten; sie können nur in Gewebekultur, Labortieren, bestimmten Arthropoden usw. gezüchtet werden. Mit Ausnahme von R. burneti, welche gegen Hitze und Austrocknen extrem resistent ist, gehen alle Erreger außerhalb von Zellen schnell zugrunde.

- ***Reservoir***

Siehe S. 146

- ***Übertragung***

Siehe S. 146; der Mensch wird meist durch den Biß von Läusen, Flöhen, Zecken oder Milben über deren kontaminierten Stuhl infiziert, bei Zecken auch mit dem Speichel. Die Infektion mit R. burneti erfolgt meist aerogen, seltener oral oder durch Verletzungen der Haut.

- ***Inkubationszeit***

Siehe S. 146

- ***Ansteckungsfähigkeit***

Rickettsiosen sind nicht von Mensch zu Mensch übertragbar, mit Ausnahme von sehr seltenen Fällen von Q-Fieber. Ansteckung von Mensch zu Mensch erfolgt über infizierte Läuse.

- ***Klinik***

  Fieberkontinua (1 bis 3 Wochen), septische Temperaturen (Q-Fieber). Fieberschübe alle 5 Tage (5-Tage-Fieber); makulopapulöses Exanthem, Arthralgien, starke, wenig beeinflußbare Kopfschmerzen, Konjunktivitis, Pneumonie (vor allem bei Q-Fieber, dabei auch Endokarditis, Hepatitis, Thrombophlebitis, viele Infektionen verlaufen jedoch inapparent), Lymphknotenschwellungen.

- ***Differentialdiagnose***

  Typhus, Malaria, Masern, Windpocken, Cocksackie-Virus- und ECHO-Virusinfektionen, Influenza, Brucellosen, Malaria, Meningokokkenmeningitis, Leptospirosen.

- ***Diagnostik***

  Nachweis der Erreger aus dem Blut im Tierversuch (Meerschweinchen, Maus); Weil-Felix-Agglutination, Komplementbindungsreaktion (s. S. 147). Die Weil-Felix-Agglutination beruht auf Kreuzreaktionen zwischen Antirickettsien-Antikörpern und Proteuspolysaccharid-O-Antigenen. Die Weil-Felix-Agglutination wird nach der zweiten Erkrankungswoche, die Komplementbindungsreaktion ab der 2. bis 3. Erkrankungswoche positiv.

- ***Therapie***

  Tetracycline oder Chloramphenicol.

- ***Isolierung des Patienten***

  Standardisolierung nur notwendig bei Q-Fieber während der Dauer der fieberhaften Erkrankung. Sorgfältige Entlausung der Kleider von Patienten mit Fleckfieber und 5-Tage-Fieber.

- ***Kontaktpersonen***

  Entlausung und Immunisierung von direkten Kontaktpersonen bei epidemischem Fleckfieber.

- ***Meldepflicht***

  Erkrankung, Tod.

- ***Vorbeugung***

  a) *Allgemein:* Entfernung von Zecken (Rocky Mountain spotted fever); Läusebekämpfung (epidemisches Fleckfieber); Pasteurisieren von Milch (Q-Fieber).

Tabelle 14. Rickettsienerkrankungen

Erreger	Erkrankung	Überträger	Inkubationszeit	Wirt	Vorkommen
R. prowazeki	Epidemisches Fleckfieber	Kleiderlaus, Ausscheidung der R. mit dem Stuhl; Inokulation in Läusebiß oder Abrasionen. Laus geht an Infektion zugrunde	1–2 Wochen, meist 12 Tage	Mensch	Weltweit
R. mooseri (typhi)	Murines Fleckfieber	Rattenfloh, Übertragung wie bei R. prowazeki	1–2 Wochen, meist 12 Tage	Ratten, selten Katzen u. andere Wild- oder Haustiere	Weltweit
R. rickettsi	Rocky Mountain spotted fever	Schildzecken; R. werden von einer Generation zur anderen übertragen	3–10 Tage	Nager	Vor allem Osten der USA, auch Panama, Mexiko, Brasilien, Kanada, Kolumbien
R. sibirica	Sibirisches Zeckenbißfieber	Schildzecken	2–7 Tage	Nager	Mongolei, Sibirien, asiatisches Rußland
R. conori	Fièvre boutonneuse	Schildzecken (vor allem bei Hunden)	5–7 Tage	Nager	Afrika, Indien, Schwarzes Meer, Kaspisches Meer
R. australis	Queensland-Zeckenfieber	Schildzecken	7–10 Tage	Beuteltiere	Australien
R. akari	Rickettsienpocken	Milbe (vor allem bei Mäusen)	10–24 Tage	Mäuse, Ratten	USA, Rußland, Afrika
R. orientalis (tsutsugamushi)	Japanisches Fleckfieber; Tsutsugamushi-Fieber	Milbe	6–21 Tage, meist 10–12 Tage	Nager (Mäuse, Ratten)	Zentral-, Ost-, Südostasien

Tabelle 14 (Fortsetzung)

Erreger	Erkrankung	Überträger	Inkubationszeit	Wirt	Vorkommen
R. (Coxiella) burneti	Q-(Query-) Fieber	Exkrete von Zecken, Ziegen, Rind, Schaf (Stuhl, Urin, Milch usw.)	2–3 Wochen	Nager, Schafe, Rind, Ziege	Weltweit; Erkrankung vor allem bei Schlachtern, Farmern, Tierärzten
R. quintana	Fünftagefieber; Wolhynisches Fieber	Kleiderlaus	7–30 Tage	Mensch	Weltweit

Tabelle 15. Serodiagnostik bei Rickettsienerkrankungen

	Komplementbindungsreaktion Gruppenantigene			Weil-Felix-Agglutination Proteus		
Erkrankung	Fleckfieber	Rocky Mountain spotted fever	Q-Fieber	0X-19	0X-2	0X-K
Fleckfieber	+	–	–	+ +	+	–
Murines Fleckfieber	+	–	–	+ +	+	–
Rocky Mountain spotted fever	–	+	–	+ +	+ +	–
Rickettsienpocken	–	+	–	–	–	–
Q-Fieber	–	–	+	–	–	+ +

b) Immunisierung: ist gegen epidemisches Fleckfieber möglich, wird aber nur während Epidemien und bei bestimmten Personengruppen (z. B. Laborpersonal, Soldaten) empfohlen.

c) Desinfektion: Läusebekämpfung.

Röteln

- ***Erreger***

Röteln-Virus.

- ***Reservoir***

  Mensch.

- ***Übertragung***

  Tröpfcheninfektionen aus dem Nasenrachenraum, seltener indirekter Kontakt mit Gegenständen, die mit infektiösem Nasenrachensekret kontaminiert sind; selten Blut, Urin, Stuhl, Konjunktivalsekret.

- ***Inkubationszeit***

  14–21 Tage, im allgemeinen 16–18 Tage.

- ***Ansteckungsfähigkeit***

  Von ca. 5–7 Tagen vor bis wenigstens 4 Tage nach Auftreten des Exanthems. Säuglinge mit kongenitalen Röteln scheiden das Virus Monate bis > 2 Jahre aus.

- ***Klinik***

  Ca. 2 Tage katarrhalische Prodromi, Fieber, Exanthem, Konjunktivitis, Leukopenie, Lymphknotenschwellung, vor allem hinter den Ohren und subokzipital, Splenomegalie (ca. 50%) selten Arthritis (vor allem Erwachsene), Enzephalitis. Etwa die Hälfte der Rötelninfektionen verläuft inapparent, etwa 20% bis 50% ohne Exanthem. Kongenitale Röteln (Infektion im ersten Trimenon der Schwangerschaft, in 20%–30% der Fälle später): Katarakt, Taubheit, Mikrozephalie, Hepatosplenomegalie mit Ikterus, Thrombozytopenie, angeborene Herzfehler, vor allem offener Ductus Botalli.

- ***Differentialdiagnose***

  Masern, Scharlach, Exanthema subitum, infektiöse Mononukleose, Allergie, andere Virusinfektionen, vor allem Entero-Viren. Bei kongenitalen Röteln: kongenitale Zytomegalie, Syphilis, Toxoplamose.

- ***Diagnostik***

  Nachweis des Virus aus Rachenspülwasser, Urin, Liquor, Blut; Antikörpertiter. Bei Neugeborenen Nachweis von spezifischen IgM-Antikörpern bzw. Persistenz von spezifischen IgG-Antikörpern länger als 6 Monate.

- ***Therapie***
  Symptomatisch.

- ***Isolierung des Patienten***
  In der Klinik bis 5 Tage nach Auftreten des Exanthems (s. S. 245–249). Säuglinge mit kongenitalen Röteln sollten während der gesamten Dauer des Krankenhausaufenthaltes isoliert werden (Standardisolierung). Wiederzulassung zu Schulen oder sonstigen Gemeinschaftseinrichtungen s. S. 268.

- ***Kontaktpersonen***
  Da Säuglinge mit kongenitalen Röteln Monate bis Jahre Viren vor allem aus dem Nasenrachenraum ausscheiden, dürfen nur weibliche Personen mit Rötelnantikörpern das Kind pflegen; dies gilt auch für med.-technische Assistentinnen, Krankengymnastinnen, Röntgenassistentinnen usw. Besonders gilt dies für Frauen in der Frühschwangerschaft.

- ***Meldepflicht***
  Erkrankung und Tod bei kongenitalen Röteln.

- ***Vorbeugung***
  a) Allgemein: keine speziellen Maßnahmen.
  b) Immunisierung: alle Kinder, vor allem Mädchen zwischen dem 1. und dem 12.–15. Lebensjahr, sollten geimpft werden (Lebendimpfstoff). Wird eine junge Frau geimpft, muß sichergestellt werden, daß sie in den folgenden 3 Monaten nicht schwanger wird. Impfung ist kontraindiziert in der Schwangerschaft. Ca. 20% aller Frauen sind noch serumnegativ! Kongenitale Röteln können durch Verabreichung von Immunglobulin nicht sicher verhütet werden. Wenn schwangere Frauen Röteln exponiert wurden, kann folgendes Vorgehen empfohlen werden: Serumantikörpertiter bestimmen innerhalb der ersten Woche nach Exposition. Sind Antikörper vorhanden, besteht kein Infektionsrisiko. Kann die erste Antikörpertiterbestimmung erst nach der ersten Woche nach Exposition durchgeführt werden, so kann ein bestehender Antikörpertiter eine frische oder alte Infektion anzeigen. In diesem Fall sollte eine zweite Antikörpertiterbestimmung 1–2 Wochen später durch-

geführt werden (vor allem IgM); Antikörpertiteranstieg und vor allem Nachweis von spezifischen IgM-Antikörpern deutet auf frische Infektion hin. War der Antikörpertiter, untersucht in der ersten Wochen nach Exposition, negativ, so erfolgt eine zweite Untersuchung nach spätestens 4 Wochen. Ein positiver Antikörpertiter zeigt auch hier frische Infektion an.

c) *Desinfektion:* Händewaschen, Händedesinfektion, Einmalhandschuhe bei Versorgung von Säuglingen mit kongenitalen Röteln. Scheuerwischdesinfektion von Gegenständen und Flächen, die mit Nasenrachensekret, Stuhl, Urin oder Konjunktivalsekret kontaminiert wurden.

Salmonellengastroenteritis

- ***Erreger***

  Mehr als 1500 verschiedene Serotypen, die häufigsten sind Salmonella typhi-murium, S. enteritidis, S. panama, S. thompson, S. heidelberg, S. infantis, S. brandenburg, S. newport.

- ***Reservoir***

  Haus- und Wildtiere, Geflügel (z.B. Tauben, Hühner, Hunde, Katzen, Schildkröten usw.); ca. 1%–3% aller Haustiere sind mit Salmonellen infiziert, ca. 50% aller tiefgefrorenen Hühnchen enthalten Salmonellen, vor allem im Tauwasser; bis zu 40% der Schlachtkälber sind mit Salmonellen infiziert, Erregerreservoir ist auch der Mensch, vor allem asymptomatische Ausscheider, seltener Patienten. Bei Säuglingen, vor allem bis zum 2. Lebensmonat, sind das wichtigste Erregerreservoir erkrankte Familienmitglieder (40%–60% aller Fälle) und nicht Nahrung.

- ***Übertragung***

  Fäkal-oral durch kontaminierte Nahrungsmittel, vor allem Wasser, Milch und Milchprodukte, Muscheln, Austern, Krebse, Eipulver, Fleisch und Fleischprodukte, tierische Farbstoffe, die in Arzneimitteln, in Nahrungsmitteln oder Kosmetika verwendet werden. Die infektiöse Keimzahl liegt meistens zwischen 10^5 und 10^9.

- ***Inkubationszeit***

  Zwischen 6 und 72 Std, durchschnittlich 12–36 Std.

- ***Ansteckungsfähigkeit***

  Solange Erreger im Stuhl ausgeschieden werden, meist einige Tage bis Wochen; gelegentlich werden Salmonellen einige Monate ausgeschieden, chronische Ausscheider (über 1 Jahr) sind selten.

- ***Klinik***

  Plötzlich akut Durchfall, selten blutig, Erbrechen, Bauchschmerzen, Fieber. Seltene Komplikationen sind septische Krankheitsbilder mit Nachweis der Erreger in der Blutkultur, Abszesse, Arthritis, Cholezystitis, Endokarditis, Meningitis, Perikarditis, Pneumonie, Pyelonephritis. Komplizierte Krankheitsverläufe treten überwiegend bei Neugeborenen, Frühgeborenen, älteren Menschen und Patienten mit eingeschränkter körpereigener Abwehr auf.

- ***Differentialdiagnose***

  Siehe Nahrungsmittelintoxikation S. 82; S. 223–225 und alle Formen akuter Gastroenteritis.

- ***Diagnostik***

  Nachweis der Erreger in Stuhl, Erbrochenem, Nahrung (Nahrungsmittelreste aufheben!), bei septischen Verläufen im Blut.

- ***Therapie***

  Keine Antibiotika geben! Diese verlängern Krankheitsbild und Ausscheidungsdauer der Erreger im Stuhl. Antibiotika sind nur bei komplizierten Verläufen, z. B. Sepsis, und bei Frühgeborenen und Neugeborenen indiziert.

- ***Isolierung des Patienten***

  Standardisolierung (s. S. 245–249), in der Klinik s. Maßnahmen bei Durchfallerkrankungen S. 250. Wiederzulassung zu Schulen und sonstigen Gemeinschaftseinrichtungen s. S. 268.

- ***Kontaktpersonen***
  In der Klinik s. S. 250, außerhalb der Klinik Stuhlkulturen bei engen Kontaktpersonen (vor allem der Familienangehörigen).

- ***Meldepflicht***
  Verdacht, Erkrankung, Tod. Auch asymptomatische Ausscheider sind meldepflichtig!

- ***Vorbeugung***
  a) *Allgemein:* Händewaschen, persönliche Hygiene, bei Reisen in Endemie- oder Epidemiegebiete nur abgekochtes Wasser, ausreichend chloriertes Wasser oder Mineralwasser trinken, Nahrungsmittelhygiene, nie ungeschälte Früchte essen, kein rohes Fleisch, keine rohen Schalentiere.
  b) *Immunisierung:* keine.
  c) *Desinfektion:* laufende Desinfektion, Schlußdesinfektion, Scheuerwischdesinfektion von stuhl- und urinkontaminierten Gegenständen und Flächen.

Scharlach

Siehe Streptokokken-Infektionen.

Shigellenruhr

- ***Erreger***
  Am häufigsten Shigella sonnei und Shigella flexneri, seltener Shigella boydii und Shigella dysenteriae; über 30 verschiedene Serotypen.

- ***Reservoir***
  Mensch.

- ***Übertragung***
  Fäkal kontaminierte Nahrung, kontaminiertes Wasser, seltener Schwimmen in verunreinigtem Wasser, Hände (!), Fliegen. Bereits 10 Keime können zu einer Infektion führen, 200 Bakterien erzeug-

ten bei 25% freiwilliger Versuchspersonen eine Ruhr. Von Familienkontaktpersonen erkranken 20%, je jünger das Kind, um so höher die Ansteckungsgefahr. Von Kontaktpersonen über dem 15. Lebensjahr erkranken nur etwa 15%, von Kontaktpersonen zwischen dem 1. bis 9. Lebensjahr dagegen 30%–40% der Fälle.

- ***Inkubationszeit***
  7 Std bis 7 Tage, gewöhnlich 3–4 Tage.

- ***Ansteckungsfähigkeit***
  Solange Erreger im Stuhl ausgeschieden werden, im allgemeinen 4 Wochen; asymptomatische Ausscheider (bis zu einem Jahr oder länger). Kinder bis zum 4. Lebensjahr sind besonders gefährdet. Blutig-schleimiger Durchfall, Bauchschmerzen, Fieber, Erbrechen; zu Beginn wäßriger Durchfall (Enterotoxin), später blutig-schleimiger Stuhl (Invasion der Erreger in Darmmukosa); milde Krankheitsverläufe mit nur geringem Durchfall kommen vor.

- ***Differentialdiagnose***
  Alle Erreger, die zu blutig-schleimigen Durchfällen mit Fieber führen, vor allem Salmonellosen, Amöbenruhr, Balantidiasis, Divertikulitis, Karzinome, Colitis ulcerosa, Quecksilbervergiftung.

- ***Diagnostik***
  Siehe Abb. 10, S. 154. Nachweis der Erreger im Stuhl, Antikörpertiter. Mikroskopischer Nachweis von massenhaft Leukozyten und Erythrozyten im Stuhl ist ein wichtiger diagnostischer Hinweis.

- ***Therapie***
  Symptomatisch, Ampicillin, Cotrimoxazol; Resistenztestung besonders wichtig, weil Erreger verschiedene Resistenzen entwickelt haben; spricht Patient innerhalb von 72 Std nicht auf Therapie an, sind Erreger möglicherweise resistent.

- ***Isolierung des Patienten***
  Standardisolierung von Patienten und asymptomatischen Ausscheidern (s. S. 245–249).

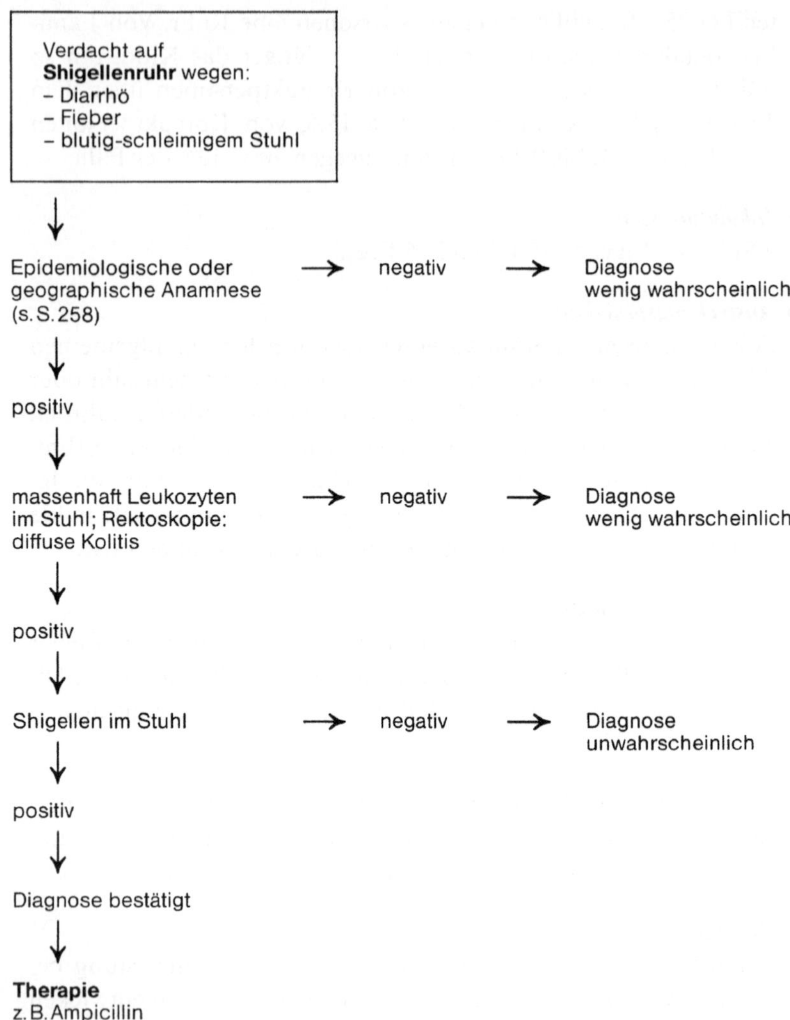

Abb. 10. Von Diagnostik zu Therapie der Shigellenruhr (nach 14)

- ***Kontaktpersonen***

  In der Klinik s. S. 250. Direkte Kontaktpersonen sollten keine Nahrungsmittel zubereiten oder austeilen und keine kleinen Kinder versorgen, bis nachgewiesen ist, daß keine Shigellen im Stuhl ausgeschieden werden. Erkrankte, Ausscheider sowie Ausscheidungsverdächtige dürfen nicht in Trinkwasserversorgungsanlagen und Lebensmittelbetrieben beschäftigt werden. Erkrankte und Erkrankungsverdächtige dürfen keine öffentlichen Einrichtungen betreten. Ansteckungsverdächtige aus Wohngemeinschaften von Erkrankten und Ausscheidern dürfen Gemeinschaftseinrichtungen nicht ohne Erlaubnis des Gesundheitsamtes aufsuchen. Die bakteriologischen Kontrollen sowie die Dauer der Absonderung werden vom Gesundheitsamt bestimmt.

- ***Meldepflicht***

  Verdacht, Erkrankung, Tod. Auch asymptomatische Ausscheider sind meldepflichtig!

- ***Vorbeugung***

  a) Allgemein: Händewaschen, Fliegenbekämpfung, Nahrungsmittelhygiene, vor allem in Gemeinschaftseinrichtungen.
  b) Immunisierung: keine.
  c) Desinfektion: Scheuerwischdesinfektion von Gegenständen und Flächen, die mit Stuhl kontaminiert sind, Schlußdesinfektion.

Skabies (Krätze)

- ***Erreger***

  Sarcoptes scabiei (Milbe).

- ***Reservoir***

  Mensch; Tiermilben, z. B. Sarcoptes scabiei variatio canis, können auf dem Menschen leben, sich aber nicht vermehren.

- ***Übertragung***

  Direkter oder indirekter Kontakt mit infiziertem Menschen, auch Intimkontakt, Bettwäsche, Handtücher usw.

- ***Inkubationszeit***
  Einige Tage bis 6 Wochen.

- ***Ansteckungsfähigkeit***
  Solange Erreger vorhanden sind.

- ***Klinik***
  Stark juckende Hauterscheinungen, vor allem an Händen, Handwurzeln, Stamm, selten Gesicht. Verzweigte Milbengänge in Haut nachweisbar (Lupe!), an deren Ende sich die Milbe befindet.

- ***Differentialdiagnose***
  Urtikaria, Ekzem, Pyodermie, Varizellen, alle stark juckenden, sekundär infizierten Dermatosen.

- ***Diagnostik***
  Mikroskopischer Nachweis der Milbe aus einem Milbengang. Bei chronischen Verlaufsformen ist der Milbennachweis häufig sehr schwierig.

- ***Therapie***
  0,3% Hexachlorcyclohexan als Puder, Gel oder Emulsion.

- ***Isolierung des Patienten***
  Keine; Kinder dürfen Schule, Kindergarten, oder andere Gemeinschaftseinrichtungen nicht besuchen, bis die Erkrankung ausgeheilt ist (s. S. 268).

- ***Kontaktpersonen***
  Einzelfälle in Familien sind selten, daher sollten alle Familienmitglieder untersucht werden.

- ***Meldepflicht***
  Keine, Meldung von Epidemien jedoch empfehlenswert. Kein Schulbesuch.

- ***Vorbeugung***
  a) *Allgemein:* Vermeide Kontakt mit erkrankten Personen; persönliche Hygiene; häufiger Wechsel der Bettwäsche und Kleidung. Waschen im Kochwaschgang einer Waschmaschine

oder mindestens 20 Min bei 60 °C. Reinigung und Desinfektion der Kleidung.

b) *Immunisierung:* keine.

c) *Desinfektion:* s. allgemeine Vorbeugungsmaßnahmen.

Staphylokokken-Infektionen

- ***Erreger***

Staphylococcus aureus, S. epidermidis, S. saprophyticus, andere Staphylokokken. Staphylococcus epidermidis ist ein relativ häufiger Erreger bei Patienten mit verminderter körpereigener Abwehr, vor allem bei Patienten mit Fremdkörpern (Sepsis bei Hydrozephalusventilen, Venenkathetersepsis, Endokarditis bei künstlichen Herzklappen, Infektionen bei Gefäßprotesen). Staphylococcus epidermidis und Staphylococcus saprophyticus sind in etwa 5%–8% der Fälle auch Erreger von Harnweginfektionen (vor allem bei jüngeren Frauen).

- ***Reservoir***

Mensch; Staphylococcus epidermidis ist Keim der normalen Hautflora, bei 30%–40% der Menschen kann Staphylococcus aureus aus dem Nasenrachenraum isoliert werden. Bei einigen Menschen ist der Stuhl wichtiges Erregerreservoir.

- ***Übertragung***

Staphylokokkeninfektionen werden am häufigsten mit den Händen übertragen; etwa ⅓ aller Staphylokokkeninfektionen sind sogenannte endogene Infektionen, d.h., der Patient infiziert sich mit seinem körpereigenem Stamm. Staphylokokkeninfektionen werden wesentlich seltener aerogen übertragen. Aerogene Übertragung ist besonders häufig bei Staphylokokkenpneumonie und bei Patienten mit gleichzeitig viralen Atemweginfektionen. Extrem kontagiös sind nicht mit einem Verband abgedeckte Eiterherde. Bei Staphylokokkenträgern können einige wenige bis zu mehreren Millionen Staphylococcus aureus aus dem Nasenrachenraum isoliert werden; je höher die Keimzahl im Nasenrachenraum, um so größer ist die Wahrscheinlichkeit einer massiven Streuung in die

Umgebung. Es besteht jedoch keine direkte Beziehung zwischen Keimzahl und Infektionsgefährdung von Kontaktpersonen und Patienten. Nur eine sehr geringe Anzahl von Personen, bei denen Staphylococcus aureus aus dem Nasenrachenraum isoliert werden kann, streut genügend Keime in die Umgebung, um als potentielle Infektionsgefahr angesehen werden zu können.

- ***Inkubationszeit***

Gewöhnlich 4–10 Tage, zwischen Besiedlung mit Staphylococcus aureus und Beginn der Infektion können jedoch Monate bis Jahre vergehen.

- ***Ansteckungsfähigkeit***

Solange Staphylokokken aus dem Nasenrachenraum isoliert werden können bzw. solange Staphylococcus aureus aus Eiterherden isoliert werden kann. Besonders kontagiös sind Patienten mit Staphylokkenpneumonie, ausgedehnten Wundinfektionen, Furunkulose, Verbrennungen, sekundär infizierten Ekzemen und Patienten, die mit einem epidemischen Stamm (z. B. Phagentyp 80/81) infiziert sind. Besonders infektionsanfällig sind Frühgeborene, Neugeborene, Diabetiker, Patienten mit primär oder sekundär eingeschränkter körpereigener Abwehr (z. B. Zytostatikatherapie, Kortikosteroidtherapie, Hypogammaglobulinämie), Patienten mit Polytrauma, nach schweren operativen Eingriffen, Patienten mit Leukozytenfunktionsdefekten.

- ***Klinik***

Staphylokokken können praktisch jede Infektion verursachen. Außerhalb der Klinik sind sie die häufigsten Erreger von Infektionen der Haut und der Knochen. In der Klinik gehören sie zu den häufigsten Erregern krankenhauserworbener Sepsis, Wundinfektionen, Infektionen von Haut und Subkutis und Atemweginfektionen.

- ***Differentialdiagnose***

Siehe dazu die differentialdiagnostischen Tabellen S. 217 und Erregerspektren der wichtigsten Infektionskrankheiten.

- ***Diagnostik***
  Abstriche, Blutkulturen. Besonders wichtig ist das mikroskopische Direktpräparat. Findet man grampositive Kokken in Haufenform, so liegt Verdacht auf Staphylokokkeninfektion vor, eine entsprechende Therapie muß sofort eingeleitet werden.

- ***Therapie***
  Penicillin G, penicillinasefeste Penicilline (ca. 90% aller von Klinikpatienten isolierten Staphylokokken sind penicillinresistent), Cephalosporine, Erythromycin. Besonders wichtig ist bei schweren Infektionen der sofortige Therapiebeginn, viele Staphylokokkeninfektionen verlaufen toxisch und perakut. Wichtigste therapeutische Maßnahme bei fremdkörperbedingten Staphylokokkeninfektionen ist die Entfernung des Fremdkörpers (z. B. des Venenkatheters, Hydrozephalusventils usw.). Bei Venenkathetersepsis geht in den meisten Fällen die Temperatur innerhalb von 24–48 Std nach Entfernen des Venenkatheters zurück. Bei fremdkörperbedingten Staphylokokkeninfektionen ist Chemotherapie allein häufig nicht ausreichend!

- ***Isolierung des Patienten***
  Patienten in der Klinik mit ausgedehnten Staphylokokkenwundinfektionen, mit staphylokokkeninfizierten ausgedehnten Verbrennungen, anderen Infektionen, bei denen massenhaft Staphylokokkeneiter entleert wird (Furunkulose, Osteomyelitis), Patienten mit ausgedehnten, mit Staphylokokken infizierten Ekzemen, Neugeborene mit Staphylokokkeninfektionen der Haut und des Nabels, Patienten mit Staphylokokkenpneumonie, vor allem abszedierender Pneumonie, müssen isoliert werden (Maßnahmen s. S. 245). Bei Epidemien sogenannte Kohortisolierung: Die mit dem epidemischen Stamm (Phagentypisierung!) infizierten Patienten werden in einer Einheit (Zimmer, Station) zusammengefaßt, mit dem epidemischen Stamm kolonisierte Patienten (Nasenrachenraum, Wunden, Nabel bei Neugeborenen, Stuhl etc.) werden in einer anderen Einheit zusammengefaßt, die noch nicht kolonisierten und infizierten Patienten werden ebenfalls in einer Einheit zusammengelegt. Noch nicht infizierte oder kolonisierte Patienten dürfen nicht von Pflegepersonal versorgt werden, welches den

epidemischen Stamm im Nasenrachenraum hat. Keine Neuaufnahme von Patienten in die entsprechende Einheit, möglichst rasche Entlassung aller nicht infizierten oder kolonisierten Patienten. Dies gilt vor allem für Staphylokokkenepidemien in Neugeborenen-und Säuglingsstationen.

- ***Kontaktpersonen***

Bei Epidemien in der Klinik, z.B. Staphylokokkenhautinfektionen in Säuglings- oder Neugeborenenstationen, postoperative Wundinfektionen, muß die Verbreitung des epidemischen Stammes nachgewiesen werden: Nasenabstriche z.B. von Operationssaalpersonal, einschließlich Anästhesisten und Reinigungspersonal, bei negativem Befund auch Abstriche von der Dammgegend; bei Neugeborenen Nasenabstriche und Abstriche vom Nabel sowie Nasenabstriche vom Pflegepersonal. Träger des epidemischen Stammes dürfen keine noch nicht infizierten oder kolonisierten Neugeborenen und Säuglinge versorgen bzw. am Operationsbetrieb teilnehmen, bis die Erreger aus dem Nasenrachenraum eliminiert sind. Bei Epidemien in Neugeborenen- oder Säuglingsstationen Waschen mit 3% Hexachlorophenlösung; die Lösung muß nach Applikation und Trocknung wieder mit klarem Wasser abgewaschen werden, sie darf bei Frühgeborenen nicht angewendet werden, bei Neugeborenen und Säuglingen darf sie nicht mehr als 2mal angewendet werden. Bei Erwachsenen können die Erreger mit 1% Bacitracin- oder 1% Chlorhexidinsalbe (3mal tägliche Applikation für ca. 5–7 Tage) in den meisten Fällen aus dem Nasenraum eliminiert werden. Alternativ dazu orale Therapie mit Flucloxacillin, Clindamycin, Lincomycin.

- ***Meldepflicht***

Keine. Staphylokokkenepidemien in Kliniken, Säuglingsheimen usw. (Wundinfektionen, Hautinfektionen usw.) müssen jedoch gemeldet werden!

- ***Vorbeugung***

a) *Allgemein:* Händewaschen; prompte Diagnostik und Therapie aller Staphylokokkeninfektionen.

b) *Immunisierung:* keine.

c) *Desinfektion:* Scheuerwischdesinfektion aller Gegenstände und Flächen, die mit staphylokokkenhaltigen Sekreten Exkreten oder Eiter kontaminiert sind. Händewaschen oder Händedesinfektion! Einmalhandschuhe! Nach Epidemien Scheuerwischdesinfektion aller Räume einschließlich aller horizontalen Flächen, in seltenen Flächen Formalinverdampfung.

Streptokokken-Infektionen (Scharlach, Wundinfektionen, Sepsis etc.)

- ***Erreger***
  Vergrünende Streptokokken, Streptokokken der Gruppen A bis T.

- ***Reservoir***
  Mensch; 5%–35% gesunder Schulkinder sind asymptomatische Keimträger im Nasenrachenraum.

- ***Übertragung***
  Meist direkter Kontakt, selten indirekter Kontakt über kontaminierte Gegenstände oder Hände, häufigste Übertragung durch Tröpfcheninfektion aus dem Nasenrachenraum eines Keimträgers oder Erkrankten. Sehr selten Übertragung durch kontaminierte Milch oder Nahrung.

- ***Inkubationszeit***
  1–5 Tage.

- ***Ansteckungsfähigkeit***
  Akut Erkrankte und Keimträger sind ca. 2–3 Wochen kontagiös. Eiter bleibt so lange kontagiös, solange in ihm Streptokokken nachgewiesen werden können. 24 Std nach Beginn einer adäquaten Antibiotikatherapie gilt jedoch ein Erkrankter als nicht mehr infektiös.

- ***Klinik***
  Streptokokken der Gruppe A: Scharlach, Angina, Erysipel, Impetigo contagiosa, Sepsis, Abszesse, Wundinfektionen, Arthritis, Endokarditis, Puerperalsepsis, Meningitis, Hirnabszesse, Lymphade-

nitis, obere und untere Atemweginfektionen, sehr selten Harnweginfektionen. Rezidivierende Erysipele und Streptokokkenanginen sind häufig, rezidivierende Scharlachinfektionen selten, sie werden selten durch den gleichen Streptokokkentyp (ungenügende Therapie), meist durch andere Streptokokkentypen hervorgerufen. In 0,5%–3% aller Patienten mit Streptokokken-A-Infektionen des Nasenrachenraumes entwickelt sich ein rheumatisches Fieber; Glomerulonephritis kann nach Infektionen des Nasenrachenraumes oder der Haut entstehen.

Streptokokken der Gruppe B: Sepsis und Meningitis vor allem bei Neugeborenen, Abszesse, Arthritis, Endokarditis, Meningitis, Hirnabszesse, obere und untere Atemweginfektionen, Harnweginfektionen, vor allem bei Frauen.

Streptokokken der Gruppe C: Sepsis, Abszesse, Endokarditis.

Streptokokken der Gruppe D: Endokarditis, Harnweginfektionen, Wundinfektionen, Infektionen des weiblichen und männlichen Genitales, Gallenweginfektionen, Sepsis.

Streptokokken der Gruppe E: (Enterokokken): Sepsis, Abszesse, Endokarditis, Meningitis, Hirnabszesse, Osteomyelitis, obere und untere Atemweginfektionen, vor allem Harnweginfektionen, Gallenweginfektionen.

Streptokokken der Gruppe F: Sepsis, Abszesse, Meningitis, Hirnabszesse, obere Atemweginfektionen.

Streptokokken der Gruppe G: Sepsis, Abszesse, Endokarditis.

Streptokokken der Gruppe H: Sepsis, Abszesse, Endokarditis, Meningitis, Hirnabszesse.

Streptokokken der Gruppe K: Sepsis, Abszesse, Endokarditis, Meningitis, Hirnabszesse, obere Atemweginfektionen.

Streptokokken der Gruppe L: Sepsis, Abszesse, obere Atemweginfektionen.

Streptokokken der Gruppe O: Sepsis.

Vergrünende Streptokokken: Sepsis, Endokarditis, Gallenweginfektionen.

- ***Differentialdiagnose***

Alle Erreger, die zu oben genannten Infektionen führen.

Tabelle 16. Antibiotikaprophylaxe bei rheumatischen, kongenitalen Herzvitien und künstlichen Herzklappen[1]

Erkrankung	Erreger	Prophylaxe	Bemerkungen
Endokarditis I. Nach rheumatischem Fieber, rheum. Chorea, rheum. Herzvitium (auch bei künstlichen Herzklappen), insbesondere bei Pat. mit niedrigem sozioökonomischem Status, Eltern junger Kinder, Lehrer, Ärzte, Krankenschwestern, Soldaten	A-Streptokokken	Benzathin-Penicillin G i.m. 1,2 Mio IE alle 4 Wochen bzw. Penicillin V 600000 IE/die verteilt auf 2 Dosen p.o. bzw. Erythromycin bei Penicillinallergikern (2 × 250 mg/die p.o.) lebenslang (wenigstens 5 Jahre)	*Kinderdosen:* 1 × 600000 IE Benzathin-Pen. i.m. (< 25 kg); 1 × 1,2 Mio IE i.m. (> 25 kg) 1 ×/Monat; 2 × 200000 IE/die Pen. V p.o. (< 25 kg); > 25 kg wie Erwachsene. Penicillinallergie: 25 mg Erythromycin, Cephalexin pro kg/die verteilt auf 2 Tagesdosen
Endokarditis II. Bei kongenitalen Herzvitien (nicht Vorhofseptumdefekt), rheumat. u. erworbenen Herzvitien	A-Streptokokken, Viridans-Strept.	Schema A od. B (bei Penicillinallergie Schema C)	Bei allen Eingriffen an Zähnen, die zu Gingivablutungen führen (z. B. Extraktion) u. chirurgischen Eingriffen am oberen Respirationstrakt (z. B. Tonsillektomie, Adenotomie)
	Enterokokken, Streptokokken	Schema D (bei Penicillinallergie Schema E)	Chirurgische oder instrumentelle Eingriffe am Urogenitaltrakt oder Gastrointestinaltrakt
III. Bei künstlichen Herzklappen	Staph. epidermidis, Streptokokken	Schema D (bei Penicillinallergie Schema E)	Bei allen Eingriffen an Zähnen, die zu Gingivablutungen führen (z. B. Extraktion) u. chirurgischen Eingriffen am oberen Respirationstrakt (z. B. Tonsillektomie, Adenotomie)
	Enterokokken, Streptokokken	Schema D (bei Penicillinallergie Schema E)	Chirurgische oder instrumentelle Eingriffe im Urogenitaltrakt oder Gastrointestinaltrakt

1 Nach Empfehlungen der American Heart Association

Tabelle 16 (Fortsetzung)

	Erwachsene	*Kinder*
Schema A	Penicillin G 1 Mio. IE gemischt mit Procain-Penicillin G 600000 IE i.m. ½–1 Std vor Eingriff, dann insgesamt 8 Dosen Penicillin V 800000 IE oral im Abstand von je 6 Std	Penicillin G 30000 IE/kg gemischt mit Procain-Penicillin G 600000 IE i.m. ½–1 Std vor Eingriff, dann weiter wie Erwachsene. < 25 kg: Penicillin G wie oben, dann 8 Dosen Penicillin V 400000 IE oral im Abstand von je 6 Std
Schema B	Penicillin V 3,2 Mio. IE oral ½–1 Std vor Eingriff, dann insgesamt 8 Dosen Penicillin V 800000 IE oral im Abstand von je 6 Std	> 25 kg: wie Erwachsene, < 25 kg: 1,6 Mio. IE Penicillin V oral ½–1 Std vor Eingriff, dann 8 × 400000 IE Pen. V p.o.
Schema C	1 g Erythromycin p.o. oder i.v. 1½–2 Std vor Eingriff, dann insgesamt 8 Dosen Erythromycin 500 mg p.o. im Abstand von je 6 Std	20 mg/kg Erythromycin p.o. oder i.v. 1½–2 Std vor Eingriff, dann insgesamt 8 Dosen Erythromycin 10 mg/kg p.o. im Abstand von je 6 Std
Schema D	Ampicillin 1 g i.m. oder i.v. plus 1,5 mg/kg Gentamicin i.m. oder i.v. ½–1 Std vor Eingriff, dann weitere 2 Dosen derselben Kombination im Abstand von je 8 Std	50 mg/kg Ampicillin i.m. oder i.v. plus 2,0 mg/kg Gentamicin i.m. oder i.v. ½–1 Std vor Eingriff, dann 2 weitere Dosen derselben Kombination im Abstand von je 8 Std
Schema E	1 g Erythromycin i.m. oder i.v. plus Gentamicin wie bei Schema D	20 mg/kg Erythromycin i.m. oder i.v. plus 2,0 mg/kg Gentamicin, wie in Schema D

- ***Diagnostik***

Abstriche, Blutkulturen, Antikörpertiter. Besonders wichtig ist die direkte mikroskopische Untersuchung eines Präparates z.B. von Eiter, bei Wundinfektionen usw. Grampositive Kettenkokken sprechen für Streptokokkeninfektion. Bei Neugeborenen mikroskopische und kulturelle Untersuchung von Magensaft, kulturelle Untersuchung von tiefen Gehörgangsabstrichen und Nabelabstrichen. Finden sich mikroskopisch grampositive Kokken in Kettenform oder kulturell Streptokokken der Gruppe B, sollte sofort mit der Therapie begonnen werden. Dies ist besonders wichtig bei Risikogeburten, Frühgeborenen, Fieber unter der Geburt und bei Neugeborenen von Müttern, bei denen Streptokokken der Gruppe B aus Vagina oder Zervikalabstrich im letzten Drittel der

Schwangerschaft isoliert wurden. Ca. 3–4 Wochen nach Scharlach, Impetigo contagiosa und Angina sollte eine Urinuntersuchung durchgeführt werden, um eine Glomerulonephritis auszuschließen.

- ***Therapie***

  Sicherste Therapie ist intramuskuläre Gabe von Benzathin-Penicillin G, oral Penicillin V, bei Penicillinallergie Erythromycin oder Clindamycin. Die Therapie muß stets 10 Tage durchgeführt werden, auch wenn die klinischen Symptome nach 3–5 Tagen völlig verschwunden sind, da nur durch 10tägige Therapie rheumatische Komplikationen verhindert werden können. Bei Patienten mit kongenitalen Herzvitien, rheumatischen Herzerkrankungen, Chorea minor ist eine Antibiotikaprophylaxe besonders wichtig (s. S. 163).

- ***Isolierung des Patienten***

  Bis 24 Std nach Beginn einer Chemotherapie s. S. 245. Wiederzulassung zu Schulen und sonstigen Gemeinschaftseinrichtungen s. S. 268.

- ***Kontaktpersonen***

  25% oder mehr aller engen Kontaktpersonen (vor allem Klassenkameraden, Spielkameraden, Familienangehörige) eines Erkrankten werden infiziert. Daher wird vor allem bei Epidemien von Angina, Scharlach oder Impetigo contagiosa folgendes Vorgehen empfohlen (s. Tabelle 17).

- ***Meldepflicht***

  Tod bei Scharlach und Puerperalsepsis; Epidemien von Angina, Scharlach und Impetigo contagiosa oder Wundinfektionen oder Krankenhausinfektionen; Epidemien in Kliniken, Schulen, Kinderheimen, Säuglingsheimen und Kindergärten usw. sind ebenfalls meldepflichtig.

- ***Vorbeugung***

  a) *Allgemein:* gute persönliche Hygiene, Schließung von Schulen oder Kindergärten in Epidemiesituationen.

Tabelle 17. Übersicht der Maßnahmen bei epidemischem Auftreten von Scharlach, Angina und Impetigo contagiosa (Erläuterungen s. S. 168)

		Seuchenhygienische und diagnostische Maßnahmen	Antibiotikagabe	Wiederzulassung zu Gemeinschaftseinrichtungen	Bemerkungen
Familie	E	1	ja	Siehe jeweilige Gemeinschaftseinrichtung bzw. Personengrupppe	
	A	1 + 2	bei pos. Befund	bei neg. Befund: sofort, bei pos. Befund: siehe T	
	T	1	ja	3	
Kindergarten	E	1	ja	4, frühestens nach 10 Tagen	Schließung (z. B. Gruppe oder Kindergarten), bis Abstrichbefund vorliegt, wenn mehr als 10% der Kinder einer Gruppe innerhalb von 5 Wochen in wahrscheinlichen Infektketten erkrankten
	A	1 + 2	bei pos. Befund	bei neg. Befund: sofort, bei pos. Befund: siehe T	
	T	1 + 5	ja	3	
Schule	E	1	ja	4, frühestens nach 6 Tagen	Schließung, bis Abstrichbefund vorliegt, wenn mehr als 20% der Kinder einer Gruppe innerhalb von 5 Wochen in wahrscheinlichen Infektketten erkrankten
	A	1 + 2	bei pos. Befund	bei neg. Befund: sofort, bei pos. Befund: siehe T	
	T	1 + 5	ja	3	

a) Heime und Internate: große Gruppen (> 10)	E	1 (Isolierung)	ja	4, frühestens nach 6 Tagen	
	A	1 (Isolierung) + 2	ja, bis zum Vorliegen des Untersuchungsergebnisses	3	Schließung, bis Abstrichbefunde vorliegen, wenn mehr als 10% der Mitglieder einer Wohn-, Wasch- oder Eßgemeinschaft innerhalb von 5 Wochen in wahrscheinlichen Infektketten erkrankten
	T	1 (Isolierung)	ja	3	
b) Heime und Internate: kleine Gruppen (< 10) sowie Heime f. Behinderte	E	1 (Isolierung)	ja	4, frühestens nach 6 Tagen	
	A	1 (Isolierung) + 2; nach Eintreffen des 1. Abstrichergebnisses noch 2. Kontrollabstrich	bei pos. Befund	bei neg. Befund: sofort, bei pos. Befund: siehe T	
	T	1 (Isolierung)	ja	3	
§§ 17/18 BSeuchG (Beschäftigte in Lebensmittelbetrieben oder Gemeinschaftsverpflegung)	E	Tätigkeitsverbot	ja	4	
	A	2	ja	bis 24 Std nach Beginn der Antibiotikagabe, Tätigkeit unter *besonderen* hyg. Vorsichtsmaßnahmen	bei neg. Abstrich Abbruch der Antibiotikagabe
			nein	bis zum Vorliegen des Untersuchungsergebnisses Tätigkeit unter *besonderen* hyg. Vorsichtsmaßnahmen	bei pos. Abstrichbefund: siehe T
	T	bis 24 Std nach Beginn einer Antibiotikagabe Tätigkeit unter *besonderen* hyg. Vorsichtsmaßnahmen	ja	3	

Tabelle 17 (Fortsetzung)

		Seuchenhygienische und diagnostische Maßnahmen	Antibiotikagabe	Wiederzulassung zu Gemeinschaftseinrichtungen	Bemerkungen
§§44–48 BSeuchG (z.B. Lehrer, Kindergärtnerin, Schulbedienstete)	E	Tätigkeitsverbot	ja	4	
	A	2 + Tätigkeitsverbot	ja	3	bei neg. Abstrichbefund Abbruch der Antibiotikagabe
			nein	bei neg. Befund: sofort, bei pos. Abstrich: siehe T	
	T	Tätigkeitsverbot	ja	3	

Erläuterungen zu Tabelle 17

1 = Fernhalten von Gemeinschaftseinrichtungen
2 = Abstriche
3 = nach 24 Stunden Antibiotikagabe oder neg. Abstrich
4 = nach Antibiotikagabe und klinischer Genesung oder nach neg. Abstrich
5 = wenn Befund positiv, dann noch Abstrich bei Eltern und Geschwistern
E = Erkrankte mit mikrobiologischer und/oder klinischer Scharlachdiagnose
A = Ansteckungsverdächtige (sog. „Kontaktpersonen")
T = symptomlose Träger von Streptokokken der Gruppe A (= Ausscheider)

b) Immunisierung: keine.

c) Desinfektion: Scheuerwischdesinfektion von Gegenständen und Flächen, die mit Sekreten, Eiter usw. kontaminiert sind. 24 Std nach Beginn einer Chemotherapie sind jedoch Sekrete, Eiter usw. nicht mehr kontagiös.

Syphilis

- ***Erreger***

  Treponema pallidum.

- ***Reservoir***

  Mensch.

- ***Übertragung***

  Direkter Kontakt mit Exsudaten oder Läsionen von Haut und Schleimhaut, Körperflüssigkeiten oder Sekreten eines Erkrankten (Speichel, Samenflüssigkeit, Blut, vaginaler Fluor); selten durch Bluttransfusionen, sehr selten durch indirekten Kontakt mit kontaminierten Gegenständen, diaplazentar nach dem 4. Monat der Schwangerschaft, während der Geburt.

- ***Inkubationszeit***

  Der Primäraffekt erscheint 10–90 Tage, gewöhnlich 21 Tage nach der Infektion.

- ***Ansteckungsfähigkeit***

  Offene, feuchte Läsionen bei primärer und sekundärer Syphilis sowie mukokutane Läsionen sind mindestens 1 Jahr, selten bis zu 5 Jahren kontagiös. Sekrete bei kongenitaler Syphilis sind ebenso außerordentlich kontagiös. 24 Std nach Beginn einer adäquaten Chemotherapie sind die Läsionen und Sekrete nicht mehr infektiös.

- ***Klinik***

  Der Primäraffekt entwickelt sich nach durchschnittlich 21 Tagen am Ort des Erregereintritts mit gleichzeitiger regionaler Lymphknotenschwellung, Primäraffekt und Lymphknotenschwellung

sind indolent. Unbehandelt bildet sich der Primäraffekt nach 3–6 Wochen zurück. 6–8 Wochen später kommt es zu sekundärer Syphilis mit Läsionen an Haut und Schleimhäuten (makulo-papulo-pustulöses Exanthem vor allem an Stamm, Handflächen und Fußsohlen). Auf Schleimhäuten, z. B. im Mund, kommt es zu schmerzlosen, erythematösen gräulich-weißlichen Erosionen. Die sekundäre Syphilis kann bis zu 12 Monate dauern und verschwindet unbehandelt spontan. Die Erkrankung bleibt dann bis zu 10 Jahre, manchmal auch lebenslang latent (positive Serologie ohne klinische Zeichen), wobei es in etwa einem Viertel der Fälle zu frühen Relapsen einer sekundären Syphilis kommen kann. Bei tertiärer Syphilis kommt es in ca. 10% zu kardiovaskulärem Befall (Aortitis, Endarteriitis), in etwa 8% der Fälle zu Befall des zentralen Nervensystems.
Frühmanifestationen kongenitaler Syphilis (bis zu 2 Jahre nach Geburt): Gedeihstörungen, Rhinitis, Osteochondritis, Pneumonie, Hepatosplenomegalie, Periostitis, Nephritis, papulo-makulöse zum Teil bullöse oder vesikuläre Exantheme. Spätmanifestationen sind vor allem interstitielle Hepatitis, Taubheit, geistige Retardierung, Sattelnase, Säbelbeine.

- ***Differentialdiagnose***

Kongenitale Syphilis: Sepsis, Zytomegalie, Hepatitis, Toxoplasmose, Vitamin-C-Mangel, Hypervitaminose A. Primäraffekt: Trauma, Herpes-simplex-Infektionen, Granuloma inguinale, Lymphogranuloma venereum, Psoriasis, Reiter-Syndrom, Pilzerkrankungen, Lichen planus, Tumor. Sekundäre Syphilis: Arzneimittelnebenwirkungen, akute Exantheme, Pityriasis rosea, Lichen planus, Skabies und andere Erkrankungen von Haut und Schleimhäuten.

- ***Diagnostik***

Dunkelfeldmikroskopie von Abstrichen aus Primäraffekten und nässenden Läsionen bei sekundärer Syphilis, Antikörpertiter (s. S. 171).

- ***Therapie***

Penicillin G, bei Penicillinallergie Tetracyclin, Erythromycin. Siehe dazu unbedingt entsprechende Lehrbücher, z. B. Literatur 4.

Tabelle 18. Syphilisserodiagnostik

1. TPHA-Test[1] (Treponema-pallidum-Hämagglutinations-Test)

→ *nicht reaktiv:* keine weiteren Untersuchungen nötig

→ *reaktiv oder schwach reaktiv:*

↓

2. FTA-ABS-Test[2] (Fluoreszenz-Treponema-pallidum-Antikörper-Absorptions-Test)

und

VDRL-Test[3] quantitativ (Venereal Disease Research Laboratory Test = Cardiolipin Test)

3. IgM-FTA-ABS-Test[4]: (Treponema-pallidum-spezifischer IgM-Antikörper-Test)

Befundbeurteilung bei der treponemenspezifischen IgM-Diagnostik (Aus: Bundesgesundhbl. 22, 1979, S. 398):

Befund		Generelle Beurteilung
VDRL-Titration IgM-FTA-ABS-Test	*reaktiv* nicht reaktiv	Weder beweisend für behandlungsbedürftige noch für ausreichend behandelte Syphilis
VDRL-Titration IgM-FTA-ABS-Test	nicht reaktiv *reaktiv*	*Behandlungsbedürftige* Syphilis im Sekundär- bzw. Tertiärstadium (kommt auch bei angeborener Syphilis vor)
VDRL-Titration IgM-FTA-ABS-Test	*reaktiv* *reaktiv*	*Behandlungsbedürftige* Syphilis im Primär- oder im frühen Sekundärstadium (kommt auch bei angeborener Syphilis vor)

1 In 1‰–2‰ falsch positive Reaktionen; wird in der 2. Woche nach Infektion positiv.

2 Sind TPHA-Test und FTA-ABS-Test positiv, gilt eine zu irgendeinem Zeitpunkt erfolgte Infektion als gesichert, sofern eine exotische Treponematose (z. B. Pinta, Frambösie) ausgeschlossen ist.

3 Abfall um mindestens 3 Titerstufen innerhalb eines Jahres spricht für effektive Therapie. Wird erst 4–6 Wochen nach Infektion positiv. Titer > 1 : 4 : aktive Syphilis wahrscheinlich. Anstieg um mindestens 2 Titerstufen: akutes Krankheitsgeschehen, Rezidiv.

4 Nachweis bei Neugeborenen: Sicherer Hinweis auf konnatale Lues.

Tabelle 18 (Fortsetzung)

Befund		Generelle Beurteilung
VDRL-Titration IgM-FTA-ABS-Test	nicht reaktiv nicht reaktiv	Konstellation, die zusammen mit reaktivem TPHA- und FTA-ABS-Test im allgemeinen bei *ausreichend behandelter* Syphilis-Infektion beobachtet wird. Behandlungsbedürftigkeit ist jedoch anzunehmen, wenn eindeutige klinische Erscheinungen oder ein hoher Titer im VDRL-Test vorliegen

- ***Isolierung des Patienten***

  Bis 24 Std nach Beginn einer adäquaten Chemotherapie; feuchte Läsionen sollten nur mit Einmalhandschuhen berührt werden, das gleiche gilt für Kinder mit kongenitaler Syphilis.

- ***Kontaktpersonen***

  Pflegepersonen und andere direkte, enge Kontaktpersonen von Neugeborenen mit kongenitaler Syphilis sollten sorgfältig klinisch und serologisch überwacht werden. Folgende enge Kontaktpersonen, vor allem Sexualpartner, sollten behandelt werden: Alle Sexualpartner der vorangegangenen 3 Monate bei primärer Syphilis, der vorangegangenen 6 Monate bei sekundärer Syphilis, der vorangegangenen 12 Monate bei Frühstadien der latenten Syphilis. Sexualpartner und Kinder infizierter Mütter bei nicht behandelter tertiärer Syphilis.

- ***Meldepflicht***

  Anonyme Meldung nach Gesetz zur Bekämpfung der Geschlechtskrankheiten an das zuständige Gesundheitsamt.

- ***Vorbeugung***

  a) *Allgemein:* Sexualkontakt mit Personen mit häufigem Partnerwechsel meiden. Antibiotikaprophylaxe vor Sexualkontakt bietet keinen zuverlässigen Schutz gegen Syphilis.

  b) *Immunisierung:* keine.

c) *Desinfektion:* Scheuerwischdesinfektion von Flächen und Gegenständen, die mit infektiösem Sekret kontaminiert sind. Einmalhandschuhe bei Kontakt mit syphilitischen Läsionen.

Tetanus

- ***Erreger***
  Clostridium tetani; 130 µg des Toxins können tödlich sein.

- ***Reservoir***
  Erde, Gastrointestinaltrakt von Mensch (vegetative Form von Clostridium tetani in ungefähr 25% menschlicher Stuhlproben), meist aber Tier, vor allem Pferden.

- ***Übertragung***
  Direkte oder indirekte Kontamination von häufig unbemerkten Hautverletzungen oder Wunden. Neugeborenentetanus entsteht durch Kontamination des Nabels.

- ***Inkubationszeit***
  Drei Tage bis drei Wochen, durchschnittlich 8–10 Tage; gelegentlich auch länger, vor allem dann, wenn Patient teilweise Immunität besitzt.

- ***Ansteckungsfähigkeit***
  Nicht von Mensch zu Mensch übertragbar.

- ***Klinik***
  Symptome werden durch das Toxin des Erregers, welcher sich in der Wunde unter anaeroben Bedingungen vermehrt, hervorgerufen. Schmerzhafte Muskelkrämpfe, vor allem der Gesichts- und Nackenmuskulatur, später auch des Stammes und der Extremitäten; Bewußtsein bleibt erhalten. Bei lokaler Form Muskelkrämpfe nur im Wundgebiet. Krämpfe werden häufig durch äußere Faktoren (Lichtreize, Berührungen usw.) ausgelöst. Je kürzer die Inkubationszeit, um so schneller entwickeln sich die Symptome, um so schwerer der Verlauf.

- ***Differentialdiagnose***
  Hypokalzämische Tetanie, Sepsis, intrakranielle Blutung bei Neugeborenentetanus; Meningitis, Enzephalitis, Tetanie, hysterische Anfälle. Vergiftungen (Strychnin, Phenothiazine) Tollwut, Kiefersperre bei Abszessen im Bereich der Mundhöhle.

- ***Diagnostik***
  Meist aufgrund der klinischen Symptome; in nur etwa 30% aller Fälle kann der Erreger aus der Wunde isoliert werden. Isolierung von Clostridium tetani aus erdeverschmutzten Wunden bedeutet nicht, daß der Patient an Tetanus erkranken muß.

- ***Therapie***
  Muskelrelaxation, Penicillin G in hohen Dosen, bei Penicillinallergie Tetracycline, menschliches Tetanusimmunglobulin, gleichzeitig Beginn der aktiven Immunisierung.

- ***Isolierung des Patienten***
  Aus infektionsprophylaktischen Gründen nicht notwendig, wohl aber aus therapeutischen, um Umweltreize fernzuhalten.

- ***Kontaktpersonen***
  Keine speziellen Maßnahmen.

- ***Meldepflicht***
  Erkrankung, Tod.

- ***Vorbeugung***
  a) *Allgemein:* Wichtigste Maßnahmen sind primäre, ausreichende Wundversorgung und aktive Immunisierung, siehe Impfplan S. 260, 261. Schutz durch passive Immunisierung ca. 21 Tage, durch menschliches Immunglobulin 3–14 Tage.
  b) *Immunisierung:* Bei Verletzungen wird folgendes Vorgehen empfohlen:
     aa) Nicht immunisierte, inkomplett immunisierte (nur ein oder zwei Dosen Tetanustoxoid) bzw. Personen, bei denen der Impfstatus unklar ist: Bei Wunden, bei denen keine Gefahr von Tetanusinfektion besteht, eine Dosis Tetanustoxoid, vier Wochen bzw. 8 bis 12 Wochen später weitere

Dosen; bei tetanusverdächtigen Wunden (Stichwunden, Rißwunden, stark nekrotisierte Wunden, Wunden, die stark mit Erdreich oder Tierkot kontaminiert sind, oder solche, bei denen keine primäre Wundversorgung vorgenommen werden konnte) eine Dosis Tetanustoxoid plus Tetanusimmunglobulin. Für Tetanustoxoid und Tetanusimmunglobulin müssen verschiedene Spritzen und verschiedene Injektionsorte gewählt werden.

bb) Immunisierte Personen, bei denen die Booster-Injektion weniger als 10 Jahre zurückliegt: Bei geringgradigen, nicht tetanusverdächtigen Wunden ist keine Toxoidgabe notwendig. Liegt bei tetanusverdächtigen Wunden die Booster-Injektion mehr als 10 Jahre zurück, eine Tetanustoxoidgabe plus Tetanusimmunglobulin. Liegt die Booster-Injektion weniger als 10 Jahre zurück, ist eine Toxoidgabe nicht notwendig, wohl aber evtl. eine Immunglobulingabe.

cc) Immunisierte Personen, bei denen keine Booster-Injektion erfolgte oder die letzte Booster-Injektion mehr als 10 Jahre zurückliegt: Auch bei nicht tetanusverdächtigen Wunden eine Gabe Tetanustoxoid, bei tetanusverdächtigen Wunden eine Gabe Tetanustoxoid plus Tetanusimmunglobulin.

Die Tetanuserkrankung hinterläßt keine Immunität. Booster-Injektionen nach primärer Impfung im Abstand von 10 Jahren sind notwendig.

c) *Desinfektion:* Keine speziellen Maßnahmen.

Toxoplasmose

- ***Erreger***

Toxoplasma gondii.

- ***Reservoir***

Nager, Hunde, Schweine, Rinder, Schafe, Ziegen, Hühnchen, Tauben, vor allem Katzen (Kot!). Bis zu 25% von rohem Schweinefleisch und bis zu 10% von rohem Rindfleisch können Toxoplasma-Zysten enthalten.

- ***Übertragung***

Diaplazentare Übertragung führt zu kongenitaler Infektion (0,25–5,0 Fälle pro 1 000 Lebendgeburten); Verspeisen von rohem oder nicht ausreichend gekochtem Fleisch; orale Aufnahme der von Katzen mit dem Kot ausgeschiedenen Oozysten (z. B. Kinderspielzeug, Sandkasten, Erde usw.). Insekten können Oozysten auf menschliche Nahrung übertragen. Selten Bluttransfusionen.

- ***Inkubationszeit***

Unbekannt; 10–23 Tage, bis zu mehreren Monaten, bei Laborinfektionen traten bereits nach 5–6 Tagen Symptome auf.

- ***Ansteckungsfähigkeit***

Nicht direkt von Mensch zu Mensch übertragbar, mit Ausnahme in utero und durch Bluttransfusionen. Nach Infektion scheiden Katzen Oozysten ca. 2–3 Wochen aus. Diese bleiben in feuchtem Milieu bis zu 18 Monate infektiös, sie können in Wasser bei Raumtemperatur länger als ein Jahr überleben.

- ***Klinik***

Die meisten Infektionen verlaufen asymptomatisch. Antikörpertiter können bei 20%–70% der Bevölkerung nachgewiesen werden. Akute Toxoplasmose: Lymphknotenvergrößerung, (meist zervikal oder subokzipital), Fieber (40%), Hepato- und Splenomegalie (30%–40%), Pharyngitis (20%), makulopapuläres Exanthem (10%), Lymphozytose, selten Pneumonie oder Enzephalitis. Okuläre Toxoplasmose: häufiger bei kongenitaler, seltener bei erworbener Toxoplasmose. Chorioretinitis, seltener Periuveitis, Papillitis, Optikusatrophie. Toxoplasmose bei Patienten mit verminderter körpereigener Abwehr (z. B. nach Transplantation, Zytostatikatherapie, Kortikoidtherapie, usw.): meist Reaktivierung einer latenten oder chronischen Infektion; vor allem Befall des zentralen Nervensystems mit Krämpfen, Kopfschmerzen, Übelkeit, Erbrechen, Hemiparese usw.; seltener Myokarditis, Pneumonie, Arthralgien. Kongenitale Toxoplasmose.

- ***Differentialdiagnose***

Infektiöse Mononukleose, Tuberkulose, Syphilis, Typhus, bei

kongenitaler Toxoplasmose vor allem Zytomegalie-Virus-Infektionen, Herpes-Virus-Infektionen, kongenitale Röteln.

- ***Diagnostik***
  Siehe Abb. 11, S. 178.
  Histologischer Nachweis der Erreger im Gewebe, Lymphknotenbiopsiematerial, Knochenmark, Liquor, Exsudate; Isolierung der Erreger aus Blut, Knochenmark, Liquor, Lymphknoten, usw. Sabin-Feldman-Test, Antikörpertiter.

- ***Therapie***
  Pyrimethamin + Sulfadiazin.

- ***Isolierung des Patienten***
  Keine.

- ***Kontaktpersonen***
  Keine speziellen Maßnahmen.

- ***Meldepflicht***
  Erkrankung, Tod bei angeborener Toxoplasmose.

- ***Vorbeugung***
  a) Allgemein: kein rohes Fleisch essen, vor allem Schweine- und Schaffleisch; im Fleisch überleben Toxoplasmazysten bei +4 °C bis 3 Wochen, Fleisch muß beim Kochen auf mindestens 60 °C erhitzt werden. Vermeide Kontakt mit Katzenkot (z. B. auch Kinderspielplätze, Sandkästen). Entleerung von Kotkästen von Katzen mit Gummihandschuhen.
  b) Immunisierung: keine.
  c) Desinfektion: keine speziellen Maßnahmen: Erreger werden von üblichen Desinfektionsmitteln nicht abgetötet, in 10%igem Formalin gehen sie innerhalb von 24 Std zugrunde.

Tuberkulose

- ***Erreger***
  Mycobacterium tuberculosis (Mensch), Mycobacterium bovis (Rinder, Schweine, andere Tiere), atypische Mykobakterien siehe Abschnitt Differentialdiagnose.

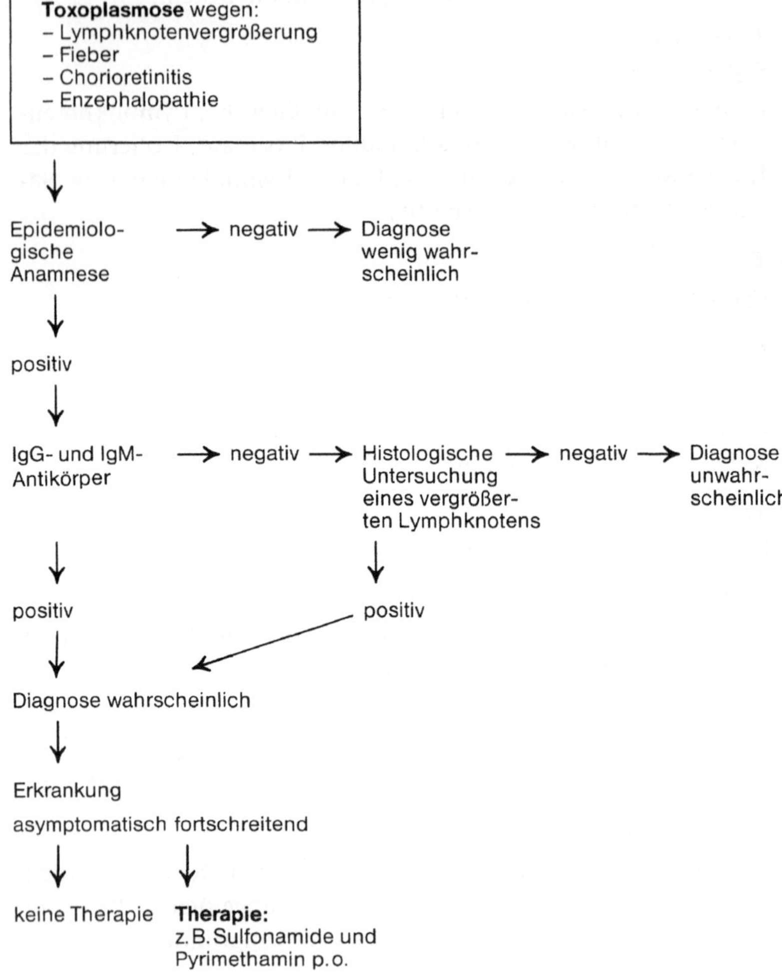

Abb. 11. Von Diagnostik zu Therapie der Toxoplasmose (nach 14)

- ***Reservoir***

  Mensch (Mycobacterium tuberculosis), meist Rinder (Mycobacterium bovis).

- ***Übertragung***

  Fast ausschließlich aerogen von Patienten mit Lungentuberkulose, vor allem durch Husten, seltener durch Sprechen; große Tröpfchen gelangen meist nur in die oberen Atemwege, die darin enthaltenen Tuberkelbakterien werden meist wieder ausgehustet, infektiös sind vor allem die kleinen Tröpfchen (sog. „droplet nuclei", Durchmesser wenige µ), welche durch Verdunsten aus größeren Tröpfchen entstehen, meist nur ein oder wenige Tuberkelbakterien enthalten und in die Alveolen gelangen können. Ungefähr die Hälfte durch Husten produzierter kleiner Tröpfchen bleiben länger als 30 Min in der Luft, im Gegensatz zu nur 6% der durch Sprechen produzierten kleinen Tröpfchen. Eine Übertragung findet fast ausschließlich in geschlossenen Räumen statt. Selten: indirekter Kontakt über Staub oder kontaminierte Gegenstände wie Kleidung etc.; extrem selten: Urin, Abszeßeiter, perkutan (Pathologen!), Geschlechtsverkehr (Prostata-Tuberkulose). Mycobycterium bovis wird durch Aufnahme vor allem nicht pasteurisierter Milch oder Milchprodukte, sehr selten aerogen übertragen. Nur etwa 5% der Infizierten erkranken klinisch.

- ***Inkubationszeit***

  4–12 Wochen bis zum Auftreten des sog. Primäraffektes, Jahre bis Jahrzehnte von Primäraffekt bis zur Entwicklung einer Lungentuberkulose oder extrapulmonalen Tuberkulose.

- ***Ansteckungsfähigkeit***

  Solange Tuberkelbakterien ausgeschieden werden (Sputum, Bronchialsekret, Eiter, Urin usw.). Patienten mit unkomplizierter Primärinfektion (Primäraffekt) sind nicht ansteckend. 3 Wochen nach Beginn einer wirksamen Chemotherapie gilt der Patient im allgemeinen als nicht mehr infektiös.

- ***Klinik***

  Husten, Gewichtsverlust, Fieber und Nachtschweiß sind häufige Symptome einer Lungentuberkulose. Tuberkelbakterien können jedes Organ befallen. Charakteristisch ist der langsame Beginn, die Diagnose wird meist erst dann gestellt, wenn die tuberkulöse Läsion voll ausgebildet ist. Besonders infektionsgefährdet sind Neugeborene, Säuglinge und ältere Menschen (Reaktivierung der Primärinfektionen oder Neuinfektion). Erkrankungen, die besonders zu Tuberkulose disponieren, sind: Alkoholismus, Zytostatikatherapie, hochdosierte und lang dauernde Kortikosteroidtherapie, Kachexie, verminderte zelluläre Abwehr, Silikose, Diabetes.

- ***Differentialdiagnose***

Bei jedem Fieber unklarer Genese muß an Tuberkulose gedacht werden, vor allem bei Erkrankungen, die zur Tuberkulose disponieren. Tuberkulöse Meningitis: Hirnabszeß, Trauma, Virus-Meningoenzephalitis, Leptospirose, Histoplasmose, Bleivergiftung, Hirntumor, Pilzmeningitis, vor allem verursacht durch Candida Spezies oder Cryptococcus neoformans. Lungentuberkulose: Morbus Boeck, Fremdkörper, Lungenabszeß, Aktinomykose, Histoplasmose, andere Pilzpneumonien, Pneumonien anderer Ursachen. Erkrankungen durch die wichtigsten atypischen Mykobakterien s. S. 181.

- ***Diagnostik*** (s. Abb. 12, S. 182)

Am wichtigsten sind: Anamnese eines engen Kontaktes (längere Zeit im selben Zimmer), Röntgenbild des Thorax, Biopsie für histologische und bakteriologische Untersuchung, Isolierung der Erreger aus Magensaft (morgens nüchtern, mehrmals wiederholen; mikroskopische Untersuchung von Magensaft ist sinnlos, da sehr häufig typische Mykobakterien gefunden werden), Sputum, Urin, Liquor usw., Tuberkulinprobe. 95% der mit Mycobacterium tuberculosis infizierten Patienten reagieren positiv. Die Standarddosis enthält 5 TU (Test units; 0,0001 mg PPD = purified protein derivative). Ist die Tuberkulinprobe negativ und besteht weiterhin Verdacht auf Tuberkulose, soll die Tuberkulinprobe nach einigen Tagen wiederholt werden; sie wird nach 48–72 Std abgelesen; die Tuberkulinprobe wird nach 2–10 Wochen nach der Infektion positiv (sie kann negativ werden bei extremer Unterernährung, perakuter Tuberkulose, unter Zytostatika- bzw. länger dauernder Kortikosteroidtherapie und bei Erkrankungen mit verminderter

Tabelle 19. Atypische Mykobakterien

Gruppe/Spezies	Reservoir	Häufigste Lokalisation der Erkrankung
Gruppe I		
M. kansasii	Milch, Erde	Lunge, generalisiert
M. marinum	Warmes Wasser	Haut
M. ulcerans		Haut (Buruli Ulcus)
Gruppe II		
M. scrofulaceum	Wasser, Nahrung, Erde	Halslymphknoten
Gruppe III		
M. avium	Erde	Vor allem Halslymphknoten, selten Lunge oder generalisiert
M. intracellulare	Erde	Vor allem Halslymphknoten, selten Lunge oder generalisiert
M. xenopi		Lunge
Gruppe IV		
M. fortuitum	Erde, Wasser, Tiere (auch Kühe mit Mastitis)	Haut, Auge

Für einige atypische Mykobakterien-Spezies sind das Erregerreservoir und die Übertragung noch nicht genau bekannt. Mycobacterium-marinum- und M.-ulcerans-Infektionen entstehen häufig nach lokalem Trauma, die meisten Mycobacterium-avium-, -intracellulare- und -scrofulaceum-Infektionen entstehen durch orale Aufnahme der Keime. Die Inkubationszeit bei M. marinum und M. ulcerans beträgt ca. 3 Wochen. Infektionen durch atypische Mykobakterien sind nicht von Mensch zu Mensch übertragbar. Kreuzreaktionen zu Mycobacterium tuberculosis bestehen, daher kann bei Infektionen durch atypische Mykobakterien die Tuberkulinprobe schwach positiv sein. Die gleichzeitige Testung mit Antigenen aus atypischen Mykobakterien wird daher empfohlen, stärkere Reaktionen auf eines der beiden getesteten Antigene gibt Hinweis auf den Infektionserreger. Isolierung der Patienten und spezielle Maßnahmen bei Kontaktpersonen sind nicht notwendig. Meldepflicht besteht nicht. Atypische Mykobakterien sind weniger empfindlich gegen Tuberkulostatika als Mycobacterium tuberculosis. Eine Kombination aus INH, Ethambutol und Streptomycin wird empfohlen.

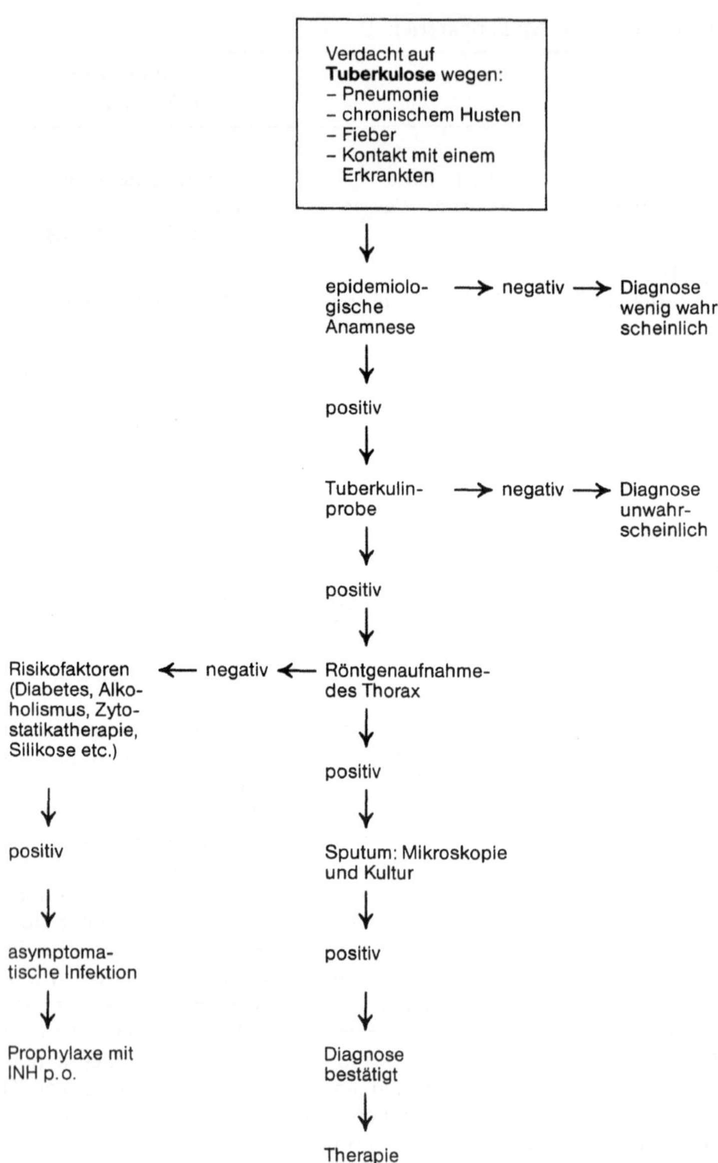

Abb. 12. Von Diagnostik zu Therapie der Tuberkulose (nach 14)

zellulärer Abwehr; bis zu 4 Wochen kann die Tuberkulinprobe negativ werden bei Masern, Varizellen, Röteln, Mumps, Influenza und möglicherweise auch noch anderen Virusinfektionen, selten auch nach Masern-, Röteln-, und Mumps-Lebendimpfstoffen).
Nach intradermaler Injektion von 5 TU wird die Tuberkulinprobe folgendermaßen interpretiert:
0–4 mm Durchmesser der Reaktion: negativ; Patient ist wahrscheinlich nicht mit Mycobacterium tuberculosis infiziert. Durchmesser 5–9 mm: +/−; Reaktion auf Mycobacterium tuberculosis oder andere Mykobakterien. Durchmesser ≧ 10 mm: positiv; Patient wahrscheinlich mit Mycobacterium tuberculosis infiziert.
Von besonderer diagnostischer Wichtigkeit ist das mikroskopische Präparat (Sputum, Eiter, nicht Magensaft) (Ziehl-Neelsen-Färbung). Bei bakteriologisch positivem Sputum findet man mikroskopisch nur in etwa 50% (!) Tuberkelbakterien.

- ***Therapie***

Kombinationstherapie von Isoniazid, Rifampicin, Ethambutol, Streptomycin, usw. Ca. 3 Wochen nach Beginn einer wirksamen Chemotherapie gilt der Patient als nicht mehr infektiös.

- ***Isolierung des Patienten***

Kinder mit Primärinfektion müssen nicht isoliert werden; strikte Isolierung von Patienten mit offenen Abszessen, Nierentuberkulose und kavernöser Lungentuberkulose, bei Infektionen anderer Lokalisation genügt Standardisolierung. Alle Patienten mit Lungentuberkulose werden darauf hingewiesen, daß sie bei Husten und Niesen ein Papiertaschentuch vor Mund und Nase halten; dieses wird verbrannt oder als infektiöser Müll entsorgt. Wiederzulassung zu Schulen oder sonstigen Gemeinschaftseinrichtungen s. S. 268.

- ***Kontaktpersonen***

Vorgehen s. Abb. 13, S. 184.

- ***Meldepflicht***

Erkrankung, Tod.

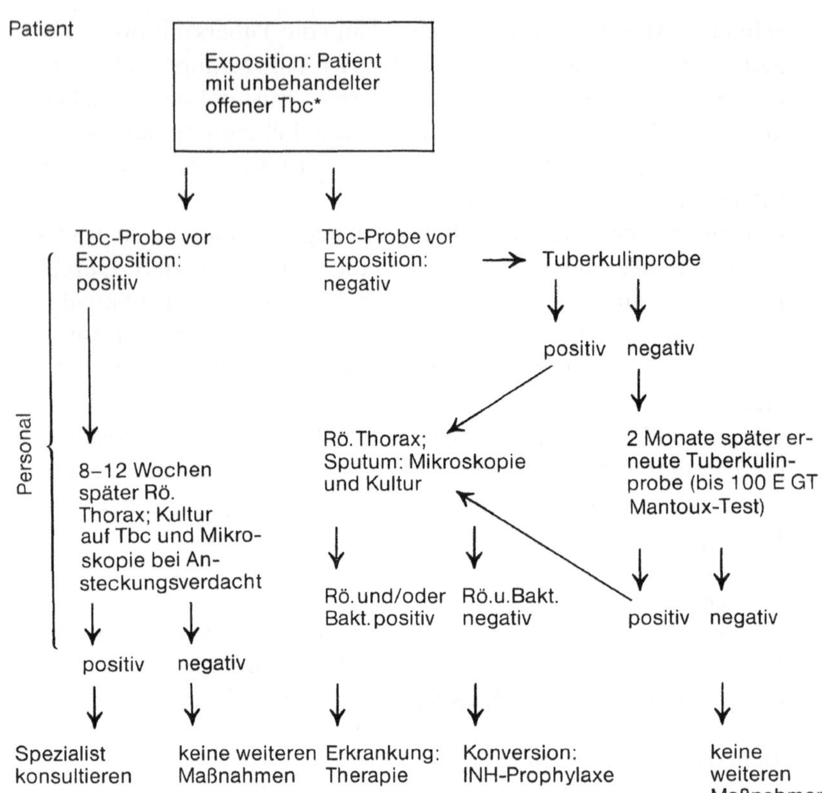

* 3 Wochen nach Beginn der Chemotherapie meist keine Ansteckungsgefahr mehr, wenn Erreger für INH und RMP sensibel

Abb. 13. Vorgehen bei Kontaktpersonen nach Tuberkuloseexposition

- ***Vorbeugung***
  a) Allgemein: Ausrottung der Tiertuberkulose, Röntgenreihenuntersuchung, Tuberkulinprobe bei allen exponierten oder gefährdeten Personen. Tuberkulinprobe bei jedem Bediensteten einer Klinik bei Arbeitsbeginn; bei tuberkulinnegativem Personal Wiederholung in 6monatlichen Abständen in besonders infektionsgefährdeten Bereichen (Infektionsstation, Tuberkulosestation, Transplantationseinheit, Tumorstationen, Dialysestationen, Intensivpflegestationen). In anderen Arbeitsbereichen in 2- bis 5jährlichen Abständen.
  b) Immunisierung: BCG-Impfung wird bei folgenden tuberkulinnegativen Personengruppen empfohlen: Neugeborene, vor allem von Müttern mit Lungentuberkulose; Kontaktpersonen im Haushalt; Personen, die längere Reisen in Gegenden unternehmen, in denen die Tuberkulose endemisch oder epidemisch ist; Pflegepersonal von Infektionsstationen, Intensivstationen, Transplantationseinheiten, Tuberkulosestationen, Kinderstationen, Tumorstationen etc. vor Aufnahme der Tätigkeit. Die BCG-Impfung verleiht einen Schutz für ca. 12 Jahre; sie ist kontraindiziert in der Schwangerschaft und bei Patienten mit zellulären oder humoralen Abwehrdefekten, Infektionen der Haut, Verbrennungen und Patienten unter Zytostatika- oder Kortikosteroidtherapie.
  c) Desinfektion: laufende Desinfektion, Schlußdesinfektion (Formalinverdampfung). Beachte dabei vor allem die Konzentrationen der verwendeten Desinfektionsmittel, die gegen Tuberkelbakterien wirksam sein müssen!

Tularämie

- ***Erreger***
  Pasteurella (Francisella) tularensis

- ***Reservoir***
  Zahlreiche Wild- und Haustiere (vor allem Kaninchen, Eichhörnchen, Ratten, Mäuse, bestimmte Vögel, aber auch Zecken und Stechfliegen).

- ***Übertragung***

Inokulation der Haut, des Konjunktivalsackes oder anderer Schleimhäute mit Blut oder Gewebe infizierter Tiere; durch Biß infizierter Fliegen oder Zecken; seltener durch Verspeisen ungenügend gekochten Fleisches oder Trinken von kontaminiertem Wasser, Inhalation von kontaminiertem Staub; sehr selten durch Bisse von Hunden, Katzen oder anderen Tieren.

- ***Inkubationszeit***

1–10 Tage, gewöhnlich 3 Tage.

- ***Ansteckungsfähigkeit***

Nicht direkt von Mensch zu Mensch übertragbar; Zecken sind lebenslang, Fliegen ca. 14 Tage infektiös. Die Erreger finden sich im Blut der Tiere während der ersten 2 Wochen der Erkrankungen. Kaninchenfleisch bleibt mehr als 3 Jahre infektiös, wenn es bei – 15 °C eingefroren ist.

- ***Klinik***

Vier Fünftel der Fälle verlaufen als ulzero-glanduläre Form: an der Eintrittsstelle der Haut bildet sich ein kleines Ulkus mit regionaler Lymphknotenschwellung. Seltener Bakteriämie und Pneumonie, häufiger Splenomegalie, Hepatomegalie. Charakteristisch ist der Fieberverlauf: Es beginnt abrupt mit Schüttelfrost und bleibt bis zu einem Monat kontinuierlich hoch. In weniger als 1% der Fälle kommt es zur okulo-glandulären Form mit eitriger Kojunktivitis und regionaler Lymphknotenvergrößerung. Tonsillitis, typhusähnliche Krankheitsbilder kommen vor.

- ***Differentialdiagnose***

Tuberkulose, Morbus Hodgkin, Syphilis, infektiöse Mononukleose, Trachom, epidemische Keratokonjunktivitis, Typhus, Brucellose, Psittakose, Pneumonie durch Viren, Mykoplasmen oder Bakterien.

- ***Diagnostik***

Antikörpertiter.

- ***Therapie***
  Streptomycin, Tetracycline oder Chlorampenicol.

- ***Isolierung des Patienten***
  Keine; Einmalhandschuhe sollten jedoch bei Verbandswechsel und Kontakt mit infizierten Körperregionen getragen werden.

- ***Kontaktpersonen***
  Keine speziellen Maßnahmen.

- ***Meldepflicht***
  Verdacht, Erkrankung, Tod.

- ***Vorbeugung***
  a) Allgemein: Kaninchenbekämpfung; Gummihandschuhe sollten von Personen getragen werden, die Wildkaninchen enthäuten oder deren Fleisch berühren.
  b) Immunisierung: Schutzimpfung ist möglich, aber unbefriedigend.
  c) Desinfektion: Scheuerwischdesinfektion von Gegenständen und Flächen, die mit Sekreten aus Ulzera, Lymphknoten, Konjunktiva usw. kontaminiert sind. Einmalhandschuhe.

Typhus

- ***Erreger***
  Salmonella typhi, ca. 80 verschiedene Typen.

- ***Reservoir***
  Mensch (Patienten, vor allem aber Dauerausscheider!); ca. 3% der Patienten werden nach der Erkrankung Dauerausscheider (bis zu 10^{11} Bakterien/g Stuhl) für Jahre, z. T. Jahrzehnte. Stuhldauerausscheider sind häufiger als Urindauerausscheider; Frauen, Patienten über 50 Lebensjahre und Patienten mit Bilharziose (Urindauerausscheider!) werden häufiger Dauerausscheider. Dauerausscheider haben häufig eine Cholezystitis.

- ***Übertragung***

Fäkal-oral; meist kontaminierte Nahrung oder Wasser (vor allem Früchte, Gemüse, Milch, Milchprodukte, etc.). Die Kontamination erfolgt häufig durch die Hände von Dauerausscheidern, seltener durch Fliegen. Auch Meerestiere, welche Seewasser konzentrieren (z. B. Muscheln, Austern), können infektiös sein.

- ***Inkubationszeit***

1–3 Wochen, durchschnittlich 7–14 Tage.

- ***Ansteckungsfähigkeit***

Solange Erreger ausgeschieden werden; zur Infektion genügen geringere Keimzahlen als bei sog. Enteritissalmonellen (s. Salmonellengastroenteritis, S. 150). 10^7 Erreger führten bei 50% von freiwilligen Versuchspersonen zu Typhus, 10^9 Erreger infizierten 95% der Freiwilligen, wohingegen 10^5 Keime nur in 28% zu einer Infektion führten; je höher die Infektionsdosis, um so kürzer die Inkubationszeit, bei 10^7 Keimen war sie durchschnittlich 7,5 Tage. Im Stuhl werden die Erreger vor allem ab der ersten Erkrankungswoche ausgeschieden. Etwa 10% der Patienten scheiden Erreger noch 3 Monate nach Beginn der symptomatischen Erkrankung aus. Ca. 3% der Patienten werden Dauerausscheider.

- ***Klinik***

Kopfschmerzen, Abgeschlagenheit, kontinuierliches Fieber, Leber- und Milzvergrößerung, in ca. 30%–50% Durchfall, in etwa der Hälfte der Fälle Verstopfung (!), in ca. 60% Husten und Bronchitis, 10% Nasenbluten; in 20%–80% Roseolen vor allem am Oberbauch, normochrome Anämie, Bradykardie, normale oder verminderte Leukozytenzahl im Blut. Komplikationen, vor allem bei Patienten mit verminderter körpereigener Abwehr und alten Menschen: Meningitis, Osteomyelitis, Abszesse, Endokarditis, Pneumonie; bei Komplikationen häufig keine Fieberkontinua, sondern septische Temperaturen. Weitere Komplikationen sind intestinale Blutungen und Darmperforation.

- ***Differentialdiagnose***

Paratyphus A, B, C, septische Erkrankungen oder andere Salmonellen-Spezies, Tuberkulose, Malaria, Brucellose, Shigellenruhr, Tularämie.

- ***Diagnostik***

Siehe Abb. 14, S. 190.
Blutkulturen (in 90% der Patienten positiv während der ersten Woche der Erkrankung, in 50% in der 3. Woche), Knochenmarkkulturen geben nach der 3. Erkrankungswoche bessere Ergebnisse als Blutkulturen; Nachweis der Erreger im Stuhl und Urin in der 2. bis 3. Krankheitswoche. Antikörpertiter (Antikörper gegen H = Geißelantigene; O = somatische Antigene; Vi = Kapselantigene); die Ergebnisse werden folgendermaßen interpretiert (Agglutinationstest im Röhrchen = Widal-Reaktion): 1. hoher oder ansteigender O-Titer (1:160 oder mehr) bei niedrigem H-Titer ist verdächtig auf das Vorliegen einer aktiven Infektion. 2. hoher H-Titer (1:160 oder mehr) bei niedrigem O-Titer gibt Hinweis auf Immunität nach Schutzimpfung oder Infektion. 3. hohe Vi-Titer findet man bei Dauerausscheidern.
Ein vierfacher Anstieg des Antikörpers gegen O-Antigene gilt als nahezu sicherer Hinweis auf Infektion.

- ***Therapie***

Chloramphenicol (Vorsicht! Stämme aus Mexiko, Indien, Vietnam und Thailand sind häufig chloramphenicolresistent), Ampicillin, Amoxycillin, Cotrimoxazol. Dauerausscheider: 3 Monate lang Cotrimoxazol, evtl. Entfernung der Gallenblase.

- ***Isolierung des Patienten***

Standardisolierung (s. S. 245–249); s. auch Maßnahmen bei Durchfallerkrankungen S. 250. Wiederzulassung zu Schulen oder sonstigen Gemeinschaftseinrichtungen s. S. 268.

- ***Kontaktpersonen***

In der Klinik s. S. 250, außerhalb der Klinik Stuhlkulturen bei engen Kontaktpersonen (vor allem der Familienangehörigen); dabei müssen die besonderen Verhältnisse bei der Ausscheidung des Erregers berücksichtigt werden (s. Diagnostik).

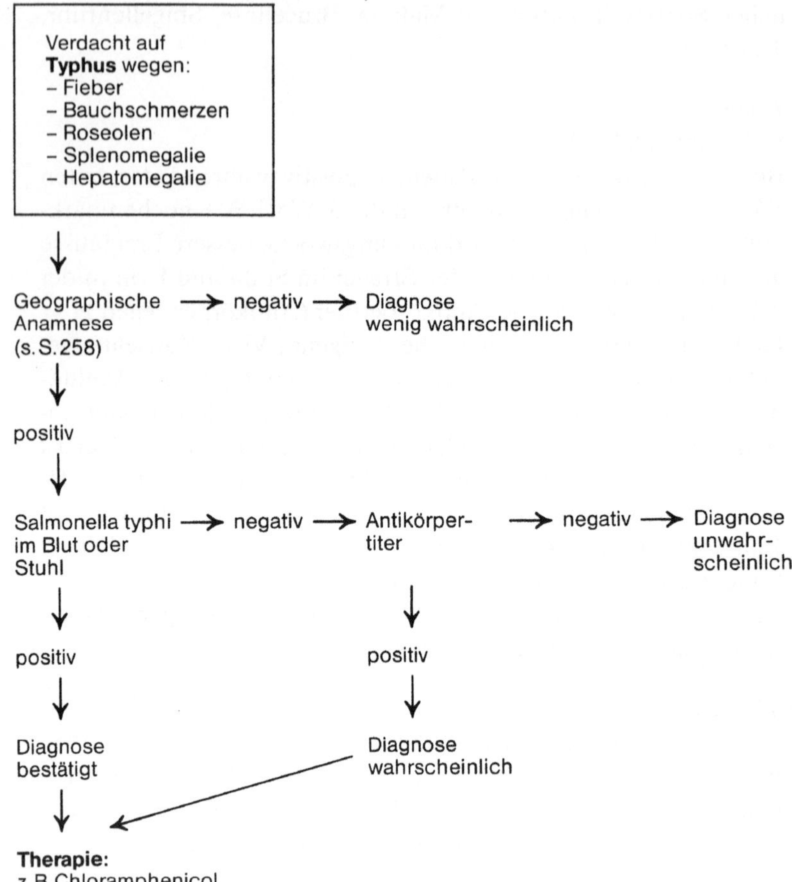

Abb. 14. Von Diagnostik zu Therapie des Typhus abdominalis (nach 14)

• ***Meldepflicht***
Verdacht, Erkrankung, Tod; auch asymptomatische Ausscheider sind meldepflichtig!

• ***Vorbeugung***
a) *Allgemein:* Händewaschen, persönliche Hygiene, bei Reisen in Endemie- oder Epidemiegebiete nur abgekochtes Wasser, ausreichend chloriertes Wasser oder Mineralwasser trinken, Nahrungsmittelhygiene, nie ungeschälte Früchte essen, kein rohes Fleisch, keine rohe Schalentiere.
b) *Immunisierung:* der Wert der aktiven Immunisierung ist umstritten.
c) *Desinfektion:* laufende Desinfektion, Schlußdesinfektion, Scheuerwischdesinfektion von stuhl- und urinkontaminierten Gegenständen und Flächen.

Paratyphus

Die Erreger sind Salmonella paratyphi A, B, C. Das Reservoir ist der Mensch. Die Erkrankung kann klinisch nicht vom Typhus unterschieden werden, der Verlauf ist jedoch häufig leichter und kürzer. Die Inkubationszeit beträgt 1–3 Wochen, bezüglich der Übertragung, Ansteckungsfähigkeit, Diagnostik, Therapie, Isolierung des Patienten, Kontaktpersonen, Meldepflicht und Vorbeugung bestehen keine Unterschiede zu Typhus. Eine aktive Immunisierung ist nicht möglich.

Varizellen-Zoster

• ***Erreger***
Varicella-Zoster-Virus (ein Herpes-Virus).

• ***Reservoir***
Mensch.

• ***Übertragung***
Meist direkter Kontakt von Mensch zu Mensch durch Virus aus Bläscheninhalt, häufiger aber durch Tröpfcheninfektionen aus

dem Nasenrachenraum, seltener durch indirekten Kontakt über Gegenstände, Handtücher usw., die von infizierten Personen frisch kontaminiert wurden.

- ***Inkubationszeit***

2–3 Wochen, gewöhnlich 13–17 Tage.

- ***Ansteckungsfähigkeit***

Bis zu 5 Tagen vor Auftreten der Bläschen und nicht länger als 6 Tage, nachdem die letzten Bläschen entstanden sind. Im Gegensatz zu Vaccinia und Pocken sind die Borken von Varicella Bläschen nicht infektiös. Bei Patienten mit verminderter körpereigener Abwehr verlängerter Krankheitsverlauf mit immer wieder auftretenden Bläschen und somit auch längere Kontagiosität.

- ***Klinik***

Die Infektion verläuft stets apparent; Durchseuchung meist innerhalb der ersten 10 Lebensjahre. Typisch für die Erkrankung ist, daß man auf der Haut nebeneinander Papeln, Bläschen und Borken findet. Seltene Komplikationen: Otitis media, Pneumonie, Nephritis, Meningoenzephalitis, bei Patienten mit verminderter körpereigener Abwehr lebensbedrohliche Verläufe. Erkrankung führt zu meist lebenslanger Immunität; bei noch bestehender Teilimmunität kann es durch Exazerbation zu einer lokal begrenzten, einseitigen Neuroradikulitis (Zoster, Gürtelrose) kommen. Dabei vermehrt sich das in den Ganglien ruhende, über Jahre oder Jahrzehnte persistierende Virus und breitet sich streng begrenzt in dem von den Ganglien versorgten Hautgebiet aus. Empfängliche Personen, meist Kinder, können von Zoster infiziert werden und entwickeln Varizellen. Sehr selten angeborene Varizellen (wenn die Mutter im ersten oder im frühen zweiten Trimenon der Schwangerschaft infiziert wurde): Hirnmißbildungen, Vernarbungen der Haut, Atrophien der Extremitäten, Augenmißbildungen).

- ***Differentialdiagnose***

Generalisierte Vaccinia, Pocken, generalisierter Herpes simplex, Impetigo, sekundäre Syphilis, Erythema multiforme, Mykoplasmeninfektionen mit Exanthem, Coxsackie-Virusinfektionen, Dermatitis herpetiformis, Papulovesikulöse Urtikaria.

- ***Diagnostik***
  Antikörpertiter.

- ***Therapie***
  Symptomatisch.

- ***Isolierung des Patienten***
  Standardisolierung, bis alle Bläschen verkrustet sind, im allgemeinen 5–6 Tage (s. S. 245–249). Wiederzulassung zu Schulen oder sonstigen Gemeinschaftseinrichtungen s. S. 268.

- ***Kontaktpersonen***
  Keine speziellen Maßnahmen mit Ausnahme von Patienten unter Kortikosteroidtherapie, Bestrahlung, Zytostatikatherapie bzw. mit primär oder sekundär verminderter körpereigener Abwehr, außerdem Neugeborene von Müttern, die Varizellen innerhalb von 5 Tagen vor der Geburt oder 2 Tagen nach der Geburt hatten. Diese sollten innerhalb von 96 Std nach Exposition Zoster-Immunglobulin oder, wenn dieses nicht verfügbar ist, Immunglobulin in einer Dosis von 0,6 bis 1,2 ml/kg Körpergewicht erhalten. Zoster-Immunglobulin sollte innerhalb von 42 Std nach Kontakt gegeben werden.

- ***Meldepflicht***
  Keine.

- ***Vorbeugung***
  a) Allgemein: keine speziellen Maßnahmen.
  b) Immunisierung: keine; passive Immunisierung s. Kontaktpersonen.
  c) Desinfektion: Scheuerwischdesinfektion von Gegenständen oder Flächen, die mit kontaminierten Sekreten, vor allem Nasenrachensekreten oder Bläscheninhalt kontaminiert sind. Händewaschen, Händedesinfektion.

Würmer

Tabelle 20. Erkrankungen durch Würmer (nach 6). C = Cestoden (Bandwürmer
(Fußnoten s. S. 200–202)

Erkrankung und Parasit	Lokalisation im Wirt	Übertragungsart
Angiostrongyliasis, eosinophile Meningoenzephalitis: Angiostrongylus cantonensis (N)	Larven in Meningen	Genuß roher Krebse, Garnelen; Ackerschnecken; Wasser- und Landschnekken; infizierter Salat
Askariasis[1]: Ascaris lumbricoides (N), Spulwurm	Dünndarm, Larven durch die Lunge	Genuß vermehrungsfähiger Eier in fäkal verunreinigtem Erdreich oder in Nahrungsmitteln
Bandwurmerkrankungen[2]: (siehe auch Zystizerkosis, Echinococcosis)		
Diphyllobothrium latum (C), Fischbandwurm	Dünndarm	Ungekochter Süßwasserfisch
Dipylidium caninum (C), Gurkenkernbandwurm	Dünndarm	Aufnahme von zerquetschten Flöhen und Läusen von Haustieren
Hymenolepis diminuta (C), Rattenbandwurm	Dünndarm	Indirekt von Ratten, Mäusen über infizierte Insekten
Hymenolepis nana (C), Zwergbandwurm	Dünndarm	Anal-oraler Transfer der Eier oder Aufnahme infizierter Insekten
Taenia saginata (C), Rinderbandwurm	Dünndarm	Ungekochtes Rindfleisch
Taenia solium (C), Schweinebandwurm (siehe auch Zystizerkosis)	Dünndarm	Ungekochtes Schweinefleisch
Clonorchiasis: Clonorchis sinensis (T), chinesischer Leberegel	Leber	Ungekochter Süßwasserfisch

= Nematoden (Fadenwürmer) T = Trematoden (Saugwürmer).

Geographische Verbreitung	Erkrankung	Diagnostik	Therapie
örtlich im Pazifik (vor allem SW)	Meningoenzephalitis	Eosinophile im Liquor	Thiabendazol
Weltweit, sehr verbreitet	Malabsorption, Loefflers Pneumonie	Eier im Stuhl	Mebendazol, Piperazincitrat
	Uncharakteristische Bauchschmerzen, Diarrhö	Wurmteile, Eier oder Proglottiden im Stuhl	
Nordamerika, Teile von Südamerika, Nordeuropa, Mittelmeergebiet, UdSSR			Paromomycin, Niclosamid
Weltweit			Paromomycin, Niclosamid
Weltweit			Paromomycin, Niclosamid
Weltweit			Niclosamid, Paromomycin
Weltweit			Quinacrin, Niclosamid, Paromomycin
Weltweit			Niclosamid, Quinacrin
China, Korea, Indochina, Japan, Taiwan	Lebererkrankung, Cholangitis, Fieber, Ikterus, Bauchschmerzen	Eier im Stuhl od. Dünndarmflüssigkeit	Chloroquin, Bithionol, Hexachlorparaxylol (China)

Tabelle 20 (Fortsetzung)

Erkrankung und Parasit	Lokalisation im Wirt	Übertragungsart
Echinococcosis[3]:		
a) Echinococcus granulosus (Larve)	Leber, Lunge, Gehirn	Kontakt mit Hunden, Füchsen, sonstigen Caniden; Eier aus Faezes
b) E. multilocularis (Larve) (C), Hundebandwurm		
Enterobiasis[4]: Enterobius vermicularis (N), Madenwurm	Coecum, Kolon	Anal-oral; Selbstinfektion oder interne Reinfektion
Fascioliasis: Fasciola hepatica (T), großer Leberegel	Leber	Wasserkresse, sonstige Wasserpflanzen
Fasciolopsiasis: Fasciolopsis buski (T), großer Darmegel	Dünndarm	Wasserpflanzen
Filariasis[5]: Wuchereria bancrofti Brugia malayi (N)	Lymphknoten; Mikrofilarien im Blut	Stechmücken (zahlreiche Spezies)
Hakenwürmer[6]: Ancylostoma duodenale, Necator americanus (N)	Dünndarm; Larven durch die Lunge	Durch die Haut, aus infiziertem Erdreich; Genuß kontaminierten Wassers (Ancylostoma)

Geographische Verbreitung	Erkrankung	Diagnostik	Therapie
Weltweit	a) Hydatiden in Leber, Lunge, Gehirn, Muskel, Knochen b) multiple Hydatiden in verschied. Organen	a) Nachweis v. unilokulären, umschriebenen Zysten (Hydatiden) Antikörpertiter b) Nachweis von multilokulären, invasiven Zysten (Hydatiden), Antikörpertiter	Chirurgisch
Weltweit	Perineales Jucken	Eier im Analabstrich, Stuhl, auf Tesafilm, Würmer im Stuhl	Pyrantelpamoat, Piperazin, Pyrviniumpamoat, Mebendazol
Weltweit, vor allem in Schafzuchtgebieten	Lebererkrankung, Cholangitis, Fieber, Bauchschmerzen, Eosinophilie, Hepatomegalie	Eier im Stuhl, Duodenalsaft oder Galle	Emetin oder Dehydrometin; Bithionol
Ost- und Südostasien	Gastroenteritis	Eier oder Würmer im Stuhl oder Duodenalsaft	Hexylresorcin, Crystoide, Bithionol
Tropische und subtropische Gebiete, lokale Herde	Lymphangitis, Lymphadentitis	Mikrofilarien im Blut	Diäthylcarbamazin
Weltweit in Tropen, Nordamerika (Necator), gemäßigte Zonen (Ancylostoma)	Anämie, Hypalbuminämie	Eier im Stuhl	Bephenium, 1-Tetramisol, Pyrantelpamoat, Mebendazol

Tabelle 20 (Fortsetzung)

Erkrankung und Parasit	Lokalisation im Wirt	Übertragungsart
Larva migrans: kutane, kriechende Eruptionen: Ancylostoma brasiliense (N), weitere Hakenwürmer bei Haustieren	Subkutan; kriechende Larven	Kontakt mit Erdreich, das mit Hunde- oder Katzenkot verunreinigt ist
viszerale Form: Toxocara sp.	Leber, Lunge, Auge, Gehirn; kriechende Larven	Kontaminiertes Erdreich
Loiasis: Loa loa (N)	Subkutan; kriechend; Auge; Mikrofilarien im Blut	Fliegen, Chrysops
Onchozerkose: Onchocerca volvulus (N), Blindfilarie	Subkutan; Mikrofilarien in der Haut, im Auge	Fliegen (Simulium)
Paragonimiasis: Paragonimus westermani (T), Lungenegel	Lunge	Rohe Krabben
Schistosomiasis[7]: Schistosoma haematobium (T), Pärchenegel, Bilharziawurm	Venen der Harnblase und des Dickdarms; Leber	Zerkarien (Larven) durchdringen die Haut in schneckenverseuchtem Wasser
Schistosoma japonicum (T)	Venen des Dünndarms; Leber	
Schistosoma mansoni (T)	Venen des Kolon u. Rektum; Leber	

Geographische Verbreitung	Erkrankung	Diagnostik	Therapie
Weltweit	Serpiginöse Dermatitis	Mikroskopischer Nachweis der Larven vom Ende eines Hautganges	Thiabendazol, Kortikosteroide
Weltweit	Fieber, Hepatomegalie, Eosinophilie, Pneumonie	Antikörpertiter, Leberbiopsie mit Nachweis der Larven	Thiabendazol, Kortikosteroide
Äquatorialafrika	Serpiginöse, subkutane Schwellung, auch Konjunktiva	Mikrofilarien im Blut	Chirurgisch, Diäthylcarbamazin (falls erforderlich)
Äquatorialafrika, Zentral- und Südamerika	Fibröse Knoten in u. unter der Haut, Auge, („Flußblindheit“)	Parasiten in Haut oder Subkutanknoten	Chirurgisch, Diäthylcarbamazin
Ost-und Südeuropa, Nordafrika, Südamerika; bei Tieren in Nordamerika	Husten, Hämoptoe, Pneumonie	Eier in Sputum	Bithionol
Afrika im allg., Madagaskar; Arabien bis Libanon	Eosinophilie, Hepatosplenomegalie, Hämatemesis, Hämaturie, Dysurie	Eier in Stuhl, Urin (Sch. haematobium), Rektumbiopsie)	Niridazol, Antimonpräparate, Natriumdimercaptosuccinat, Stibophen, Hycanthon
China, Philipinen, Japan, Taiwan(?)			Kaliumantimontartrat, Natriumantimontartrat
Afrika, Naher Osten, Teile von Südamerika, Karibische See			Stibophen, Natriumdimercaptosuccinat, Hycanthon, Niridazol

Tabelle 20 (Fortsetzung)

Erkrankung und Parasit	Lokalisation im Wirt	Übertragungsart
Stronglyloidiasis: Strongyloides stercoralis (N), Zwergfadenwurm	Duodenum, Jejunum; Larven dringen durch Haut, Lungen	durch die Haut und (selten) durch interne Reinfektion
Trichinosis[8]: Trichinella spiralis (N), Trichine	Larven in quergestreifter Muskulatur	Ungekochtes Schweinefleisch
Trichuriasis[9]: Trichuris trichiura (N), Peitschenwurm	Zökum, Kolon	Aufnahme der Eier aus fäkal verunreinigtem Erdreich, Früchte, Gemüse
Zystizerkosis: Taenia solium (Larve) (C), Schweinebandwurm	subkutan, Auge, Meningen, Gehirn usw.	Aufnahme von Eiern oder Regurgitieren gravider Proglottiden aus dem unteren Intestinaltrakt

1 Reservoir ist der Mensch; Weibchen produzieren ca. 200000 Eier pro Tag; Lebensdauer des Wurmes ca. 1 Jahr. Außerhalb des Körpers entwickeln sich innerhalb von ca. 3 Wochen in den Eiern Larven, welche in Erde Monate, möglicherweise Jahre überleben können. Wenn Eier mit Larven aufgenommen werden, schlüpfen die Larven, penetrieren die Wand des Dünndarms und gelangen im Blutkreislauf in die Lungen; dort penetrieren sie die Alveolen und gelangen über den Respirationstrakt in den Ösophagus und Gastrointestinaltrakt. Vom Verschlucken embryonierter Eier bis zur Produktion von Eiern durch Würmer vergehen ca. 2 Monate.

2 Bandwürmer sind nicht von Mensch zu Mensch übertragbar, mit Ausnahme von Taenia solium und Hymenolepis nana; im Menschen können sich nur die Eier von T. solium zu Zystizerken entwickeln. Die Volksmeinung, daß Bandwürmer einen großen Teil des Nahrungsangebots des Menschen aufzehren, trifft nicht zu. Die Produktion von Bandwürmermasse pro Jahr ist ca. 1 kg. Auch entwickeln nur 0,1% der mit Fischbandwurm infizierten Menschen eine perniziöse Anämie.

3 Mensch ist nur Zwischenwirt, Wirte von Echinococcus granulosus sind Hunde und Wölfe, von Echinococcus multilocularis Füchse und Hunde. Zysten von Echinococcus granulosus findet man am häufigsten in Leber (63%), Lungen (25%), Muskeln (5%), Knochen (3%), Niere (2%), Milz und Gehirn (1%); multiple Zysten findet man in etwa 20% der Patienten. Antikörpertiter sind in 25% der Patienten mit Leberzysten, dagegen in 49% der Patienten mit Lungenzysten positiv. Falsch positiv erhöhte Antikörpertiter

Geographische Verbreitung	Erkrankung	Diagnostik	Therapie
Weltweit	Bauchschmerzen	Larven im Stuhl oder Duodenalsaft	Thiabendazol, Pyrvinimumpamoat
Weltweit	Periorbitales Ödem, Myositis, Fieber, Diarrhö, Eosinophilie	Antikörpertiter, Larven in Muskelbiopsie	Thiabendazol, Kortikosteroide
Weltweit	Anämie, Rektumprolaps, sehr selten blutige Diarrhö	Eier im Stuhl	Mebendazol, Hexylresorcin
Weltweit	Bauchschmerzen, Anämie, uncharakteristisch	Eier oder Proglottiden im Stuhl	Chirurgisch

findet man bei Patienten mit Leberzirrhose, Kollagenerkrankungen und anderen Wurminfektionen, vor allem Zystizerkose.

4 Vor allem bei Kindern zwischen 5 und 10 Lebensjahren; nach Aufnahme der Wurmeier entwickeln sich innerhalb weniger Stunden im Darm, vor allem Dickdarm, die geschlechtsreifen Würmer, die bis zu 2 Monate leben; die schwangeren Weibchen legen nachts perianal ca. 5000 bis 17000 Eier ab und sterben danach. Durch den Juckreiz ständige Reinfektion. Eier bleiben bis zu 20 Tage in der Umgebung, auch in Kleidern, Bettzeug oder Hausstaub lebensfähig. Wenn ein Familienmitglied infiziert ist, sollten alle anderen Familienmitglieder auch untersucht werden. Eine einzige Untersuchung (Tesafilmtest) entdeckt etwa 50% der Infektionen, zwei Teste etwa 90%, fünf Teste etwa 99%.

5 Der Mensch wird durch Moskitos infiziert; die Larven gelangen in Lymphgefäße und Lymphknoten, wo sie sich innerhalb von 6–12 Monaten zu reifen Würmern entwickeln. Diese liegen in den Lymphgefäßen, die Weibchen produzieren Mikrofilarien, häufig nachts und entlassen sie in den Blutstrom, wo sie wiederum von Moskitos aufgenommen werden. Im Moskito wandern sie über mehrere Entwicklungsprozesse durch die Thoraxmuskulatur in die Speicheldrüsen. Ungefähr 4000 bis 16000 Moskitostiche sind notwendig, um eine Infektion zu erzeugen. Häufigste Symptome sind Lymphangitis, Lymphadenitis, gewöhnlich der unteren Extremitäten, Epididymitis, Orchitis, Hydrozele. Bei chronischen Formen kann sich ein Lymphödem entwickeln (vor allem femoral, inguinal, Hoden).

6 Ca. ein Viertel der Weltbevölkerung ist infiziert. 5–10 Min Kontakt mit kontaminierter Erde ist notwendig, damit die Larven die Haut durchdringen können. Mit dem Blut gelangen die Larven in die Lungen, penetrieren die Alveolen und gelangen über den Respirationstrakt in den Ösophagus und Darm. 4–6 Wochen nach der Hautpenetration sind die Würmer geschlechtsreif. Würmer leben 2–6 Jahre im Dünndarm des Menschen. Sie nehmen etwa 0,15 ml Blut pro Wurm und Tag auf und produzieren etwa 25000 Eier pro Tag. Nur wenn mehr als 2000 Eier/g Stuhl bei Frauen und Kindern bzw. mehr als 5000 Eier/g Stuhl bei Männern ausgeschieden werden, kommt es zur Anämie.

7 Die geschlechtsreifen Würmer leben in Venen des Darmes und der Blase, die Weibchen produzieren 300 bis 3000 Eier pro Tag; diese gelangen mit dem Blutstrom nach Penetration des Gewebes in das Darmlumen (Sch. mansoni und Sch. japonicum) oder in die Harnblase (Sch. haematobium) und verlassen den Körper mit dem Stuhl oder dem Urin. In Frischwasser entwickeln sich die Eier in Miracidien, welche sich in bestimmten Schneckenarten zu Zerkarien weiterentwickeln. Die Zerkarien verlassen die Schnecken und können die Haut des Menschen penetrieren (innerhalb von 3 bis 10 Min bei Sch. mansoni; innerhalb von 30 Sek bei Sch. japonicum). Die jungen Schistosomen gelangen mit dem Blutstrom in die Lungen, von dort in die Leber und von hier in die Venen des Darmes und der Blase, wo sie die Eiproduktion beginnen. Im Menschen können sie 20 bis 30 Jahre überleben.

8 Wenn Larven mit rohem oder nicht ausreichend gekochtem Fleisch aufgenommen werden, wird ihre Hülle im Magen verdaut. Sie gelangen in den Dünndarm, wo sie sich, angeheftet an die Dünndarmzotten, zu reifen Würmern entwickeln. Jeder weibliche Wurm produziert innerhalb von 3 Wochen ca. 500 Larven, danach wird er mit dem Stuhl eliminiert. Die Larven gelangen über die Lymph- und Blutbahn in die Skelettmuskulatur, wo sie innerhalb von 3 Wochen von einer Zystenwand umgeben werden, die verkalken kann. Bis zu 5% folgender Tiere sind infiziert: Ratten, andere Nager, Schweine, Bären, Katzen, Hunde, Füchse. Schweine infizieren sich hauptsächlich durch Fressen ungekochter Abfälle und durch Ratten. Räuchern, Salzen und Trocknen von Fleisch zerstört die Larven nicht, wohl aber Tieffrieren für 20 Tage bei −15 °C bzw. Erhitzen auf mindestens 55 °C.

9 Der blutsaugende Wurm lebt im Dickdarm, seine Eier überleben außerhalb des Körpers vor allem in schattiger, feuchter Umgebung. Wenn embryonierte Eier aufgenommen werden, entwickeln sich die Larven im Dünndarm, von wo sie langsam in den Dickdarm wandern, wo sie nach 30–90 Tagen als reife Würmer mit der Eiproduktion beginnen (ca. 7500 Eier pro Tag). Besonders infektionsgefährdet sind Kinder zwischen zwei und vier Lebensjahren. Die Infektion führt selten zur Anämie, ein Wurm nimmt nur etwa 0,005 ml Blut pro Tag auf. Dies ist bis 40mal weniger als durch einen Hakenwurm.

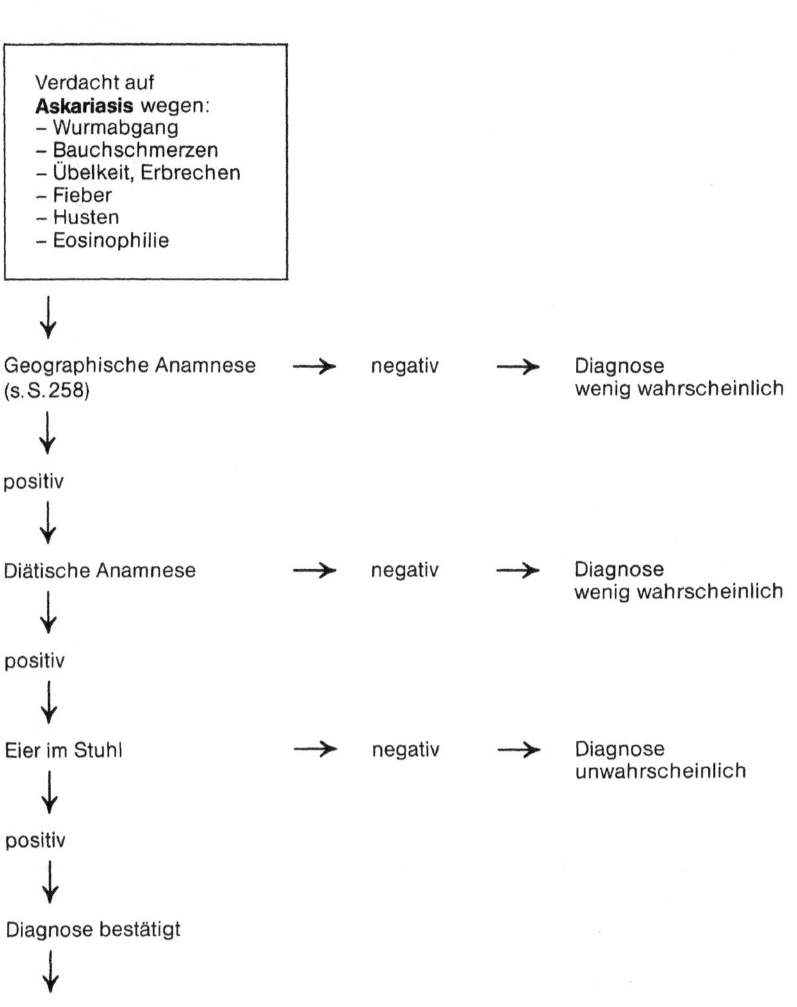

Abb. 15. Von Diagnostik zu Therapie der Askariasis (nach 14)

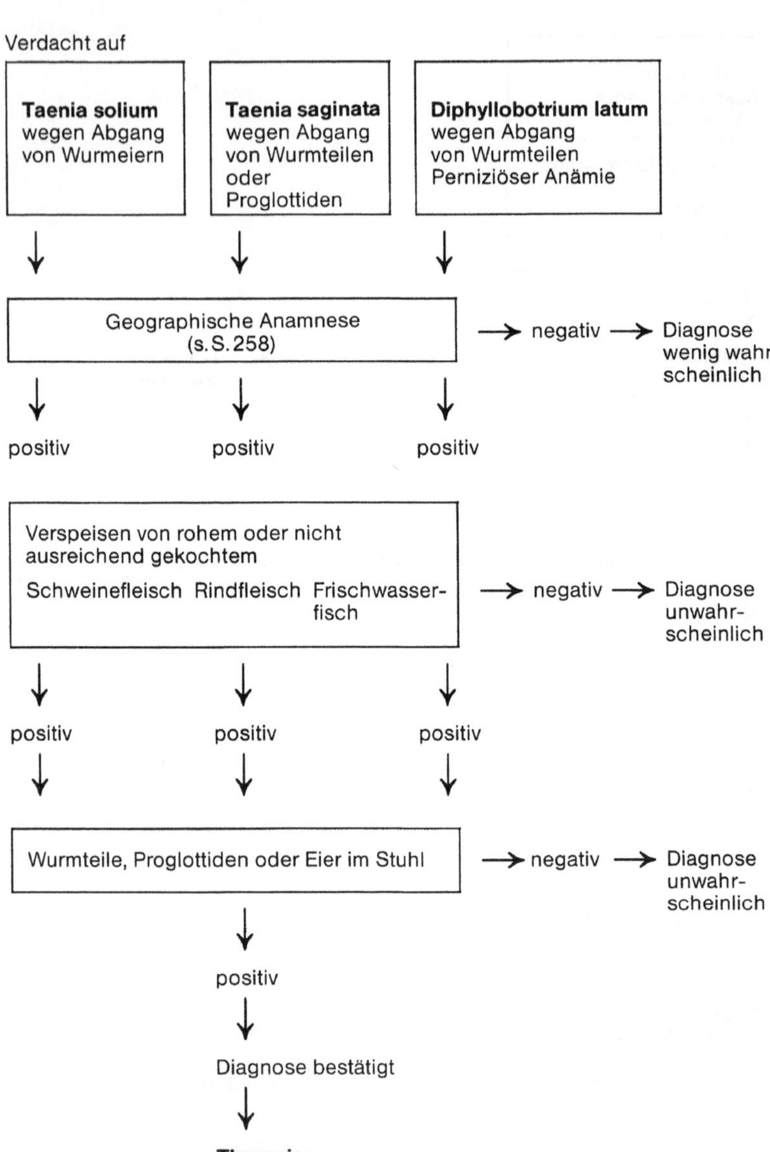

Abb. 16. Von Diagnostik zu Therapie der Bandwürmer (nach 14)

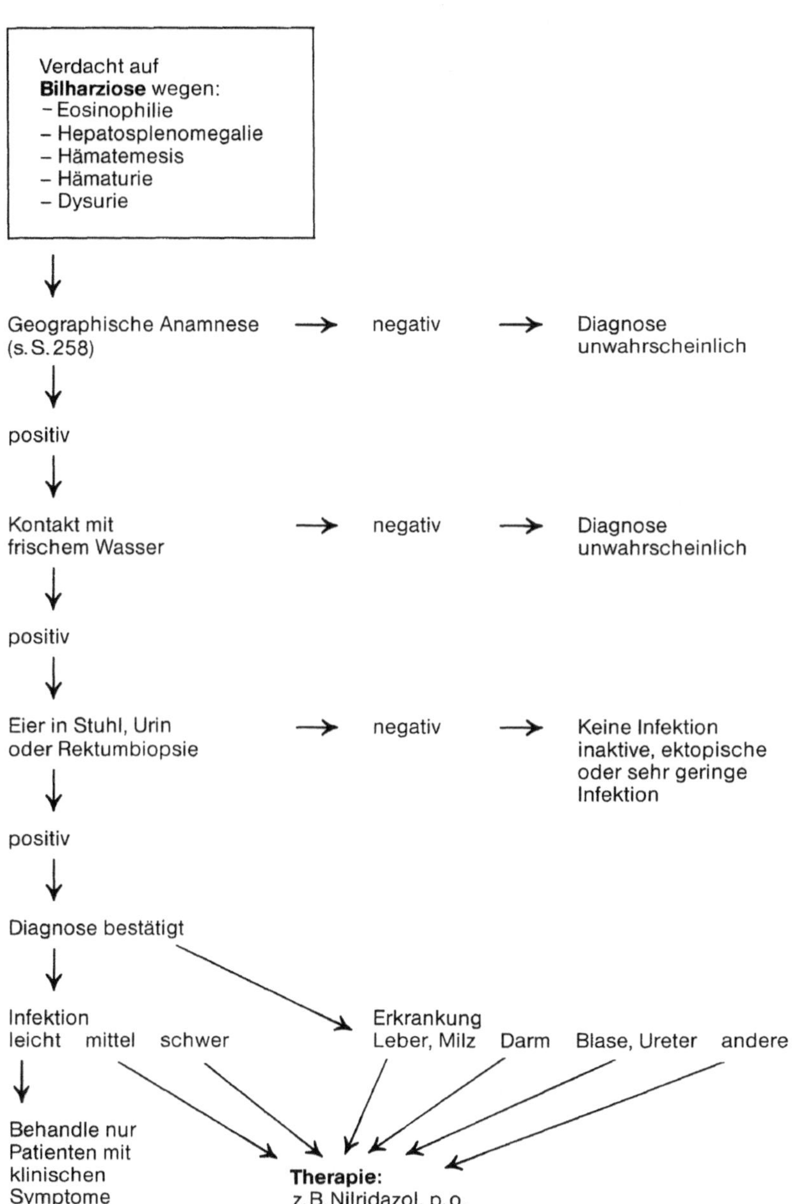

Abb. 17. Von Diagnostik zu Therapie der Bilharziose (nach 14)

Krankheitsbilder

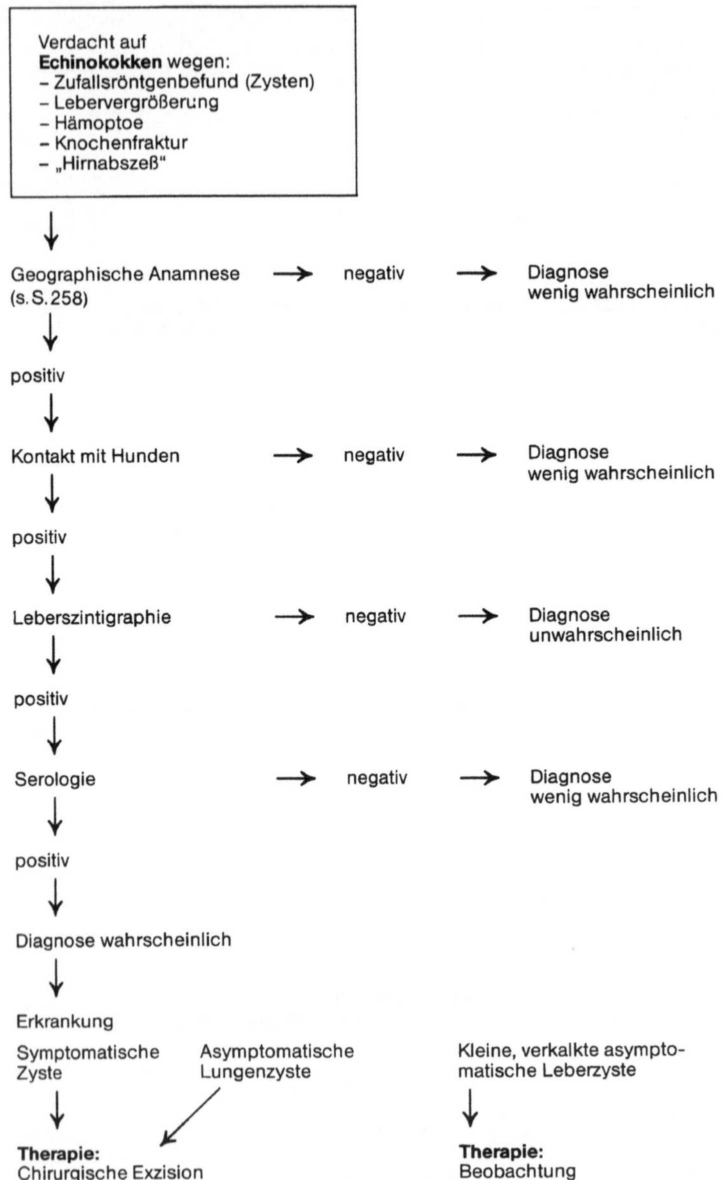

Abb. 18. Von Diagnostik zu Therapie der Echinokokken (nach 14)

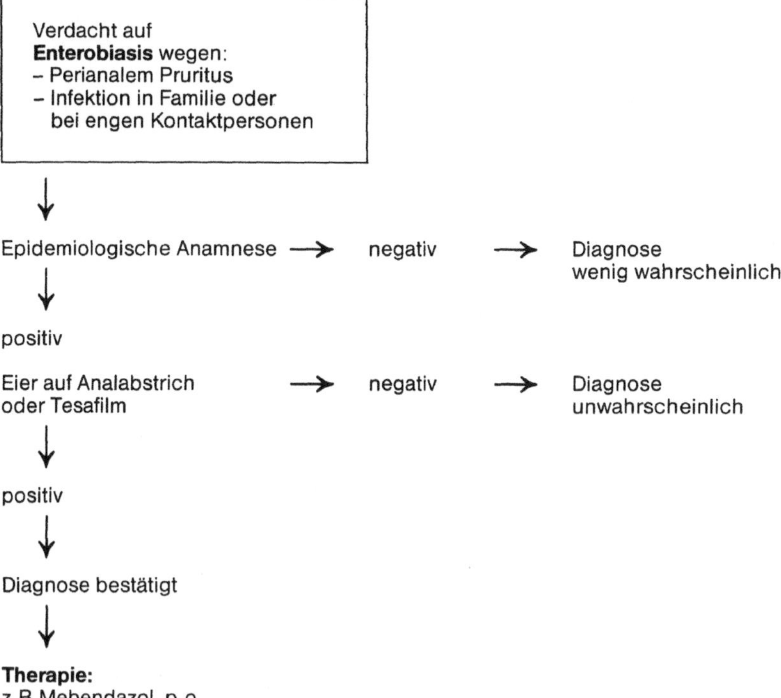

Abb. 19. Von Diagnostik zu Therapie der Enterobiasis (Oxyuren) (nach 14)

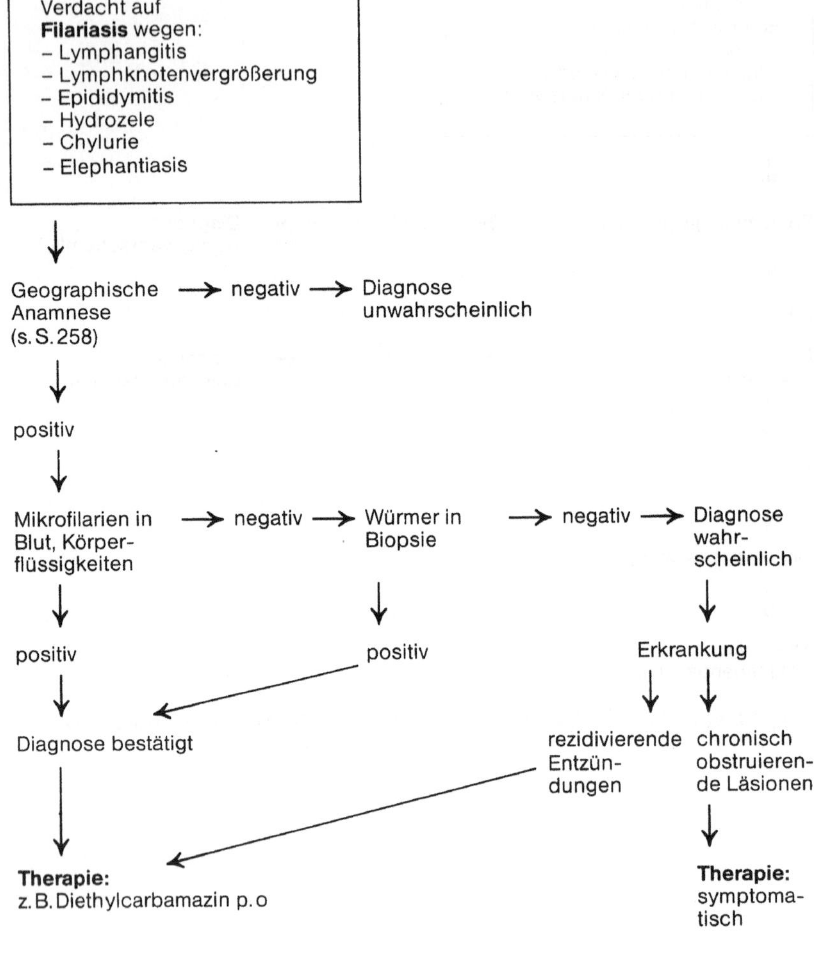

Abb. 20. Von Diagnostik zu Therapie der Filariasis (nach 14)

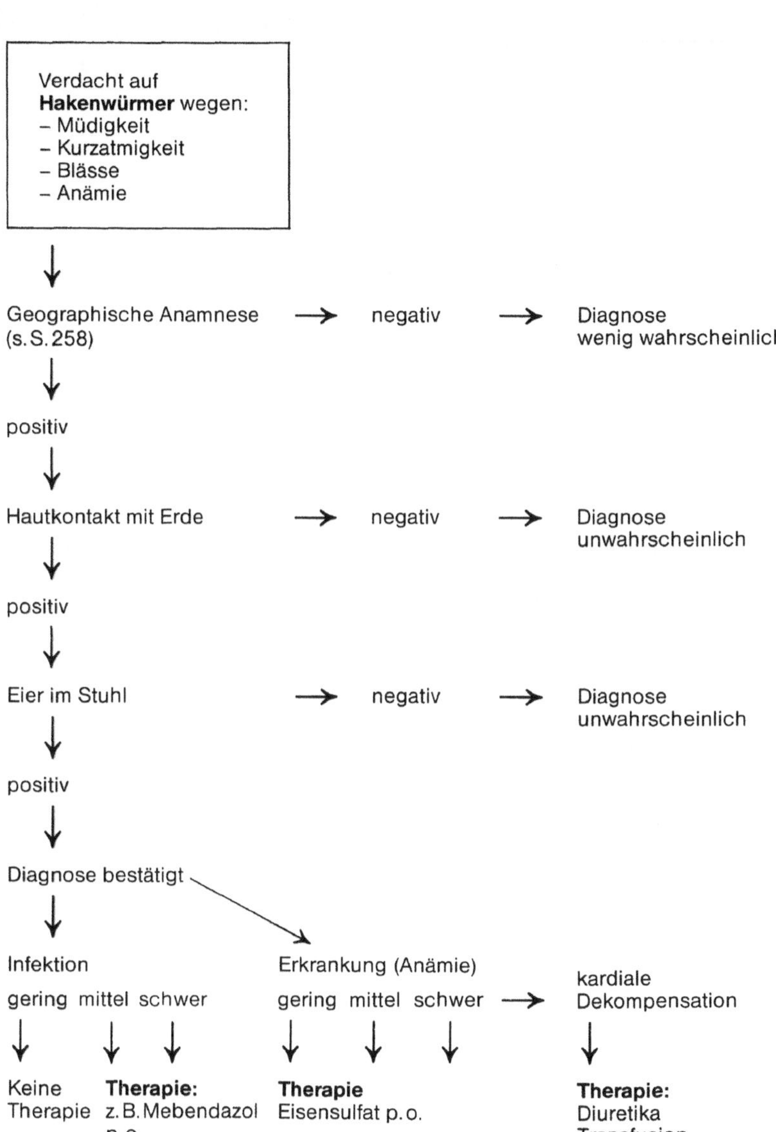

Abb. 21. Von Diagnostik zu Therapie der Hakenwürmer (nach 14)

Krankheitsbilder

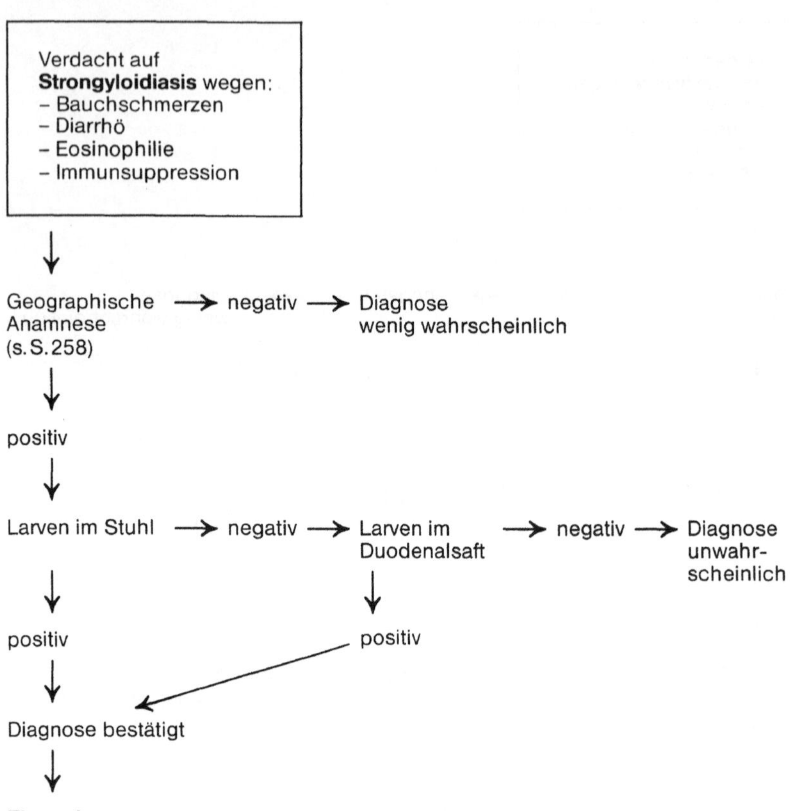

Abb. 22. Von Diagnostik zu Therapie der Strongyloidiasis (nach 14)

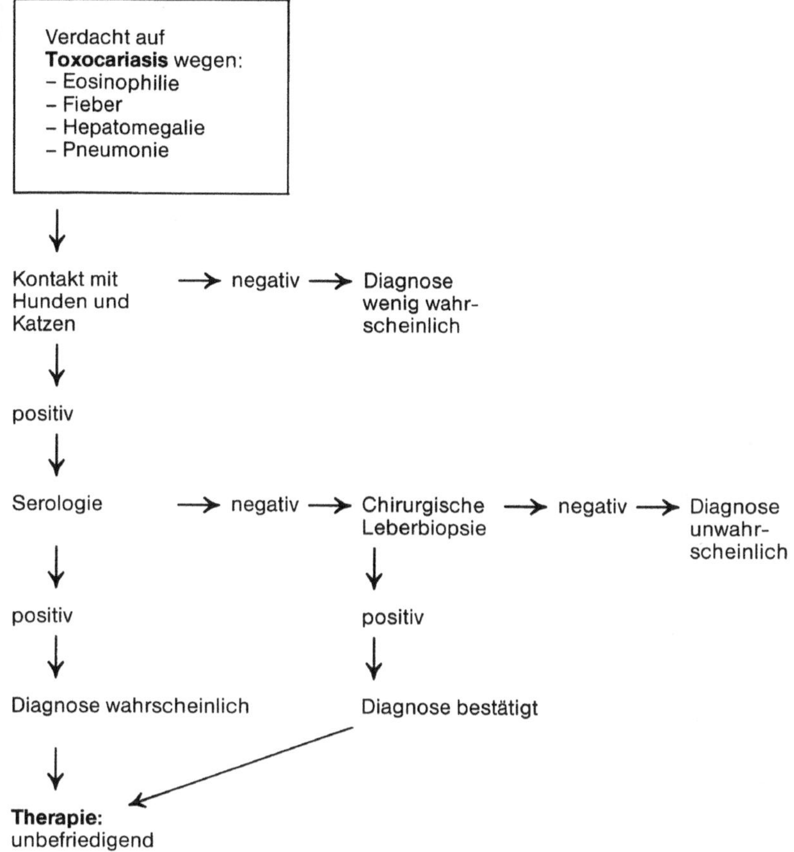

Abb. 23. Von Diagnostik zu Therapie der Toxocariasis (nach 14)

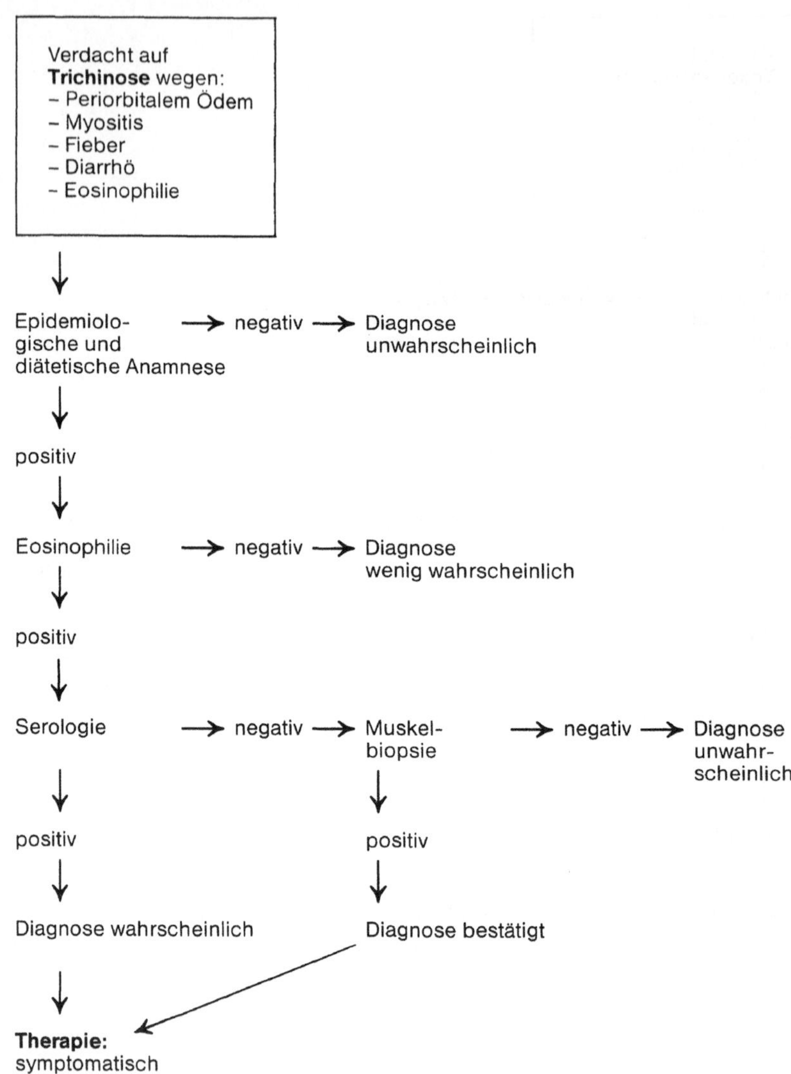

Abb. 24. Von Diagnostik zu Therapie der Trichinose (nach 14)

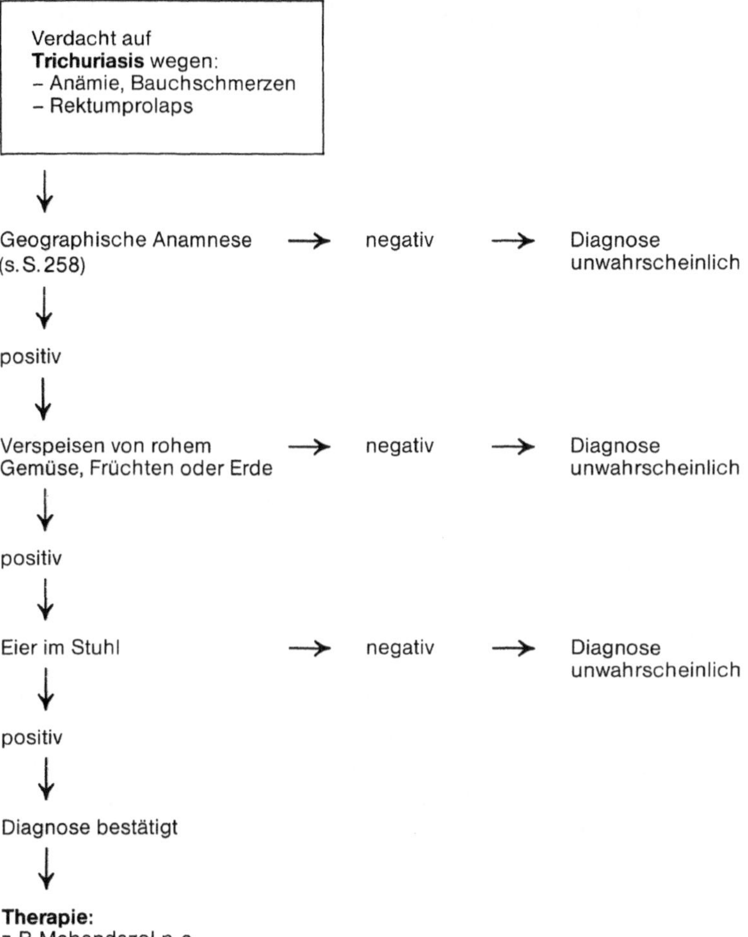

Abb. 25. Von Diagnostik zu Therapie der Trichuriasis (nach 14)

Krankheitsbilder

Zytomegalie-Virus-Infektionen

- ***Erreger***
  Zytomegalie-Virus, ein Virus der Herpesgruppe.

- ***Reservoir***
  Personen mit apparenten bzw. meist inapparenten Infektionen, vor allem gesunde kindliche Virusausscheider, 55% aller Personen über 25 Jahre haben Antikörpertiter gegen das Virus. Ca. 1% aller Neugeborenen sind Virusausscheider. Das Virus persistiert nach der inapparenten primären Infektion in Speicheldrüsen, Nieren und Leukozyten. Ausscheidung oft monate- bis jahrelang durch Speichel und Urin, seltener Oropharynx, Zervixsekrete und Brustmilch. Bei Immunsuppression (z. B. Transplantation) wird häufig das Virus aktiviert (bei ca. 50% aller Transplantierten; davon etwa die Hälfte erwirbt die Infektion über die transplantierte Niere, die andere Hälfte durch Reaktivierung einer latenten Infektion oder multiple Bluttransfusionen).

- ***Übertragung***
  Kongenitale diaplazentare Infektion durch mütterliche Virämie; Infektion des Neugeborenen vor allem durch infektiöse Zervixsekrete oder Brustmilch. Infektion im höheren Lebensalter durch direkten oder indirekten Kontakt mit infizierten Personen; kann auch durch Koitus übertragen werden (Samenflüssigkeit). Übertragung durch Bluttransfusionen, wahrscheinlich Leukozyten.

- ***Inkubationszeit***
  Unbekannt; Erkrankung nach Bluttransfusionen nach 4–8 Wochen, während der Geburt erworbene Infektionen werden nach 3–12 Wochen symptomatisch.

- ***Ansteckungsfähigkeit***
  Nicht genau bekannt; Kinder mit kongenitaler Zytomegalie können Virus im Urin wenigstens 4 Jahre, im Speichel mehrere Monate ausscheiden.

- ***Klinik***

Kongenitale Zytomegalie: Die meisten Kinder bleiben asymptomatisch; die kongenitale Zytomegalie ist die wichtigste Ursache der angeborenen Mikroenzephalie. Hepatosplenomegalie, Thrombozytopenie, Purpura, hämolytische Anämie, Ikterus, intrazerebrale Erkrankungen, geistige Retardierung, Chorioretinitis, Taubheit, zerebrale Schäden. Kongenitale Mißbildungen durch Zytomegalie sind häufiger als durch Toxoplasmose oder Röteln. Erworbene Zytomegalie: Bis zum 35. Lebensjahr sind ca. 80% der Menschen meist asymptomatisch krank: Hepatitis, interstitielle Pneumonie, Bronchopneumonie mit pertussisähnlichem Husten, Pharyngitis, Hepatosplenomegalie, zum Teil mehrere Wochen dauerndes Fieber, gefährdet sind vor allem Patienten mit verminderter körpereigener Abwehr (z.B. nach Transplantationen); Lymphknotenvergrößerung. Symptome bei Zytomegalie nach Nierentransplantation: Fieber (~ 80%), Arthralgie (~ 10%), Leberfunktionsstörungen (~ 50%), Hepatomegalie (~ 20%), Splenomegalie (~ 20%), Leukopenie (~ 50%).

- ***Differentialdiagnose***

Infektiöse Mononukleose, Toxoplasmose, Malignome (Morbus Hodgkin, Leukämie), bei Neugeborenen: kongenitale Röteln, Herpes-Virus-Infektionen, Toxoplasmose, Syphilis, Sepsis.

- ***Diagnostik***

Virusisolierung aus Urin, Zervix, Pharynx, Samen, Leukozyten, Antikörpertiter, bei Neugeborenen vor allem IgM-Antikörper. Nachweis zytomegaler Zellen, vor allem im Urin, Speichel, Liquor.

- ***Therapie***

Unspezifisch, Cytosin-Arabinosid.

- ***Isolierung des Patienten***

Standardisolierung, wenn baulich und organisatorisch möglich; Isolierung aller inapparent infizierten Patienten praktisch nicht möglich. Einmalhandschuhe bei Kontakt mit kontaminierten Sekreten oder Exkreten.

- ***Kontaktpersonen***

  Keine speziellen Maßnahmen, Schwangere ohne Antikörpertiter dürfen keine infizierten Patienten versorgen.

- ***Meldepflicht***

  Bei kongenitaler Zytomegalie Erkrankung und Tod.

- ***Vorbeugung***

  a) *Allgemein:* keine speziellen Maßnahmen nötig.
  b) *Immunisierung:* keine.
  c) *Desinfektion:* Scheuerwischdesinfektion von Gegenständen und Flächen, die mit Sekreten oder Exkreten kontaminiert sind. Händewaschen, Händedesinfektion, Einmalhandschuhe.

Differentialdiagnose wichtiger Infektionskrankheiten

Differentialdiagnose der häufigsten **Abszeßformen**

Tabelle 21

Lokalisation	Erreger	Ätiologie	Besonderheiten
Hirnabszeß		Trauma, septische Thrombophlebitis, Otitis media, Mastoiditis, chron. Sinusitis, metastatisch bei Lungenabszessen; Pneumonie, Lungenempyem, Bronchiektasen; kongenitale Herzvitien mit Rechts-links-Shunt, subakuter bakterieller Endokarditis, septischem Abort, Sepsis.	Die wichtigste therapeutische Maßnahme ist chirurgische Intervention. Wenn Antibiotikatherapie, dann in höchstmöglichen Dosen. Folgende Antibiotika penetrieren gut in Hirnabszesse: Chloramphenicol, Metronidazol, Clindamycin.
Leberabszeß	Escherichia coli, Staphylococcus aureus, Enterokokken, Streptococcus viridans, Klebsiella pneumoniae, andere gramnegative Keime, Entamoeba	Akute Appendizitis, Entzündungen der Gallenwege, Colitis ulcerosa, Divertikulitis, Karzinom des Darmtraktes, perinephritischer, subphreni-	Stets subphrenischen Abszeß und Amöbenabszesse ausschließen.

Tabelle 21 (Fortsetzung)

Lokalisation	Erreger	Ätiologie	Besonderheiten
	histolytica, Peptokokken, Peptostreptokokken, Bacteroides fragilis, Clostridien.	scher Abszeß, Lungenabszeß, Thoraxempyem.	
Lungenabszeß	**Aerobier:** Staphylococcus aureus, Streptokokken Gruppe A, Klebsiella pneumoniae, Pseudomonas aeruginosa, andere gramnegative Keime, Nocardien, Entamoeba histolytica, Mycobacterium tuberculosis, selten Aktinomyzeten. **Anaerobier** (ca. 50%–70%): Bacteroides fragilis, Bacteroides melaninogenicus, Fusobakterien, Sphaerophorus necrophorus, anaerobe Streptokokken, Treponemen.	Aspiration, Fremdkörper, Karzinom, metastatisch durch Sepsis, eitrige Venenkatheterinfektion; Bronchiektasen, besonders prädisponierend sind Alkoholismus und Leberzirrhose.	Wichtige diagnostische Maßnahmen sind transtracheale Aspiration bzw. Bronchoskopie mit Aspiration von Material, direkte Aspiration.
Perinephritischer Abszeß	Hämatogen meist Staphylococcus aureus. Direkt fortgeleitet aus der Niere, meist Escherichia coli, Enterokokken, Klebsiella pneumoniae und	Immer sekundär, Infektionen der Niere, Trauma, hämatogen von Infektionen im Mund-Rachen-Bereich, Furunkel, akute Prostatitis,	

Tabelle 21 (Fortsetzung)

Lokalisation	Erreger	Ätiologie	Besonderheiten
	andere gramnegative Keime, Mycobacterium tuberculosis, selten Anaerobier.	Appendizitis, Infektionen der Wirbelsäule, Gallenblase, Pleura, des kleinen Beckens.	
Subphrenischer Abszeß	Meist Mischung aus aeroben (E. coli, Enterokokken, Staphylococcus aureus, Klebsiella pneumoniae, andere gramnegative Keime) und anaeroben Keimen (vor allem anaerobe Streptokokken und Kokken, Bacteroides fragilis)	Stets sekundär nach Infektionen anderer Lokalisation, meist nach intraabdominellen Operationen (Magen, Duodenum ca. 30%–40%, Gallenwege ca. 20%–30%, Appendektomie ca. 10%–20%), Darmperforation bzw. Nahtdehiszenz, (z.B. perforiertes Magenulcus ca. 10%, akute Appendizitis ca. 1%), hämatogen.	Klinische Zeichen: Fieber 90%, Schmerzen im Oberbauch nur ca. 30%, Thoraxschmerz ca. 15%–20%, Pleuraexsudat 40%, Zwerchfellhochstand 60%, eingeschränkte Beweglichkeit des Zwerchfells 20%–30%, Leukozytose 60%–70%.

Merke!

1. Bei jedem Fieber unklarer Genese an Abszesse denken.
2. Bei wiederholt positiven Blutkulturen, vor allem trotz Antibiotikatherapie, an Abszeßbildung denken.
3. Bei Versagen von Antibiotikatherapie stets an Abszeßbildung denken. Bei folgenden Erkrankungen kommt es relativ häufig zur Abszeßbildung: Appendizitis, nach intraabdominellen Eingriffen, vor allem bei Peritonitis, Divertikulitis, Pankreatitis, Aspirationspneumonie, Infektionen des kleinen Beckens bei Frauen, Tuberkulose.
4. Direkte Gramfärbung von aspiriertem Material gibt wichtige Hinweise auf Ätiologie und vor allem Auswahl der Antibiotika vor Erregerisolierung.

Differentialdiagnose infektiöser Ursachen von **Bakteriurie**[1] und/oder **Leukozyturie**[2] (nach 12)

Pyelonephritis

Bakterien[3]
Pilze, meist Candida[4]
Tuberkelbakterien[5]
Mycoplasma pneumoniae (selten)

Nierenabszeß[6]

Perinephritischer Abszeß[6], **Papillennekrose**[7]

Zystitis

Bakterien[3]
Pilze, meist Candida[4]
Tuberkelbakterien[5]
Schistosoma haematobium

---

1 *Merke:* der Ausgangspunkt einer Bakteriurie (Niere bzw. Blase) kann anhand von klinischen Symptomen nicht bestimmt werden! Zystitis kann Flankenschmerzen, Fieber, Schüttelfrost verursachen, während Pyelonephritis zu Blasenschmerzen, Polakisurie und Brennen beim Wasserlassen führen kann.
Wichtiger Hinweis für Pyelonephritis: Leukozytenzylinder und antikörperbeladene Bakterien.
2 Differentialdiagnose „sterile Leukozyturie": Fremdkörper, Tuberkulose, Viren, Mykoplasmen, Chlamydien, Trichomonaden.
3 Grampositive und gramnegative Bakterien. Staphylococcus epidermidis und Mikrokokken zunehmend häufiger Erreger bei jungen Frauen und Kindern. Bei Staph.-aureus-Bakteriurie nach Sepsisstreuherd suchen. Blutkulturen!
4 Häufiger nach Blasendauerkatheter nach bzw. während Gabe von Breitspektrumantibiotika und Immunsuppression. Bei Candida im Urin stets Candidasepsis ausschließen.
5 Leitsymptom: sterile Leukozyturie ± Hämaturie!
6 Blutkulturen! (Bis zu 40% positiv)
7 Vor allem bei Patienten mit Diabetes, interstitieller Nephritis, Analgetikaabusus und Sichelzellanämie.

Prostatitis, Prostataabszeß

Urethritis

Gonokokken
Trichomonaden
Chlamydien
Mykoplasmen
Pilze, meist Candida[1]
Sekundär bei Zystitis oder Pyelonephritis

Asymptomatische Bakteriurie[2]

Differentialdiagnostische Hinweise aus
Blutbildveränderungen (nach 12)

Leukozytose[3]

Bei fast allen bakteriellen Infektionen, auch vielen Virusinfektionen. Mit relativer Lymphozytose: vor allem infektiöse Mononukleose, Pertussis, Zytomegalie, Toxoplasmose.

Leukopenie

Sepsis (vor allem Neugeborene), häufig ungünstiges prognostisches Zeichen
Endotoxinschock
Miliartuberkulose
Bestimmte Virusinfektionen (lymphozytäre Choriomeningitis, Denguefieber)
Generalisierte Histoplasmose
Generalisierter Kala-Azar

---

1 Siehe Fußnote 4, S. 220.
2 Keine Leukozyturie, Senkungsbeschleunigung, klinische Symptome. Häufig bei Diabetikern, älteren Frauen, Prostatahypertrophie, Patienten mit Dauerkatheter. In den meisten Fällen keine Antibiotikatherapie notwendig! (Ausnahme: Asymptomatische Bakteriurie in der Schwangerschaft!)
3 Wenn Absolutzahl von Granulozyten über 10000/ml^3 und Stabkernige über 500/ml^3, dann bakterielle Infektion sehr wahrscheinlich (ca. 70%).

Lymphozytose[1]

infektiöse Mononukleose[1]
Zytomegalie[1]
Toxoplasmose[1]
Virushepatitis[1]
Pertussis
Brucellose
Tuberkulose
Syphilis
Zahlreiche andere Virusinfektionen

Monozytose

Tuberkulose
Subakute bakterielle Endokarditis
Syphilis
Bei vielen chronischen Infektionen
Während Erholungsphase nach akuten Infektionen

Eosinophilie[2]

Trichinose
Wurminfektionen
Während Erholungsphase nach zahlreichen bakteriellen Infektionen

Thrombozytopenie

Sepsis (vor allem gramnegative Keime)
Meningokokkensepsis
Meist bei intravasaler Gerinnung
Röteln

Thrombozytose

Tuberkulose

---

1 Häufigste Ursachen.
2 Bei akuten schweren bakteriellen Infektionen praktisch nie Eosinophile im Differentialblutbild. Wenn mehr als 2% Eosinophile, dann bakterielle Infektion sehr unwahrscheinlich.

In der Erholungsphase nach bakteriellen Infektionen
In der Erholungsphase nach länger dauernden Pneumonien

Anämie

Bei vielen akuten und chronischen Infektionen
Gasbrand[1]
Malaria[1]
Mycoplasma pneumoniae (selten)[1]
Infektiöse Mononukleose (selten)[1]
Syphilis[1]
Staphylokokkensepsis

Blutsenkung[2]

Vor allem erhöht bei fast allen akuten und chronischen Infektionen, häufig nicht erhöht bei Trichinose, Virushepatitis, Verbrauchskoagulopathie, Pertussis.

Differentialdiagnose infektiöser Ursachen von **Durchfall** (nach 12)

Häufige Ursachen

Viren
(Vor allem Rota-Viren[3], ECHO-Viren, Reo-Viren, Coxsackie-Viren)

Enterotoxinproduzierende E. coli[4] („Turista")
Clostridium-perfringens-Nahrungsmittelintoxikation

---

1 Anämie durch Hämolyse.
Beachte: Infektionen können zu hämolytischen Krisen führen bei Sichelzellanämie, Hämoglobinopathien, Glucose-6-phosphat-dehydrogenase-Mangel.
Folgende Medikamente können zu Hämolyse führen: Sulfonamide, Nitrofurantoin, Chloramphenicol, Primaquin, Aspirin.

2 Blutsenkung kann normal sein bei schweren Hämolysen, Verbrauchskoagulapathie, Herzinsuffizienz, Polyglobulie. Besonders wertvoller prognostischer Parameter bei akuter und chronischer Osteomyelitis.

3 Kleinkinder und Säuglinge, aber auch Erwachsene. Vor allem in den Wintermonaten. Seltener auch Adeno-Viren und Entero-Viren.

4 Wahrscheinlich häufigste Ursache der Reisediarrhö.

Cl.-botulinum-Nahrungsmittelintoxikation
Staphylococcus-aureus-Nahrungsmittelintoxikation

Invasive Bakterien
Shigellen
Salmonellen, einschließlich Typhus und Paratyphus
Escherichia coli

Andere Bakterien
Yersinia enterocolitica[1]
Campylobacter fetus

Parasiten
Amöben
Lamblien[2]

Seltenere Ursachen

Bakterien
Cholera
Clostridium difficile[3]
Vibrio parahaemolyticus
Bacillus cereus
Staphylokokken-Enterokolitis[4]

Parasiten
Askariden
Hakenwürmer
Strongyloides stercoralis
Trichuris
Schistosoma
Bandwürmer
Trichinella

---

1 Verursacht häufig appendizitische Symptome.
2 Häufige Ursache von Reisediarrhö vor allem in Rußland.
3 Vor allem nach Therapie mit Lincomycin, Clindamycin, aber auch Ampicillin, Tetracyclinen und anderen Antibiotika.
4 Traubenförmige grampositive Kokken und massenhaft Leukozyten im mikroskopischen Stuhlpräparat sichtbar.
Merke: Bei Staphylokokken-Nahrungsmittelvergiftung keine Leukozyten und Kokken im Stuhl nachweisbar. Staphylokokken-Enterokolitis vor allem nach oraler Tetracyclintherapie.

Tabelle 22. Differentialdiagnose infektiöser Ursachen von Durchfall (Fieber, Leukozyten im Stuhl) (nach 12)

Kein oder nur sehr geringes Fieber, Keine Leukozyten im Stuhl	Fieber, Keine Leukozyten im Stuhl	Fieber, Leukozyten im Stuhl
Viren	Viren	Shigellen
Staphylokokken-Nahrungsmittelintoxikation		Salmonellen, einschl. Typhus
Clostridium perfringens		Invasive E. coli
Toxinproduzierende E. coli		Staphylokokken-Enterokolitis
Parasiten		Amöben
Schwermetallvergiftung		Pseudomembranöse Enterokolitis
Pilzvergiftung		(Clostridium difficile)
Fischvergiftung		Campylobacter fetus

Differentialdiagnose infektiöser Ursachen von **Exanthemen** (nach 12)

Petechien, Purpura, blutgefüllte Bläschen

Sepsis (gramnegative Erreger, Meningokokken, Gonokokken, Pseudomonas aeruginosa, Staph. aureus, Streptokokken, andere)
Endokarditis
Rheumatisches Fieber
Rickettsiosen
Entero-Viren
Hepatitis
Röteln, auch kongenital
Masern
Infektiöse Mononukleose

Papeln, Maculae

Typhus
Syphilis Stadium II
Scharlach
Masern
Röteln
Entero-Viren
Adeno-Viren
Infektiöse Mononukleose
Andere Viren

Blasen, Bläschen, Pusteln

Staphylokokkensepsis
Toxische Epidermolyse bei Neugeborenen (Staph. aureus)
Gonokokkensepsis
Herpes zoster oder generalisierter Herpes simplex
Pocken
Windpocken
Entero-Viren

Differentialdiagnose
Fieber unklarer Genese

Man spricht von Fieber unklarer Genese, wenn das Fieber wenigstens 3 Wochen andauert, ohne daß eine erklärbare Ursache gefunden werden kann. Ca. 30% aller Patienten mit Fieber unklarer Genese versterben an der unerkannten Erkrankung. Deswegen ist eine sehr sorgfältige Klärung der Fieberursache notwendig.

Hauptursachen

Bakterielle Infektionen (relativ häufig)

Tuberkulose
Infektionen der Leber- und Gallenwege
Bakterielle Endokarditis
Abszeßbildungen
Pyelonephritis
Gynäkologische Infektionen
Salmonellose
Blasen-/Venenkatheterinfektionen

Bakterielle Infektionen (relativ selten)

Typhus
Brucellose
Tularämie
Leptospirose
Aktinomykose
Syphilis
Psittakose
Rickettsiosen

Protozoenerkrankungen

Malaria
Leishmaniose
Amöbiasis
Toxoplasmose

Pilzerkrankungen

Histoplasmose
Aspergillose
Kokzidioidomykose
Kryptokokkose
Candida-Infektionen

Virusinfektionen

Herpes-Viren! Zytomegalie

Vordiagnostik außer Blutbild

Milz-/Lebergröße?
Hautläsionen?
Herzgeräusche?
Diarrhö?
Atmung und Atemgeräusche?

Wichtigste mikrobiologische Diagnostik

1. Mindestens 3 aerobe und anaerobe Blutkulturen im Abstand von 24–48 Std
2. Stuhl auf pathogene Darmbakterien (z. B. Salmonellen, Shigellen, Yersinia usw.)
3. Antikörpertiter: Toxoplasmose, Listeriose, Lues, Zytomegalie, Hbs-Ag, Epstein-Barr-Virus, Psittakose, Ornithose, Brucellose, Salmonellose, Yersinia enterocolitica
4. Malaria: dicker Tropfen
5. Pilzantikörpertiter
6. Tine-Test
7. Evtl. Blutkultur aus Knochenmark (z. B. Brucellen, Pilze)
8. Sputum: Tb, Pilze, Bakterien
9. Mindestens zweimalige bakteriologische Untersuchung von sorgfältig gewonnenem Mittelstrahlurin, besser Blasenpunktion

Untersuchungen, die bei Patienten mit Fieber unklarer Genese unbedingt gemacht werden müssen

1. Druck auf Dornfortsätze der Wirbelsäule (Osteomyelitis?)
2. Druck auf die Nasennebenhöhlen (Sinusitis?)
3. Rektale Untersuchung und Untersuchung des kleinen Beckens
4. Inspektion der perinealen Region (Fisteln?)
5. Inspektion der Finger- und Fußnägel (Endokarditis?)
6. Inspektion aller Kathetereintrittsstellen
7. Palpation der zervikalen, axillären und sonstigen Lymphknoten

8. Perkussion der Zwerchfellbeweglichkeit (subphrenischer Abszeß?)
9. Sorgfältige Auskultation des Herzens und der Lunge

Fieber bei stationären Patienten

Thrombophlebitis bei Venenkathetern
Harnweginfektionen bei Blasenkathetern
Atemweginfektionen bei Beatmung
Wundinfektionen, ‚postoperatives' Fieber
Drug-Fieber (!!!)
Transfusionsreaktionen
Fieber nach Dialyse, Herz-Lungen-Maschine, Herzkatheter
Fieber bei Dekubitus
Fieber bei Patienten unter Immunsuppression (Zytostatika, Bestrahlung usw.)
„Tumorfieber", Kollagenosen, Hämoblastosen
Abszeß, Endokarditis, Lungenembolien
Inadäquate Chemotherapie
Tuberkulose (!), Pilzinfektionen

Differentialdiagnose

Hämorrhagisches Fieber

(mit/ohne Hepatitis oder Nephritis; Blutungen häufig im Gastrointestinaltrakt, in schweren Fällen generalisierte Blutungen)

Gelbfieber
Typhus
Salmonellengastroenteritis
Shigellenruhr
Leptospirosen
Hämorrhagisches Fieber durch Arena-Viren (Argentinien, Bolivien)
Lymphozytäre Choriomeningitis
Influenza
Röteln
Arbo-Viren (Gelbfieber; Denguefieber; Chikungunyafieber – Afri-

ka, Südostasien, Philippinen; Kyasanur forest-Fieber - Indien; Omskfieber - Rußland; Krimfieber - Krim, Rußland; Kongofieber)

Gramnegative Sepsis, vor allem unter Therapie mit Breitspektrumpenicillinen

Differentialdiagnose infektiöser Ursachen von **Ikterus**[1,2] (nach 12)

Hämolyse

Malaria
Gasbrand
Infektionen bei Patienten mit Sichelzellenanämie, Glucose-6-phosphat-dehydrogenase-Mangel, paroxysmaler nächtlicher Hämoglobinurie.
Mykoplasmainfektionen

Extrahepatische Obstruktion

Cholangitis[3] (vor allem bei Gallengangssteinen, Cholezystitis, Pankreaserkrankungen, Pankreaskopfkarzinom etc.)

Intrahepatische Obstruktion

Spezifische Infektionen
- Hepatitis A, B, Nicht-A-nicht-B
- Infektiöse Mononukleose
- Leptospirose
- Q-Fieber
- Bei Neugeborenen: Herpes simplex, Röteln, Zytomegalie

---

1 *Merke:* Verschiedene antiinfektiöse Medikamente verursachen ebenfalls Ikterus: Nitrofurantoin, Para-Aminosalicylsäure, Sulfonamide, Penicillin, Cephalotin, INH, Rifampicin, Tetracycline, Erythromycin-Estolat.
2 Perihepatitis: Gonokokken, Chlamydia trachomatis.
3 Gonokokken-Perihepatitis kann klinisches Bild wie Cholangitis vor allem bei Frauen verursachen.

Bei Erwachsenen selten: Gelbfieber, Syphilis, Coxsackie-Infektion, Psittakose, Zytomegalie
Sepsis[1]
Leberabszeß (septisch, Amöben)

Differentialdiagnose von
Lungeninfiltraten[2] bei Patienten mit verminderter körpereigener Abwehr

Bakterien

Pneumokokken
Gramnegative Keime, vor allem Pseudomonas aeruginosa, Klebsiella pneumoniae, Escherichia coli, Proteus Spezies
Staphylococcus aureus
Legionella pneumophila, Mycobacterium tuberculosis

Pilze

Candida Spezies
Torulopsis glabrata
Aspergillen
Cryptococcus neoformans

Viren

Vor allem Zytomegalie

Parasiten

Pneumocystis carinii
Toxoplasma gondii

---

1 Vor allem bei Neugeborenen, bei Erwachsenen vor allem bei Sepsis verursacht durch Pneumokokken, Klebsiella pneumoniae, Salmonellen, Bacteroides fragilis, E. coli und Streptokokken.

2 Beste diagnostische Maßnahmen sind mikrobiologische Untersuchung von Trachealaspirat, Bronchialspülflüssigkeit, evt. auch Lungenpunktat. Mikroskopische Präparate! Die genannten Maßnahmen sind besonders wichtig bei Versagen einer Therapie.

Grundkrankheit

Lymphom
Leukämische Infiltrate

Reaktionen auf Medikamente

(Bleomycin, Methotrexat)

Differentialdiagnose der wichtigsten infektiösen Ursachen von **Lymphknotenvergrößerungen** (nach 12)

Lokal

Halsbereich, Kieferwinkel
Tonsillitis, Pharyngitis, Angina (Viren, A-Streptokokken, infektiöse Mononukleose)
Tuberkulose, häufiger atypische Mykobakterien
Diphtherie
Entzündungen an Zähnen und Kiefer
Nasennebenhöhleninfektionen
Kawasaki-Syndrom
Mykoplasmen

Okzipital
Röteln
Infektionen im Kopfhaarbereich

Peripher, axillär oder inguinal
Bei bakteriellen Infektionen der Haut, Subkutis, Knochen usw. (vorwiegend Staphylokokken, Streptokokken und gramnegative Keime)
Katzenkratzkrankheit
Tularämie

Vorwiegend inguinal
Syphilis Stadium 1

Lymphogranuloma venereum
Granuloma inguinale
Genitale Herpesinfektionen

Generalisiert

Infektiöse Mononukleose
Röteln
Zytomegalie
Masern
Toxoplasmose
Tularämie
Brucellose
Tuberkulose
Histoplasmose
Syphilis Stadium 2
Adeno-Viren

Tabelle 23. **Bakterielle Meningitis** (Labordaten) [aus Geisler PJ et al (1980), Reviews of Infectious Diseases 2: 125]

Labordaten	Anzahl der Patienten	
	n	%
Leukozyten/mm^3		
0– 24	47	(3,9)
25– 99	55	(4,5)
100– 999	291	(23,6)
1000–4999	456	(37,0)
≧ 5000	383	(31,0)
% Granulozyten		
0– 49	116	(10,1)
> 50	1032	(89,9)
Glukose (mg %)		
0– 54	865	(76,3)
> 55	269	(23,7)
Eiweiß (mg %)		
< 39	148	(13,7)
40– 119	382	(35,2)
> 120	554	(51,1)

Differentialdiagnose der **chronischen Meningitis**[1]

Tuberkulose
Kryptokokkose
Kokzidioidomykose
Histoplasmose
Blastomykose
Syphilis
Brucellose
Toxoplasmose
Nocardiose
Aktinomykose
Zystizerkose
Leptospirose

Differentialdiagnose der infektiösen **Monoarthritis**[2] (nach 12)

Bakterien

Kinder
Staphylococcus aureus
Streptokokken
Pneumokokken
Haemophilus influenzae[3]

---

1 Schließe aus: Hirntumor, Hirnabszeß, Subarachnoidalblutung, subdurales Hämatom, Riesenzellenarteriitis, multiple Sklerose, Lupus erythematodes, Leukämie.

2 Bakterien sind die häufigste Ursache einer infektiösen Monoarthritis. ***Merke:*** bei allen Patienten mit Monoarthritis Blutkulturen! (in bis zu 25% positiv!). *Von Gelenkpunktat stets Gram- bzw. Methylenblau-Präparat anfertigen!* Ermöglicht in mehr als der Hälfte der Fälle Schnelldiagnose. *Schließe folgende Ursachen nichtinfektiöser Monoarthritis aus:* Gicht, rheumatoide Arthritis, Trauma, Tumoren, Hämarthros, Osteochondritis dissecans, Synovitis.

3 Besonders häufig bei Kindern zwischen 6 Monaten und 2 Jahren.

Gramnegative Keime[1] und Kokken[1]
Andere

Erwachsene
Gonokokken[2]
Staphylococcus aureus
Pneumokokken
Streptokokken
Tuberkelbakterien[3]
Andere[4]

Pilze

Blastomyces dermatitidis
Coccidioides immitis
Andere

Differentialdiagnose der **akuten Pneumonie**[5] (nach 12)

Häufige Ursachen

Viren[6] (Influenza, Parainfluenza, Adenoviren, RS-Viren, Herpes-Viren)

---

1 Monoarthritis bei Meningokokken-Meningitis häufig abakteriell.
2 Häufigster Erreger der Monoarthritis bei Erwachsenen, vor allem Frauen. Manchmal geht der Monoarthritis eine Polyarthritis voraus.
3 Langsamer Beginn der Gelenkschwellung und Schmerzen. Häufig nach Gelenktrauma. Wirbelsäule am häufigsten befallen. Sehr selten auch atypische Mykobakterien.
4 Gramnegative Keime und Pilze nicht selten bei Suchtkranken, welche die Medikamente i. v. spritzen.
5 *Merke:* bei jeder unklaren Pneumonie Blutkulturen anlegen! Wenn Pleuraexsudat vorhanden, stets punktieren und bakteriologisch untersuchen lassen! Mit Counterimmunelektrophorese läßt sich auch im sterilen Pleuraexsudat Pneumokokken- oder Haemophilusantigen nachweisen. Trachealaspirat oder Bronchuswaschflüssigkeit bestes Material für mikrobiologische Untersuchung. Sputumkultur stimmt nur in ca. 30% mit Pneumonieerreger überein. Sputumkultur am zuverlässigsten bei Staphylokokken und Pneumokokken.
6 Patienten mit Viruspneumonie haben selten Leukozytose mit Linksverschiebung. Relativ charakteristisch ist der geringe Auskultationsbefund im Vergleich zu starken radiologischen Veränderungen.

Mycoplasma pneumoniae[1]
Bakterien
  Pneumokokken[2]
  Haemophilus influenzae[3]
  Staphylococcus aureus[4]
  gramnegative Keime[5] (E. coli, Klebsiella pneumoniae, Pseudomonas aeruginosa[6] und andere)
  Anaerobier[7]
  Mycobakterium tuberculosis
  Legionella pneumophila[8]
Chlamydien[9]

Seltene Ursachen

Aktinomykose
Tularämie
Salmonellen
Brucellen

---

1 Einer der häufigsten Pneumonieerreger bei Patienten im Alter bis zu 35 Jahren.
2 Häufigste bakterielle Erreger der nicht krankenhauserworbenen Pneumonie bei Kindern und Erwachsenen. Blutkulturen in bis zu 20% positiv! Vor allem häufig bei Leberzirrhose und Alkoholikern. Steriler Pleuraerguß häufig.
3 Besonders häufig bei Kleinkindern und älteren Patienten mit chronisch obstruktiver Lungenerkrankung.
4 Vor allem bei Kindern unter 2 Jahren, abwehrgeschwächten Patienten mit Staphylokokkensepsis, Staphylokokken-Venenkathetersepsis und Rauschgiftsüchtigen, welche intravenös spritzen.
5 Häufigste Erreger der krankenhauserworbenen Pneumonie.
6 Besonders häufig bei Patienten mit Mukoviszidose, Leukämie und Leukopenie.
7 Vor allem bei Aspirationspneumonie und Lungenabszessen. *Bei übelriechendem Auswurf stets an Anaerobier denken!*
8 Seltene Ursache einer Pneumonie in Mitteleuropa (ca. 1%). Häufigste Symptome: Kopfschmerzen, Fieber, Bewußtseinsstörung, Schüttelfrost, nicht produktiver Husten, Hämoptoe, Muskelschmerzen, gastrointestinale Symptome.
9 Bei Kleinkindern und Säuglingen häufiger Pneumonieerreger. Bei Erwachsenen nach Kontakt mit Vögeln (Psittakose).

Q-Fieber
Pilze (Blastomykose, Kokzidioidomykose[1], Histoplasmose[2])
Parasiten (Entamoeba histolytica, Nematoden, Malaria)

Bei Patienten mit verminderter körpereigener Abwehr (z. B. Leukämie, Zytostatikatherapie)

Nocardien
Viren (Zytomegalie, Varizella-Zoster, Herpes hominis)
Pilze (Candida, Aspergillus, Cryptococcus)
Parasiten (Pneumocystis carinii[3], Toxoplasma gondii)

---

1 Erreger der Pilzkrankheit ist Coccidioides immitis, der in Staub und Erde vorkommt. Endemiegebiete sind der Südwesten der USA, vor allem Kalifornien und Arizona, Mittelamerika und Südamerika, vor allem Bolivien, Argentinien und Venezuela. Die Infektion erfolgt durch Einatmung von pilzsporenhaltigem Staub; eine Übertragung von Mensch zu Mensch kommt nicht vor. Inkubationszeit 7 bis 28 Tage; bei 60% der Infizierten verläuft die Infektion asymptomatisch; bei der symptomatischen Infektion kommt es zu einer Infektion der oberen Luftwege mit grippeähnlichen Symptomen, häufig mit Erythema nodosum oder Erythema multiforme; typische Infektion ist die Pneumonie mit flüchtigen oder massiven Infiltraten bis Kavernenbildung. Generalisierung mit Befall des Mediastinums, Knochenmarks und der Meningen ist möglich. Eine Isolierung des Patienten ist nicht notwendig, bei Kontaktpersonen sind keine besonderen Vorsichtsmaßnahmen notwendig.

2 Erreger der Pilzinfektion ist Histoplasma capsulatum, der in Endemiegebieten (vor allem im Osten und im Zentrum der USA) in Staub und Erde vorkommt; die Infektion erfolgt durch Inhalation von pilzhaltigem Staub. Die Inkubationszeit beträgt 5–18 Tage, gewöhnlich 10 Tage. Die Infektion ist nicht von Mensch zu Mensch übertragbar. In den USA rechnet man mit ca. 40 Millionen infizierten Menschen. Die primäre akute Form verläuft meist grippeähnlich, ähnlich der Tuberkulose kommt es häufig zu Ausbildung eines Primärkomplexes mit Befall der regionären Lymphknoten, dieser heilt mit Fibrose und Verkalkung aus; bei Kleinkindern und älteren Männern kommt es selten zur progressiven Histoplasmose mit Lungenkavernen, Hepatomegalie, Splenomegalie, generalisierter Lymphknotenschwellung, Perikarditis, Endokarditis, Meningitis; eine Sonderform stellt der Befall der Zunge mit Ulzeration, der Epiglottis und des Larynx dar. Eine Isolierung des Patienten und besondere Vorsichtsmaßnahmen bei Kontaktpersonen sind nicht notwendig.

3 Neben RS-Viren, Pneumokokken, Mykoplasmen und Chlamydien häufigste Erreger der Pneumonie bei Säuglingen. Bei Erwachsenen fast nur bei Patienten mit verminderter körpereigener Abwehr.

Differentialdiagnose
radiologischer Befunde bei chronischer Pneumonie

Tabelle 24. Korrelation mit ausgewählten Erregern

Erreger/Erkrankung	Radiologische Befunde
Aspirationspneumonie	Obere oder basale Segmente der Unterlappen oder posteriore Segmente der Oberlappen
Nekrotisierende Pneumonie durch gramnegative Keime oder Staphylococcus aureus	Häufig multipel, kann in jedem Lappen oder Segment auftreten, chronische Klebsiella-Pneumonie, vor allem in Oberlappen
Aktinomykose	Vor allem Unterlappen, häufig Abszeßbildung, häufig mit Pleuraempyem
Nocardiose	Keine besondere Charakteristik, vereinzelt oder multipel, Lungenabszesse und Pleurabeteiligung möglich
Kryptokokkose	Einzelne oder multiple Infiltrate oder noduläre Verdichtungen, seltener lobäre Pneumonie
Histoplasmose	Leicht zu verwechseln mit Tuberkulose; Oberlappen häufiger befallen, jedoch Befall jedes Lappens möglich, unilateral oder bilateral
Aspergillose	Einzelne oder multiple Infiltrate, zentrale Einschmelzung möglich

Differentialdiagnose der infektiösen
Polyarthritis[1] (nach 12)

Tabelle 25

Häufiger	Selten
Bakterien	
Gonokokkensepsis[2], subakute bakterielle Endokarditis, Yersinien, Meningokokkenmeningitis mit Sepsis, Gruppe-A-Streptokokken (akutes rheumatisches Fieber),	Salmonellen-, Shigellen-Infektionen, Typhus, Brucellose

Tabelle 25 (Fortsetzung)

Häufiger	Selten
viele andere Sepsiserreger, sekundäre Syphilis	
Viren	
Hepatitis, Röteln, Mumps, Arboviren	Infektiöse Mononukleose, Katzenkratzkrankheit, Erythema infectiosum, Influenza
Pilze	
Kokzidioidomykose	
Chlamydien	
Lymphogranuloma venereum	
Verschiedene	
Reiter-Syndrom[3]	Amöben, Mykoplasmapneumonie

1 *Schließe folgende wichtige nichtinfektiöse Ursachen aus:* Kollagenosen, rheumatoide Arthritis, Morbus Boeck, Leukämie, Gicht, Allergie, Drugfieber, Hämoglobinopathien, Psoriasis, Amyloidose.

2 Häufigste Ursache der infektiösen Polyarthritis, dabei häufig auch Bläschen und Pusteln an den Extremitäten, vor allem um die befallenen Gelenke.

3 Konjunktivitis, Urethritis, Arthritis. Fast nur bei Männern. Ätiologie noch unklar (Chlamydien?).

Differentialdiagnose **septischer Temperaturen** (wichtigste Ursachen)

Sepsis[1,2]
Pneumonie[3]
Abszeß, Empyem[4]

1 Bei grampositiver und gramnegativer Sepsis Fieberkontinua möglich.

2 Bei Kindern von 3 Monaten bis 6 Jahren mit septischen Temperaturen in ca. 40% Virusinfektionen, in etwa 10% Haemophilus influenzae oder Pneumokokkensepsis.

3 Bei gramnegativer Pneumonie Fieberkontinua möglich.

4 Bei Infektionen, die sich durch Antibiotika nicht beeinflussen lassen, stets an Abszesse denken.

Osteomyelitis
Harnweginfektion
Meningitis
Endokarditis
Leukämie
Drug-Fieber (!)
Schädelhirntrauma[1]
Venenkatheterinfektion[2]
Cholangitis
Lungenembolie
Zerebrale Blutung
Virusinfektionen[3]
Pilzinfektionen[3]

Differentialdiagnose infektiöser Ursachen von **Splenomegalie**[4] (nach 12)

Häufiger

Sepsis
Typhus
Endokarditis[5]
infektiöse Mononukleose
Hepatitis
Masern
Zytomegalie
Chlamydien
Malaria
Tuberkulose (± Verkalkungen)
Histoplasmose (± Verkalkungen)

---

1 Bei Schädelhirntrauma häufig Fieberkontinua.
2 Bei septischen oder ungeklärten Temperaturen immer Venenkatheterinfektion ausschließen.
3 Vor allem bei Patienten mit eingeschränkter körpereigener Abwehr.
4 Milz muß 2- bis 3fach vergrößert sein, um palpabel zu werden.
5 Bei akuter Endokarditis fast immer, bei subakuter in bis zu 50% vergrößert.

Seltener

Toxoplasmose
Syphilis
Brucellose
Echinokokken (± Verkalkungen)

Faktoren, die zu Infektionen bei Patienten mit **verminderter körpereigener Abwehr** disponieren

Durch viele Eingriffe, diagnostische oder therapeutische Maßnahmen beim Patienten wird dessen körpereigene Abwehr vermindert und dadurch die Infektionsgefährdung erhöht. Dies ist eine der häufigsten Ursachen von nosokomialen, d.h. krankenhauserworbenen Infektionen. Im folgenden sind daher die wichtigsten Faktoren und therapeutischen Maßnahmen, welche zu Infektionen bei verminderter körpereigener Abwehr disponieren, und das Erregerspektrum zusammengestellt.

Durchbrechen anatomischer Barrieren

Chirurgische Eingriffe
Trauma
Verbrennungen
Venen-, Blasenkatheter
Dekubitus
Beeinträchtigung der Zilientätigkeit des Tracheobronchialsystems (Erkältung, Rauch, Alkohol, Anästhetika, Intubation)
Nekrotisierende Tracheitis bei Influenza, Intubation

Beeinträchtigung der Granulozytenfunktion und der zellulären Immunität

Kortikosteroidtherapie
Alkoholismus
Zytostatikatherapie
Verbrennungen
Kollagenosen

Komplementmangel
Angeborene Defekte der zellulären Immunität
Angeborene Defekte der Leukozytenfunktion
Herzinsuffizienz
Diabetes mellitus
Fremdkörper (Herzklappen, künstliche Gefäße, Hydrozephalusventile, Plastikvenenkatheter)
Hämoglobinopathien
Narkotika (Alkohol, Phenobarbital)
Antiphlogistika (Phenylbutazon)
Antibiotika (Chloramphenicol, Sulfonamide)
Leberzirrhose
Bestrahlung
Leukämie
Morbus Hodgkin
Unterernährung
Granulozytopenie unter 1000/mm^3
Hohes Lebensalter
Transplantation
Schock
Splenektomie
Urämie mit Azidose
Vaskulär bedingte Gangrän

Beeinträchtigung der Immunglobulinfunktion

Leberzirrhose
Komplementdefekte
Kongenitale und erworbene Immunglobulinmangelzustände
Dysproteinämien
Splenektomie

Tabelle 26. **Therapeutische Maßnahmen, welche zu Infektionen disponieren**

Therapie	Effekt
Antibiotika	Änderungen der normalen Flora, Selektion resistenter Keime, Förderung von Pilzwachstum, bestimmte Antibiotika vermindern Immunglobulinkonzentrationen
Kortikosteroide	Beeinträchtigung der Antikörperbildung, Beeinträchtigung zellulärer Abwehr, Verschlechterung der diabetischen Stoffwechsellage, Unterdrückung der Ausschüttung von Granulozyten, Verminderung der Interferonproduktion, Verminderung der Funktion von Lymphozyten und Monozyten
Zytostatika, Bestrahlung	Verminderung der Antikörperbildung, Verminderung der Produktion von Leukozyten, Verminderung der Granulozytenfunktion, Verminderung der Funktion des retikulo-endothelialen Systems
Chirurgische Eingriffe, vor allem Implantation von Fremdkörpern	Ermöglichen Erregern das Eindringen in den Körper, ermöglichen den Erregern das Überleben im Körper (z. B. an Fremdkörpern)

Differentialdiagnose infektiöser Ursachen von **Zellerhöhung im Liquor** (nach 12)

Tabelle 27

500 bis mehr als 20000 Leukozyten/mm^3; 90% Granulozyten; Glukose weniger als 40% des Blutzuckers; 100 mg% bis mehr als 700 mg% Eiweiß	25 bis ca. 2000 Leukozyten/mm^3; überwiegend Lymphozyten (Frühphase: überwiegend Granulozyten); Glukose normal oder weniger als 40% des Blutzuckers; 50–500 mg% Eiweiß	10–1000 Leukozyten/mm^3; überwiegend Lymphozyten (Frühphase: überwiegend Granulozyten); Glukose meist normal, selten erniedrigt; weniger als 100 mg% Eiweiß

Tabelle 27 (Fortsetzung)

Meningokokken	Tuberkelbakterien	Hirnabszeß
Pneumokokken	Cryptococcus neoformans[5]	Subdural-/Epiduralabszeß
Haemophilus influenzae[1]	Candida Spezies	intrakranielle Thrombophlebitis
Streptokokken[2]	Coccidioides immitis	fortgeleitete Otitis media, Sinusitis
Listerien	Histoplasmose	Retropharyngealabszeß
E. coli	Blastomykose	Listerien
Staphylococcus aureus[3]		Treponema pallidum
S. epidermidis[4]		Rickettsien
andere gramnegative und grampositive Erreger		Leptospiren
perforierter Hirnabszeß		Malaria
Amöben-Meningoenzephalitis (Naegleria fowleri)[6]		Trichinen
		Toxoplasma gondii
		Viren[7] (Herpes Typ 1, Mumps, Coxsackie, ECHO, lymphozytäre Choriomeningitis, Arbo-Viren, andere)

1 Am häufigsten bei Säuglingen und Kleinkindern.

2 Streptokokken der Gruppe B und E. coli häufigste Erreger der Neugeborenenmeningitis.

3 Nach Schädelhirntrauma und postoperativ.

4 Bei Hydrozephalusventilen und anderen Fremdkörpern.

5 Cryptococcus-neoformans-Zellen können mit Lymphozyten verwechselt werden! Tuschefärbung! Vor allem bei Patienten mit Diabetes, Leukämie, Lymphomen, Kortikoidtherapie, aber auch bei gesunden Personen.

6 Häufig mit Myokarditis. Therapie der Wahl: Amphotericin B.

7 Häufiger: Mumps (Kinder), Coxsackie, ECHO, Polio;
selten: Adeno, lymphozytäre Choriomeningitis, Herpes.

Tabelle 28. **Isolierungsmaßnahmen bei verschiedenen Infektionskrankheiten** (Zeichenerklärung und Fußnoten s. S. 248)

Einzelzimmer	Mundschutz	Kittel	Handschuhe	Stuhl[1]	Blut[2]	Sekrete[3]	Erkrankung
+	+	+	+			+	Lungenmilzbrand, generalisierte Vaccinia, Eczema vaccinatum, ausgedehnte Verbrennungen oder Wundinfektionen, die mit Staph. aureus oder Gruppe-A-Streptokokken infiziert und nicht durch einen Verband bedeckt sind, Staph.-aureus- und Gruppe-A-Streptokokken-Pneumonie
+	+	⊕	⊕		+	+	Lassa-Fieber, Marburg-Viruserkrankung, andere virusbedingte hämorrhagische Fieber
+	+	⊕				+	Diphtherie
+	+*	+	+			+	Varizellen, disseminierter Herpes zoster
+		⊕		+	+	+	Kongenitale Röteln, generalisierte Herpes-Virusinfektion des Neugeborenen
+			⊕			+	Tollwut

Tabelle 28 (Fortsetzung)

Einzelzimmer	Mundschutz	Kittel	Handschuhe	Stuhl[1]	Blut[2]	Sekrete[3]	Erkrankung
+	+*					+	Lungentuberkulose und Tuberkulose des Respirationstraktes
+	+						Meningokokken-Meningitis, Meningokokkensepsis
+	+*					+	Masern, Mumps, Röteln, Keuchhusten
+		⊕	⊕	+			Cholera, Staphylokokkenenteritis, Gastroenteritis (Enterotoxinproduzierende und enteropathogene E. coli, Salmonellen, Shigellen, Yersinia enterocolitica, Campylobacter, Typhus)
+		⊕	⊕	+		+	Akute Diarrhoea vermutlich infektiöser Ursache
				+	+		Hepatitis A, B, Nicht-A-nicht-B
+			⊕			+	Gasgangrän
	⊕	+	+			+	Lokalisierter Herpes zoster
+	⊕	⊕	⊕			+	Verbrennungen und Wundinfektionen, die mit Staphylococcus aureus oder Gruppe-A-Streptokokken infiziert sind, obwohl sie mit einem Verband bedeckt sind
						+	Aktinomykose mit Fisteln, Hautmilzbrand, Brucellose mit Fisteln, geringgradige infizierte Verbrennungen, mukokutane Candidiasis, Kokzidioidomykose mit Fisteln, akute bakterielle Konjunktivitis, virusbedingte Konjunktivitis, Gono-

Tabelle 28 (Fortsetzung)

Einzelzimmer	Mundschutz	Kittel	Handschuhe	Stuhl[1]	Blut[2]	Sekrete[3]	Erkrankung
						+	kokkenkonjunktivitis der Neugeborenen, Gonorrhö, Granuloma inguinale, Herpangina, Herpes oralis, andere Herpesinfektionen, infektiöse Mononukleose, epidemische Keratokonjunktivitis, Listeriose, Lymphogranuloma venereum, Mykoplasmenpneumonie, Nocardiose mit Fisteln, bakterielle Pneumonie, Psittakose, Q-Fieber, akute Atemwegsinfektionen, Scharlach, Streptokokken; Angina, mukokutane Syphilis, Trachom, extrapulmonale Tuberkulose mit Fisteln, Tularämie mit Fisteln, Wundinfektionen
				+			Amöbiasis, Clostridium-perfringens-Nahrungsmittelintoxikation, Enterobiasis, Lambliasis, Herpangina, Leptospirose (nur Urin), Virusmeningitis, Poliomyelitis, Staphylokokken-Nahrungsmittelintoxikation, Bandwürmer (nur Hymenolepis nana und Taenia solium), ECHO-Coxsackie-Gastroenteritis, Perikarditis, Myokarditis, Meningitis
					+		Malaria, Arbo-Virusinfektionen (z. B. Gelbfieber)

Tabelle 28 (Fortsetzung)

+ = Dringend empfohlen
⊕ = Nur bei direktem Kontakt
+* = nur bei Personen, die gegen die betreffende Infektion nicht immun sind

1 Die Krankheitserreger werden mit dem Stuhl ausgeschieden, daher sind besondere Vorsichtsmaßnahmen bei Umgang mit Stuhl oder stuhlkontaminierten Objekten, Flächen, Instrumenten, Gegenständen usw. notwendig. Bei direktem Kontakt mit Stuhl oder stuhlverschmierten Instrumenten usw. wird das Tragen von Einmalhandschuhen empfohlen. Nach jedem Kontakt mit der Anogenitalregion des Patienten werden Händewaschen bzw. Händedesinfektion dringend empfohlen.
2 Die Erreger befinden sich im Blut und/oder werden mit Blut übertragen, daher wird bei direktem Kontakt mit Blut das Tragen von Einmalhandschuhen empfohlen. Händewaschen und Händedesinfektion sind besonders wichtig.
3 Die Erreger befinden sich in Sekreten oder Eiter aus Fisteln, Sekret aus dem Nasenrachenraum oder in Wundsekreten; bei direktem Kontakt werden Einmalhandschuhe empfohlen. Händewaschen und Händedesinfektion sind besonders wichtig.

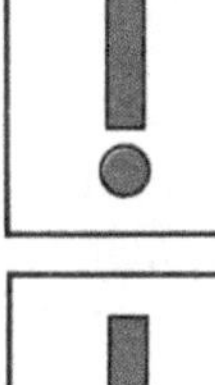

Kein Eintritt!
Bitte erst beim Pflegepersonal melden!

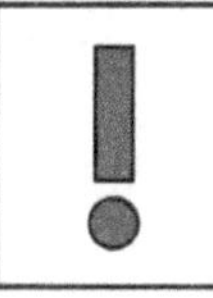

Tür muß geschlossen sein
Patient sollte das Zimmer nicht verlassen

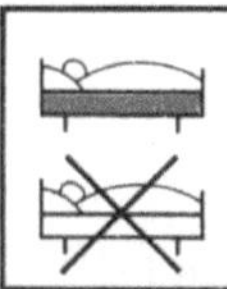

Nur bei Infektionen, die durch die Luft übertragen werden

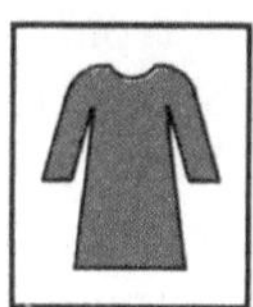

Bei Kontakt mit dem Patienten

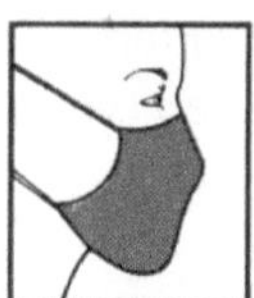

Nur bei Infektionen, die durch die Luft übertragen werden

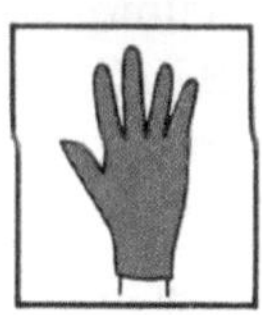

Nur bei direktem Kontakt
mit infizierten Körperregionen, Exkreten und Sekreten, die infektiös sind

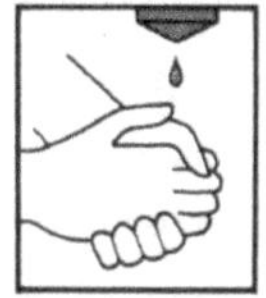

Vor Verlassen des Zimmers

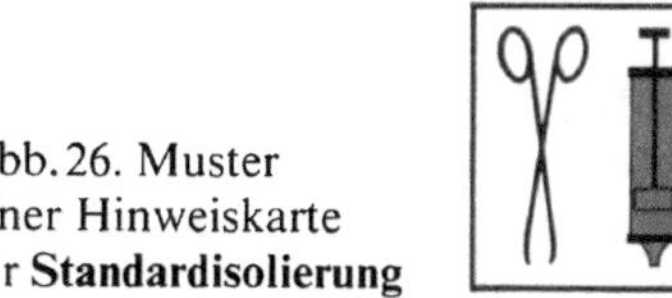

Instrumente, Verbandsmaterial, Wäsche usw. in dichten Behältern oder Plastiksäcken zur Desinfektion, Sterilisation, Wäscherei oder Verbrennung

Abb. 26. Muster einer Hinweiskarte für **Standardisolierung**

Maßnahmen in der Klinik bei Durchfall infektiöser Genese

A. Standardisolierung der Patienten mit Durchfall, bis Infektiosität ausgeschlossen! (Keine Neuaufnahmen in ein Zimmer, in dem die Erkrankung aufgetreten ist. Kontaktpatienten bleiben bis zum Ausschluß einer erfolgten Ansteckung im gleichen Zimmer):

B. 1. **Bei jedem Patienten** mit Durchfall muß eine Stuhluntersuchung auf darmpathogene Keime erfolgen.

2. Stuhluntersuchungen bzw. Rektalabstriche müssen durchgeführt werden:

a) Bei allen Kontaktpersonen desselben Zimmers b) Bei allen indirekten Kontaktpersonen bei Auftreten entsprechender Symptomatik (z. B. Durchfall, Verstopfung, Übelkeit, Erbrechen, Tenesmen, Fieber, Gelenkbeschwerden)	Bei S. typhi, paratyphi A, B u. C, Shigellen, Vibrio cholerae, Yersinia enterocolitica, Enteritis-Salmonellen (z. B. S. typhimurium) Campylobacter fetus, enteropathogene E. Coli, Viren (vor allem Rotaviren)
c) Bei allen direkten Kontaktpersonen (Patienten, Pflegepersonal, Ärzten)	Salmonella typhi, paratyphi A, B u. C, Shigellen, Vibrio cholerae
d) Bei allen direkten Kontaktpersonen **nur bei Auftreten entsprechender Symptomatik**	Yersinia enterocolitica, Enteritis-Salmonellen (z. B. S. typhimurium), Campylobacter fetus, enteropathogene E. coli (Viren, vor allem Rotaviren)

Beachte!

Bei Typhus (seltener bei Paratyphus A, B und C) sind in der ersten Erkrankungswoche ca. 90% der Blutkulturen, aber erst in der dritten bis fünften Erkrankungswoche etwa 85% der Stuhlproben positiv.

Bei gehäuftem, epidemischem Auftreten von Durchfall bei Patienten und/oder Personal immer an gemeinsame Infektionsquelle (z.B. Nahrung) denken! Dabei ist zu beachten, daß alle als Infektionsquellen in Frage kommenden Essensreste mikrobiologisch untersucht werden müssen.
Generell ist Einsendung von Stuhl zu bevorzugen! Rektalabstrich (Tupfer ca. 5 cm ins Rektum einführen!) nur in Ausnahmefällen (bei Salmonellen und Shigellen), dieser muß dann *sofort* transportiert werden (bei Transportzeit > 24 Std unbedingt Transportmedium verwenden!).
Auf dem Einsendeschein muß immer die klinische Verdachtsdiagnose, evtl. mit Vorbefunden, angegeben werden.
Pflegepersonal, das infektiöse Patienten betreut, sollte Kontakt mit nicht infizierten Patienten möglichst vermeiden.
Erkrankt Pflegepersonal akut an Durchfall, ist jegliche direkte Patientenversorgung untersagt, bis Infektiosität ausgeschlossen.
Bei Nachweis von Entamoeba histolytica ist im Stuhl nach Zysten zu suchen, bei deren Nachweis eine Isolierung (bei Beachtung der erforderlichen Hygiene kein Einzelzimmer notwendig) angezeigt ist.
Auf dem Einsendeschein die Verdachtsdiagnose immer angeben (evtl. mit Vorbefunden!).

Durchführung der Isolierung

1. Kein Eintritt für Besucher!
   Besucher müssen sich erst beim Pflegepersonal melden!
2. Die Zimmertür muß geschlossen bleiben.
3. Der Patient sollte den Raum nicht verlassen.
4. Einzelzimmer: nur bei Typhus, Paratyphus A, B und C, Shigellen-Ruhr und Cholera.
5. Händedesinfektion nach Kontakt mit infiziertem Patienten (bei Kontakt mit Exkrementen, Sekreten, usw. Einmalhandschuhe!).
6. Überziehen von Schutzkittel bei Betreten und Ablegen des Kittels vor Verlassen des Zimmers (Schutzkittel verbleibt im Zimmer bzw. in der Schleuse; täglicher Wechsel des Schutzkittels. Evtl. Einmalschürzen).
7. Instrumente, Verbandmaterial müssen in dichten Behältern oder Plastiksäcken zur Desinfektion, Sterilisation bzw. zur Verbrennung gebracht werden.

8. Nach Entlassung der Patienten und der gesunden Keimausscheider ist der gesamte Pflegebereich gründlich zu reinigen und zu desinfizieren. Besondere Sorgfalt ist dabei auf die Reinigung und Desinfektion von Badewannen, Waschschüsseln und anderen Gegenständen, die mit Stuhl oder Urin des Patienten in Berührung gekommen sein könnten, zu legen! (z. B. Toilettenbrillen).
9. Benutzte Handcremen, Seifen, Salben sind mit infektiösem Müll (speziell gekennzeichnete Säcke) zu entsorgen. Matratzen mit Plastikschonern werden einer Scheuerdesinfektion unterzogen, Matratzen ohne Plastikschoner werden chemisch oder thermisch desinfiziert (durch den Desinfektor). Absprühen allein genügt nicht!
10. Wäsche wird in speziell gekennzeichneten, wasserdichten Säcken (infektiöse Wäsche) entsorgt.
11. Essensreste werden als infektiöser Müll entsorgt, Geschirr wird vorzugsweise thermisch desinfiziert (z. B. Geschirrspülmaschine).
12. Wenn möglich sollte für Patienten mit infektiösen Durchfallerkrankungen eine eigene Toilette reserviert werden, nach Benutzung Toilettenbrille desinfizieren. Steckbecken und Urinflaschen nach Benutzung maschinell reinigen und desinfizieren (vorzugsweise thermische Desinfektion in einer Steckbecken-Spülanlage), nach Entlassung der Patienten autoklavieren.

Aufhebung der Isolierung

Bei Salmonella typhi, paratyphi A, B und C müssen 10 Stuhlproben und 5 Urine im Abstand von jeweils 2 bis 3 Tagen negativ sein. Bei Enteritis-Salmonellen (z. B. Salmonella typhi-murium) müssen 3 Stühle, bei Shigellen 5 Stühle im Abstand von jeweils zwei bis drei Tagen negativ sein. Entsprechende Länderregelungen sind zu beachten.

Je nach Verläßlichkeit kann ein Patient vorher entlassen werden, wenn gewährleistet ist, daß er sich entsprechend den gesetzlichen Bestimmungen verhält. (Individuelle Regelung nach Rücksprache mit dem Gesundheitsamt.)

Betrifft: Klinikpersonal!

Unter bestimmten Voraussetzungen dürfen symptomlose Ausscheider von Enteritissalmonellen, Yersinia enterocolitica, Yersinia pseudotuberculosis, enteropathogenen E. coli und Campylobacter fetus in der Klinik beschäftigt werden:

1. Die Beschäftigung darf erst nach Meldung an das Gesundheitsamt und nach Absprache mit dem Personalarzt erfolgen.
2. Eine Beschäftigung in der Küche ist ausgeschlossen. Auch darf die Person kein Essen austeilen oder Nahrungsmittel zubereiten.
3. Eine Beschäftigung auf folgenden Stationen ist ausgeschlossen: Intensivstationen; Stationen für Neugeborene, Säuglinge, Frühgeborene, Wöchnerinnen, Dialysepatienten, transplantierte Patienten; Stationen mit überwiegend Karzinom- bzw. Leukämiepatienten.
4. Wenn möglich, eigene Toilette, Händedesinfektion nach jeder Toilettenbenutzung.
5. Hygienische Händedesinfektion vor jedem direkten Patientenkontakt. Täglich frischer Kittel.

Tabelle 29. **Desinfektionsplan für Allgemeinstation und ärztliche Praxis**

Was	Wann	Womit (Beispiele)[1]	Wie
Händereinigung	Bei Betreten bzw. Verlassen der Station, vor Patientenkontakt	Esemtan, Wasa, Freka Waschlotion, Manipur	Flüssigseifen, Einmalhandtücher
Händedesinfektion, hygienische	Z. B. vor Verbandwechsel, Absaugen, Blasen-Venen-Katheterpflege und nach Kontakt mit infizierten Patienten bzw. kontaminiertem Material	Spitacid, Desderman, Freka Händedesinfektion	Ca. 3 ml Desinfektionsmittel in Hohlhand verreiben, bis Hände trocken sind. Kein Wasser zugeben
Hautdesinfektion	Vor Punktionen, bei Verbandwechsel usw.	Kodan Tinktur, Braunoderm, Betaisodona Lösung	Ca. 30 Sek einwirken lassen, mit sterilem Tupfer mehrmals abwischen. Nur Einsprühen genügt nicht!
Schleimhautdesinfektion	Z. B. vor Blasenkatheterlegen	Betaisodona Lösung, Braunol	Unverdünnt auftragen, trocknen lassen
Endoskope	Nach Gebrauch	Cidex 15 Min (bei Hepatitis/Tb 2 Std), Gigasept 10% 15 Min (bei Hepatitis/Tb 5% 2 Std)	Mit 70% Alkohol und Einmalhandschuhen reinigen; Kanäle mit Bürste und Cidex/Gigasept reinigen, anschließend mit Desinfektionsmittel füllen. Besser: Sterilisation in Dampf/Gas!
Deckelgefäß mit Kornzange	1 × täglich	Dampf	Autoklavieren, trocken stehenlassen, keine Desinfektionsmittel zugeben

Verbandstoff-trommeln	1 × täglich nach Gebrauch	Dampf	Autoklavieren, mit Datum versehen! oder Einwegmaterial
Bettpfannen Urinflaschen	a) Bei Patientenwechsel b) Nach Gebrauch	a) Dampf b) Autom. Desinfektions- und Spülanlage	a) Autoklavieren b) Mit Einmalhandtuch austrocknen
Bettendesinfektion	Nach Kontamination, bei Patientenwechsel bzw. mind. 1 × wöchentlich	Incidin perfekt 0,5%, Buraton 10 F 0,5%	Mit frischem Tuch abwischen und gründlich reinigen (defekte Plastik-Matratzenschoner erneuern); Matratzen, Kopfkissen u. Federbetten können durch Besprühen nicht wirkungsvoll desinfiziert werden; besser: Dampfdesinfektion
Milchflaschen, Sauger	Nach Gebrauch	Milton	Gebrauchsanleitung des Herstellers genau beachten! Besser: autoklavieren (Klinik) oder 10 Min kochen bzw. 2 Min Dampftopf (Haushalt)
Exkremente, Sekrete	Bei meldepflichtigen Infektionskrankheiten, z. B. Tuberkulose, Hepatitis, Salmonellosen usw.	Amocid 5% 6 Std (Stuhl), 4 Std (Sputum), 2 Std (Urin)	1 Teil Sputum (Stuhl) + 2 Teile 5% Amocid bzw. 1 Teil Urin + 1 Teil 5% Amocid oder einfacher: Stuhl, Urin, Sputum usw. in Steckbeckenspülautomat bzw. Toilette
Waschbecken	Mindestens 1 × täglich	Scheuerpulver	Gründlich reinigen
Mobiliar, Geräte, Blutdruckmanschetten usw.	Nur nach Kontamination desinfizieren, jedoch täglich reinigen	Incidin perfekt 0,5% 1 Std, Buraton 10 F 0,5% 1 Std, Antifect Liquid	Mit frischem Tuch abwischen; möglichst keine treibgashaltigen Sprühflaschen verwenden!

Tabelle 29 (Fortsetzung)

Was	Wann	Womit (Beispiele)[1]	Wie
Instrumente	Nach Gebrauch	Grotanat Flüssig 2% 1 Std, Lysoformin 2000 3% 1 Std (bei Hepatitis Gigasept 5% 2 Std)	Einlegen (vollständig ohne Luftblasen untertauchen), reinigen z. B. mit Edisonite, anschl. autoklavieren
Tuben, Schläuche, Masken, Anästhesiezubehör usw.			
Falls **keine(!)** Sterilisation in Dampf oder Gas möglich	Nach Gebrauch	Gigasept 5% 2 Std, Cidex 2 Std, Sekusept steril 1% 4 Std, Lysoformin 2000 5% 2 Std	Nach Desinfektion gründlich abspülen (ca. 10 Min), trocknen lassen, staubfrei aufbewahren
Sterilisation in Gas oder Dampf möglich	Nach Gebrauch	Grotanat Flüssig 2% 1 Std, Lysoformin 2000 3% 1 Std, bei Tbc 4% 1 Std	Nach Desinfektion gründlich abspülen (ca. 10 Min), dann sterilisieren
Thermometer	Nach Gebrauch	Lysoformin 2000 3% 1 Std, Grotanat Flüssig 2% 1 Std	Einlegen, abspülen, trocken aufbewahren

1 Die hier gegebene Auswahl der Produkte bedeutet keine Bevorzugung des einen oder anderen Präparates. Die Auswahl sollte sich jedoch grundsätzlich nach der Liste der von der Deutschen Gesellschaft für Hygiene und Medizinische Mikrobiologie geprüften Mittel richten.

Tropenkrankheiten

Da durch die Urlaubsreisen Tropenkrankheiten auch in Deutschland zunehmen, sind in den nächsten beiden Tabellen die Verbreitung von Tropenkrankheiten und die wichtigsten klinischen Symptome, die Hinweise auf bestimmte Tropenkrankheiten geben, zusammengestellt.

Tabelle 30. **Wichtigste Symptome bei Tropenkrankheiten** (nach 14)

Allgemein	**Fieber:** Pocken, Gelbfieber, Lassafieber, Pest, Shigellenruhr, Tuberkulose, Typhus, viszerale Leishmaniose, Malaria, Toxoplasmose, Schlafkrankheit, Trichinose, Hundebandwurm, Leberegel. **Anämie:** viszerale Leishmaniose, Malaria, Hakenwürmer, Fischbandwurm. **Lymphknotenvergrößerung:** Pest, Toxoplasmose, Schlafkrankheit, Filariasis. **Eosinophilie:** Filariasis, Leberegel, Bilharziose, Zwergfadenwurm, Trichinose, Hundebandwurm.
Lunge	**Husten:** Lassafieber, Pest, Tuberkulose, Lungenegel.
Darm	**Schmerzen:** Shigellenruhr, Typhus, Leberegel, Zwergfadenwürmer **Diarrhö:** Cholera, Shigellenruhr, Amöbiasis, Lambliasis, Zwergfadenwürmer, Trichinose. **Blutig-schleimige Stühle:** Shigellenruhr, Amöbiasis.
Leber	**Ikterus:** Hepatitis, Gelbfieber. **Hepatomegalie:** Typhus, viszerale Leishmaniose, Hundebandwurm, Echinococcus, Leberegel, Bilharziose. **Splenomegalie:** Typhus, viszerale Leishmaniose, Malaria, Bilharziose.
Haut	Pocken, Lepra, mukokutane und kutane Leishmaniose, Oxyuren, Onchozerkose.
Zentral-Nervensystem	Malaria, Toxomplasmose, Schlafkrankheit, Bilharziose, Schweinebandwurm.

Tabelle 31. **Wichtigste Verbreitung von Tropenkrankheiten** (nach 14)

Weltweit	Afrika	Asien	Lateinamerika
Hepatitis, Cholera, Lepra, Shigellenruhr, Tuberkulose, Typhus, Amöbiasis, Lambliasis, Toxoplasmose	Gelbfieber, Lassa-Fieber, Pest, Leishmaniose, Malaria, Schlafkrankheit, Filariasis, Lungenegel, Bilharziose	Pest, Leishmaniose, Malaria, Filariasis, Clonorchiasis, Opisthorchiasis, Fasziolose, Lungenegel, Bilharziose	Gelbfieber, Pest (auch im Westen der USA), Leishmaniose, Malaria, Schlafkrankheit, Filariasis, Bilharziose
Würmer: Spulwürmer Bandwürmer Hakenwürmer Trichinen Peitschenwürmer Echinokokken Leberegel Zwergfadenwürmer			

Impfungen

Tabelle 32. **Impfungen bei Erwachsenen** (aus Bundesgesundheitsblatt 25, 1982) (Abkürzungen s. S. 260)

Kategorie	Impfung gegen	Indikation bzw. Reiseziele	Anwendung (Beipackzettel beachten)
R	Cholera	Südostasien, Afrika südl. d. Sahara, sonstige Infektionsgebiete	1. Injektion: 0,5 ml 2. Injektion: 1,0 ml im Abstand von 1–4 Wochen; nur partieller Impfschutz
RS, S	FSME (Frühsommermeningoenzephalitis)	Naturherde in Österreich, Südosteuropa und Süddeutschland. Waldarbeiter, Jäger usw.	Grundimmunisierung: 2 Injektionen im Abstand von 1–3 Monaten. 3. Injektion im Abstand von 9–12 Monaten; Auffrischimpfungen
R	Gelbfieber	Mittel- und Südamerika, Afrika zwischen 17° nördl. und 17° südl. Breite	Lebendimpfung; Wiederholung im Bedarfsfall in zehnjährigem Abstand nur in staatl. zugel. Impfstellen

Tabelle 32 (Fortsetzung)

Kategorie	Impfung gegen	Indikation bzw. Reiseziele	Anwendung (Beipackzettel beachten)
S	Influenza	Personen über 60 Jahre und Personen mit bestimmten Grundleiden, infektionsgefährdetes Personal	Jährliche Impfung im Spätsommer, Herbst, mit einem Impfstoff mit aktueller Antigenkombination
A		Bei Pandemien durch Erregerwechsel größere Personenkreise	Abhängig von der epidemischen Situation
RS	Meningokokkeninfektionen	Exponierte Personen, z. B. Entwicklungshelfer im Meningitisgürtel Afrikas, Brasilien	Impfung gegen Serotyp A und C nach Angaben des Herstellers
S	Pneumokokkeninfektionen	Erwachsene nach Milzexstirpation, ältere Menschen mit chronischen kardiopulmonalen Erkrankungen, Kinder mit nephrotischem Syndrom, Kinder mit Sichelzellanämie ab 5. Lebensjahr, Patienten mit Morbus Hodgkin 2 Wochen vor Zytostatikatherapie oder Bestrahlung, 6 Monate nach Nierentransplantation, Dialysepatienten 6 Monate vor Transplantation	1 Injektion; Wiederholung der Impfung nicht vor Ablauf von 3 Jahren, da sonst schwere lokale Reaktionen auftreten
R, S	Poliomyelitis	Nach Grundimmunisierung im Kleinkindesalter und Auffrischung im 10. Lebensjahr; nur Personal im Gesundheitsdienst mit erhöhter Gefährdung in 10jährigem Abstand; Reisende jeden Alters in warme Länder, wenn letzte Impfung länger als	Grundsätzlich 1 Impfschluck; bei Erwachsenen, die noch niemals eine Schluckimpfung erhalten haben, kann aus Sicherheitsgründen (minimal erhöhtes Impfschadensrisiko) auch mit inaktivierter Vakzine (nach Salk) begonnen werden (2 Injektionen im

Tabelle 32 (Fortsetzung)

Kategorie	Impfung gegen	Indikation bzw. Reiseziele	Anwendung (Beipackzettel beachten)
		10 Jahre zurückliegt; Riegelungsimpfung bei Ausbrüchen; (Ärzte-Merkblatt des „Deutschen Grünen Kreuzes“)	Abstand von 4 Wochen); danach soll sich eine dreimalige trivalente Schluckimpfung anschließen (Mindestabstand zwischen den Impfschlucken: 4 Wochen)
A	Röteln	Frauen im gestationsfähigen Alter ohne Rötelnantikörper (Ärzte-Merkblatt des „Deutschen Grünen Kreuzes“)	Nach der Impfung Konzeptionsverhütung für 2 Zyklen; Wochenbettimpfung; Impferfolgskontrolle erforderlich
A, R	Tetanus	Alle Personen 10 Jahre nach der letzten Tetanusimpfung	Bei früherer Grundimmunisierung jeweils 1 Injektion möglichst mit Td-Impfstoff;
		Exposition (Verletzung)	bei fehlender oder mangelhafter Grundimmunisierung simultane passive und aktive Immunisierung; bei ausreichender Grundimmunisierung aktive Auffrischimpfung, wenn letzte Tetanusimpfung länger als 5 Jahre zurückliegt.
S	Tollwut	Postexpositionell; präexpositionell bei Laboratoriumspersonal, Tierärzten, Jägern und ähnl. Risikogruppen	HDC-Impfstoff in empfohlenem Dosierungsschema

A = Impfungen mit breiter Anwendung und erheblichem Wert für die Volksgesundheit
S = Impfungen in Sonderfällen
R = Reiseimpfungen, von der WHO veröffentlichte Infektionsgebiete beachten
RS = Reiseimpfungen in Sonderfällen

Tabelle 33. **Impfplan für Kinder** (nach H. Spiess, München)

Zeit	Art der Impfung	Anmerkungen
Ab 3. Lebensmonat	Mit 1–2 Monaten Abstand 3malige Schutzimpfung gegen Diphtherie-Tetanus (DT), wenn indiziert mit Pertussiskomponente; gleichzeitig Polioschluckimpfung	Wird DT-Impfstoff ohne Pertussiskomponente injiziert, so kann später und in größeren Abständen (z. B. 4., 6., 9. Lebensmonat) geimpft und simultan die Schluckimpfung gegeben werden
Mitte 2. Lebensjahr	Masernlebendimpfung, Mumpslebendimpfung	Masern-Mumps-Röteln-Kombinationvakzine ist empfehlenswert
Ende 2. Lebensjahr	Auffrischimpfung gegen Diphtherie (Pertussis), Tetanus (DT bzw. DPT); gleichzeitig Polioschluckimpfung	Wenn nicht schon 3mal ausgeführt
6.–7. Lebensjahr	DT-Auffrischimpfung, wenn Grundimmunisierung im 1. Lebensjahr ohne spätere Auffrischimpfung	Vor Schulbeginn Impfstatus überprüfen! Tuberkulinprobe
10.–12. Lebensjahr	Auffrischimpfung gegen Diphtherie und Tetanus (DT) gleichzeitig Polioschluckimpfung	Tetanus-Auffrischimpfungen 10jährlich, wenn nicht vorher infolge Verletzung (frühestens 5 Jahre nach Grundimmunisierung oder Auffrischimpfung) erforderlich 10jährlich bis etwa 4. Lebensjahrzehnt
11.–15. Lebensjahr	Rötelnschutzimpfung für Mädchen	Auch ohne vorherige Untersuchung auf Rötelnantikörper wie im späteren Alter

Tabelle 34. **Impfungen bei Kindern unter besonderen Voraussetzungen**

Zeit	Art der Impfung	Anmerkung/Indikation
Neugeborene	BCG-Schutzimpfung	Bei erhöhter Tuberkulosegefährdung: Schlechte hygienische Lebensbedingungen (Gastarbeiter-)Kinder aus Regionen/Ländern mit hoher Tuberkuloserate, Erwachsenentuberkulose im Lebensraum, Arbeit mit TB-Patienten und Material
Säuglinge und Kleinkinder	Pertussisschutzimpfung	Möglichst in Kombination als DPT-Impfstoff (siehe Impfplan) für Kinder mit chronischen Lungen- und Herzkrankheiten, ungünstige soziale Verhältnisse. Wenn in den ersten 3 Tagen nach einer Pertussisschutzimpfung schrilles Schreien, Kollaps, hohes Fieber oder Krämpfe auftreten, weitere Pertussisimpfung unterlassen. (Mit verbessertem Pertussisimpfstoff generelle DPT-Impfung erwägen)

Tabelle 35. **Impfungen in der Schwangerschaft**

Impfstoff		Erstes Trimenon	Später
	Pockenerstimpfung	wenn nicht vermeidbar	
	Pockenwiederimpfung	wenn nicht vermeidbar	
Lebendvakzine	BCG-Impfung	nein	ja
	Polioimpfung	ja	ja
	Masernimpfung	nein	nein
	Rötelnimpfung	nein	nein
	Mumpsimpfung	nein	nein
	Gelbfieberimpfung	wenn nicht vermeidbar	
	Tetanusimpfung	ja	ja
	Diphtherieimpfung	nein	wenn indiziert
	Pertussisimpfung	nein	nein
Totvakzine	Grippeimpfung	nein	wenn indiziert
	Masernimpfung	nein	wenn indiziert
	Tollwutimpfung	wenn indiziert	
	Typhus/Paratyphus	wenn nicht vermeidbar	
	Choleraimpfung	wenn nicht vermeidbar	

Tabelle 36. **Merkblatt zur Tollwutimpfung.** Indikationen zur Wutschutzbehandlung des Menschen (WHO). (Aus Bundesgesundheitsblatt 1970, S. 213 [Merkblatt 3])

Art der Exposition des Menschen	Zustand des beißenden Tieres (gleichgültig ob geimpft oder nicht)		Empfohlene Behandlung
	Bei der Exposition	Während einer Beobachtungszeit von 10 Tagen	
I. Keine Verletzung			
Nur indirekter Kontakt über Gegenstände, z. B. Maulkorb usw.	Tollwütig	–	Keine
II. Belecken			
1. unverletzte Haut	Tollwütig	–	Keine
2. Verletzte Haut (Schürf- und Kratzwunden sowie verletzte und unverletzte Schleimhaut)	a) Gesund	Klinische Anzeichen für Tollwut oder positive Laboratoriumsdiagnose	Beginn der Wutschutzbehandlung, sobald die ersten Anzeichen von Tollwut beim Tier auftreten
	b) Tollwutverdächtig	Gesund	Sofortiger Beginn der Wutschutzbehandlung; Abbruch der Behandlung, wenn das Tier 5 Tage nach der Exposition noch gesund ist
	c) Tollwütig; entkommen, getötet oder unbekannt	–	Sofortiger Beginn der Wutschutzbehandlung
III. Biß			
1. Leichte Verletzung	a) Gesund	Klinische Anzeichen für Tollwut oder positive Laboratoriums-Diagnose	Beginn der Wutschutzbehandlung, sobald die ersten Anzeichen von Tollwut beim Tier auftreten
	b) Tollwutverdächtig	Gesund	Sofortiger Beginn der Wutschutzbehandlung; Abbruch der Behandlung, wenn das Tier 5 Tage nach der Exposition noch gesund ist
	c) Tollwütig; entkommen, getötet oder unbekannt	–	Sofortiger Beginn der Wutschutzbehandlung
	d) Wildlebend; (Fuchs, Wolf, Schakal, Fledermaus usw.)	–	Sofortige Serumapplikation, der eine Wutschutzbehandlung folgt
2. Schwere Verletzung (multiple Verletzungen oder Gesichts-, Kopf-, Finger- oder Nackenbisse)	a) Gesund	Klinische Anzeichen für Tollwut oder positive Laboratoriums-Diagnose	Sofortige Serumgabe; Beginn der Wutschutzbehandlung, sobald die ersten Anzeichen der Tollwut beim Tier auftreten

Tabelle 36 (Fortsetzung)

Art der Exposition des Menschen	Zustand des beißenden Tieres (gleichgültig ob geimpft oder nicht)		Empfohlene Behandlung
	Bei der Exposition	Während einer Beobachtungszeit von 10 Tagen	
	b) Tollwutverdächtig	Gesund	Sofortige Serumapplikation; anschließend Wutschutzbehandlung; Wutschutzbehandlung kann abgebrochen werden, wenn das Tier 5 Tage nach der Exposition noch gesund ist
	c) Tollwütig; entkommen, getötet oder unbekannt	–	Sofortige Serumapplikation; anschließend Wutschutzbehandlung
	d) Wildlebend; (Wolf, Schakal, herrenloser Hund, Fuchs, Fledermaus usw.)	–	

Tabelle 37. **Meldepflicht** (Zusammenstellung aus dem Bundesseuchengesetz)

Erkrankung	Meldepflicht[1]				Schule[8]	Lebensmittel[9]
	Verdacht	Erkrankung	Tod	Ausscheider		
Botulismus	+	+	+			
Brucellose		+	+			
Cholera	+	+	+	+	+	+
Diphtherie		+	+		+	
Enzephalitis,[2] infektiöse		+	+		+	
Enteritis,[3] infektiöse	+	+	+		+	+
Fieber, virusbedingt, hämorragisch	+	+	+		+	
Fleckfieber	+	+	+			
Gasbrand/Gasödem		+	+			
Gelbfieber		+	+			
Hautkrankheiten[10], deren Erreger über Lebensmittel übertragen werden						+
Hepatitis A		+	+		+	+

Tabelle 37 (Fortsetzung)

Erkrankung	Meldepflicht[1]				Schule[8]	Lebensmittel[9]
	Verdacht	Erkrankung	Tod	Ausscheider		
Hepatitis B		+	+		+	+
Hepatitis Nicht-A-nicht-B		+	+		+	+
Impetigo contagiosa					+	+
Influenza			+			
Keuchhusten			+			
Krankenhausinfektionen[4], Epidemien		+	+			
Krätze					+	
Läuse					+	
Lebensmittelvergiftung, mikrobiell bedingt	+	+	+			
Lepra	+	+	+			
Leptospirosen		+	+			
Listeriose, angeborene		+	+			
Lues, angeborene		+	+			
Lungentuberkulose, aktiv		+	+			
Malaria		+	+			
Masern			+		+	
Meningitis[5], bakterielle, virale, übrige Formen		+	+		+	
Milzbrand	+	+	+		+	
Mumps					+	
Nahrungsmittelintoxikation[6]	+	+	+			
Nosokomiale Infektionen Epidemien[4] (siehe Krankenhausinf.)		+	+			
Ornithose	+	+	+		+	
Paratyphus A, B, C	+	+	+	+	+	+

Tabelle 37 (Fortsetzung)

Erkrankung	Meldepflicht[1]				Schule[8]	Lebensmittel[9]
	Verdacht	Erkrankung	Tod	Ausscheider		
Pest	+	+	+		+	
Pocken	+	+	+		+	
Poliomyelitis	+	+	+		+	
Puerperal-Sepsis			+			
Q-Fieber		+	+		+	
Röteln					+	
Rötelnembryopathie, angeborene		+	+			
Rotz		+	+			
Rückfallfieber	+	+	+			
Salmonellengastroenteritis	+	+	+	+	+	+
Scharlach			+		+	+
Shigellenruhr	+	+	+	+	+	+
Skabies					+	
Tetanus		+	+			
Tollwut[7]	+	+	+			
Toxoplasmose, angeborene		+	+			
Trachom		+	+			
Trichinose		+	+			
Tuberkulose der Atmungsorgane, aktive		+	+		+	+
Tuberkulose der übrigen Organe, aktive		+	+		+	
Tularämie	+	+	+		+	
Typhus abdominalis	+	+	+	+	+	+
Windpocken					+	
Zytomegalie, angeborene		+	+			

1 Zur Meldung sind verpflichtet: der behandelnde oder sonst hinzugezogene Arzt; im Falle der Verletzung eines Tieres durch ein tollwutkrankes oder -verdächtiges sowie bei Berührung eines solchen Tieres oder Tierkörpers auch der Tierarzt; jede sonstige mit der Behandlung oder der Pflege des Betroffenen berufsmäßig beschäftigte Person; die hinzugezo-

gene Hebamme; auf Seeschiffen der Kapitän; die Leiter von Pflegeanstalten, Justizvollzugsanstalten, Heimen, Lagern, Sammelunterkünften und ähnlichen Einrichtungen.

2 Meldepflichtig sind alle durch Bakterien, Viren, Leptospiren, Mykoplasmen, usw. hervorgerufene Enzephalitiden.

3 Meldepflichtig sind alle durch Salmonellen, Shigellen, usw., aber auch durch Campylobacter, Yersinien und Viren (z. B. Rota-Viren) verursachten Enteritiden.

4 Wenn durch Krankheitserreger verursachte Erkrankungen in Krankenhäusern, Entbindungsheimen, Säuglingsheimen, Säuglingstagesstätten oder -einrichtungen zur vorübergehenden Unterbringung von Säuglingen nicht nur vereinzelt auftreten (Ausbruch von Krankenhausinfektionen = nosokomiale Infektionen), so sind diese Erkrankungen unverzüglich als Ausbruch zu melden, es sei denn, daß die Erkrankten schon vor der Aufnahme an diesen Krankheiten erkrankt oder dessen verdächtig waren. Dies gilt nicht nur für die sog. meldepflichtigen Erkrankungen, die in Tabelle 37 aufgeführt sind, sondern auch für krankenhauserworbene Epidemien und Harnweginfektionen, Wundinfektionen, Atemweginfektionen, Sepsis, Infektionen der Haut und Schleimhäute usw.

5 Wichtigste Erreger der bakteriellen Meningitis sind: Meningokokken, Pneumokokken, Haemophilus influenzae, gramnegative Keime, Tuberkelbakterien, usw.

6 Erreger mikrobiell bedingter Lebensmittelvergiftungen sind:
Staphylococcus aureus, enterotoxinbildende und enteropathogene
E. coli, Vibrio parahaemolyticus, Bacillus cereus,
Streptokokken der Gruppe A, Lamblien, Yersinia enterocolitica.

7 Zu melden ist auch die Verletzung eines Menschen durch ein tollwutkrankes oder -verdächtiges Tier sowie die Berührung eines solchen Tieres oder Tierkörpers.

8 Lehrer, zur Vorbereitung auf den Beruf des Lehrers in Schulen tätige Personen, Schüler, Schulbedienstete und in Schulgebäuden wohnende Personen, die an den in Tabelle 37 unter Spalte „Schule" gekennzeichneten Erkrankungen erkrankt oder dessen verdächtig oder die verlaust sind, dürfen die dem Schulbetrieb dienenden Räume nicht betreten, Einrichtungen der Schulen nicht benutzen und an Veranstaltungen der Schule nicht teilnehmen, bis nach dem Urteil des behandelnden Arztes oder des Gesundheitsamtes eine Weiterverbreitung der Erkrankung oder der Verlausung durch sie nicht mehr zu befürchten ist. Das gleiche gilt für die o. g. Personen, wenn in deren Wohngemeinschaft eine Erkrankung oder der Verdacht einer Erkrankung aufgetreten ist. Ausscheider (Cholera, Salmonellen, Shigellen) dürfen nur mit Zustimmung des Gesundheitsamtes und unter Beachtung der vorgeschriebenen Schutzmaßnahmen die dem Schulbetrieb dienenden Räume betreten, Einrichtungen der Schule benutzen oder an Veranstaltungen der Schule teilnehmen. Diese Bestimmungen gelten auch für Schülerheime, Schullandheime, Säuglingsheime, Kinderheime, Kindergärten, Kindertagesstätten, Lehrlingsheime, Ju-

gendwohnheime, Ferienlager und ähnliche Einrichtungen. In den o.g. Einrichtungen hat der Leiter, unbeschadet der Meldepflicht anderer Personen, das für die Einrichtung zuständige Gesundheitsamt unverzüglich zu benachrichtigen. Wiederzulassung zu Schulen nach meldepflichtigen Erkrankungen.

9 Personen, die an in Tabelle 37 unter Spalte „Lebensmittel" gekennzeichneten Erkrankungen erkrankt sind, Cholera-Vibrionen, Salmonellen oder Shigellen ausscheiden, dürfen beim gewerbsmäßigen Herstellen von Lebensmitteln (Backwaren mit nicht durchbackener Füllung oder Auflage; Eiprodukte; Erzeugnisse aus Fischen, Krusten-, Schalen- oder Weichtieren; Feinkostsalate, Kartoffelsalat, Marinaden, Mayonnaise, andere emulgierte Saucen, Nahrungshefe, Fleisch und Erzeugnisse aus Fleisch, Milch und Erzeugnisse aus Milch, Säuglings- und Kleinkindernahrung, Speiseeis und Speiseeiserzeugnisse) nicht tätig sein oder beschäftigt werden, wenn sie dabei mit diesen in Berührung kommen. Diese Personen dürfen auch in Küchen von Gaststätten, Kantinen, Krankenhäusern, Säuglings- und Kinderheimen oder von sonstigen Einrichtungen mit oder zur Gemeinschaftsverpflegung nicht tätig sein und nicht beschäftigt werden.

10 Hautkrankheiten, deren Erreger über Lebensmittel übertragen werden, sind z. B. Streptokokken- und Staphylokokkeninfektionen der Haut.

Tabelle 38. **Wiederzulassung zu Schulen und sonstigen Gemeinschaftseinrichtungen** (aus Bundesgesundheitsblatt 24, 145, 1981)

Krankheit	Zulassung nach Krankheit	Zulassung von Ansteckungsverdächtigen, bezogen auf den Beginn der Erkrankung des letztbetroffenen Mitgliedes der Wohngemeinschaft
Ansteckende Borkenflechte (Impetigo contagiosa)	Nach klinischer Heilung	Sofort
Cholera	Nach negativem bakteriologischem Befund	5 Tage nach Absonderung des Erkrankten, Desinfektion und negativem bakteriologischem Befund
Diphtherie	Nach Abklingen der klinischen Symptome und negativem bakteriologischem Befund	1 Woche nach Absonderung des Erkrankten, Desinfektion und negativem bakteriologischem Befund

Tabelle 38 (Fortsetzung)

Krankheit	Zulassung nach Krankheit	Zulassung von Ansteckungsverdächtigen, bezogen auf den Beginn der Erkrankung des letztbetroffenen Mitgliedes der Wohngemeinschaft
Enteritis infectiosa a) Salmonellose	nach Abklingen der klinischen Symptome und negativem bakteriologischem Befund	Sofort
b) übrige Formen, einschl. mikrobiell bedingter Lebensmittelvergiftung	Nach Abklingen der klinischen Symptome	Sofort
Keuchhusten	Nach Abklingen der klinischen Symptome, spätestens nach 3 Wochen	Erwachsene sofort; Kinder unter 3 Jahren nach früher überstandener Krankheit oder bei ausreichendem Impfschutz sofort; sonst nach 1–2 Wochen
Krätze	Nach klinischer Heilung	Sofort nach Behandlungsbeginn bei Erkrankten und ärzt. Überwachung des Ansteckungsverdächtigen während der Inkubationszeit
Masern	Nach Abklingen der klinischen Symptome	Erwachsene sofort; Kinder nach früher überstandener Krankheit oder mit Impfschutz sofort; sonst nach 2 Wochen
Meningitis/Enzephalitis		
a) Meningokokken-Meningitis	Nach Abklingen der klinischen Symptome	5 Tage
b) andere bakterielle Meningitiden	Nach Abklingen der klinischen Symptome	Sofort
c) Virus-Meningoenzephalitis	Nach Abklingen der klinischen Symptome	Sofort

Tabelle 38 (Fortsetzung)

Krankheit	Zulassung nach Krankheit	Zulassung von Ansteckungsverdächtigen, bezogen auf den Beginn der Erkrankung des letztbetroffenen Mitgliedes der Wohngemeinschaft
d) übrige Formen	Nach Abklingen der klinischen Symptome	Sofort
Milzbrand	Nach Abklingen der klinischen Symptome	Nach Absonderung des Erkrankten und Desinfektion
Mumps	Nach Abklingen der klinischen Symptome, frühestens nach 10 Tagen	Erwachsene sofort; Kinder nach früher überstandener Krankheit oder Impfung sofort, sonst nach 18 Tagen
Ornithose	Nach Abklingen der klinischen Symptome	Sofort
Paratyphus A, B und C	Nach klinischer Heilung und negativem bakteriologischem Befund	Nach Absonderung des Erkrankten, Desinfektion und negativem bakteriologischem Befund
Pest (Lungenpest)	Nach Abklingen der klinischen Symptome	1 Woche nach Absonderung des Erkrankten, Desinfektion und Entrattung
Pocken (inzwischen weltweit getilgt)	Nach dem Urteil eines Pockensachverständigen	18 Tage nach Absonderung des Erkrankten und Desinfektion
Poliomyelitis	Frühestens 3 Wochen nach Krankheitsbeginn	3 Wochen; bei ausreichendem Impfschutz sofort
Q-Fieber	Nach Abklingen der klinischen Symptome	Sofort
Röteln	Nach Abklingen der klinischen Symptome	Sofort
Scharlach	Nach antibiotischer Behandlung und Abklingen der klinischen Sympto-	1 Tag nach Absonderung des Erkrankten und Desinfektion oder 1 Tag nach

Tabelle 38 (Fortsetzung)

Krankheit	Zulassung nach Krankheit	Zulassung von Ansteckungsverdächtigen, bezogen auf den Beginn der Erkrankung des letztbetroffenen Mitgliedes der Wohngemeinschaft
	me, ohne antibiotische Behandlung nach 3 Wochen	Beginn der antibiotischen Behandlung des Erkrankten
Shigellenruhr	Nach Abklingen der klinischen Symptome und negativem bakteriologischem Befund	1 Woche nach Absonderung des Erkrankten, Desinfektion und negativem bakteriologischem Befund
Tuberkulose der Atmungsorgane (Aktive Form)	Nach ärztlichem Zeugnis unter Beachtung landesrechtlicher Vorschriften	Nach Absonderung des Erkrankten, Desinfektion und Untersuchung des Ansteckungsverdächtigen
Tularämie	Nach Abklingen der klinischen Symptome	Sofort
Typhus abdominalis	Nach Abklingen der klinischen Symptome und negativem bakteriologischem Befund	Nach Absonderung des Erkrankten, Desinfektion und negativem bakteriologischem Befund
Virusbedingtes hämorrhagisches Fieber	Nach dem Urteil eines Sachverständigen	Nach dem Urteil eines Sachverständigen
Virushepatitis a) Hepatitis A	4 Wochen nach Krankheitsbeginn	Nach NIG-Prophylaxe[1] oder anti-HAV-Nachweis, sonst nach 4 Wochen
b) Hepatitis B	4 Wochen nach Krankheitsbeginn, bzw. nach Abklingen der klinischen Symptome	Sofort
c) übrige Formen, Nicht A- nicht B-Hepatitis	4 Wochen nach Krankheitsbeginn, bzw. nach Abklingen der klinischen Symptome	Sofort

Tabelle 38 (Fortsetzung)

Krankheit	Zulassung nach Krankheit	Zulassung von Ansteckungsverdächtigen, bezogen auf den Beginn der Erkrankung des letztbetroffenen Mitgliedes der Wohngemeinschaft
d) Durch andere hepatotrope Viren	Je nach Erreger	Sofort
Windpocken	Nach Abklingen der klinischen Symptome	Sofort
Verlausung	Nach erfolgreicher Entlausungsbehandlung	Bei negativem Inspektionsbefund

1 NIG = Normales Immunglobulin

Literatur

1. Benenson AS (1975) Control of Communicable Diseases in Man. 12. Edition. An official report of the American Public Health Association. The American Public Health Association, Washington
2. Daschner F (1980) Infektionskontrolle in Klinik und Praxis. Antibiotika – Krankenhaushygiene, 2. überarb u erw Aufl. Witzstrock, Baden-Baden Köln New York
3. Daschner F (1981) Hygiene auf Intensivstationen. Unter Mitarbeit von Langmaack H, Scherer-Klein E, Weber L. Springer, Berlin Heidelberg New York
4. Daschner F (1982) Antibiotika am Krankenbett. Witzstrock, Baden-Baden Köln New York
5. Hoeprich PD (1977) Infectious Diseases. A modern treatise of infectious processes, 2. Ed. Harper & Row, Hagerstown Maryland New York San Francisco London
6. Jawetz E, Melnick JL, Adelberg EA (1980) Medizinische Mikrobiologie, 5. neubearb Aufl. Springer, Berlin Heidelberg New York
7. Klein JJ et al (1979) Amer J Med 67: 51
8. Klein P (1977) Virologie, Medizinische Mikrobiologie I, bearbeitet von Falke D, 2. verb Aufl. (Heidelberger Taschenbücher, Basistext Medizin). Springer, Berlin Heidelberg New York
9. Knothe H, Dette GA (1980) Antibiotika in der Klinik. Aesopus, Basel München
10. Report of the Committee on Infectious Diseases (1977) American Academy of Pediatrics, Evanston, Illinois, 18. Ed.
11. Seeliger HPR, Heymer T (1981) Diagnostik pathogener Pilze des Menschen und seiner Umwelt. Lehrbuch und Atlas. Thieme, Stuttgart New York
12. Shulman JA, Schlossberg D (1980) Handbook for Differential Diagnosis of Infectious Diseases. Appleton-Century-Crofts, New York
13. Steuer W, Lutz-Dettinger U (1980) Leitfaden der Desinfektion, Sterilisation und Entwesung, 3. Aufl. Fischer, Stuttgart
14. Warren KS, Mahmoud AAF (1978) Geographic Medicine for the Practitioner. Algorithms in the Diagnostis and Management of Exotic Diseases. The University of Chicago Press, Chicago London

15. Wiesmann E (1978) Medizinische Mikrobiologie. Ein kurzgefaßtes Lehrbuch mit 150 Prüfungsfragen und einem Schlüssel zum Gegenstandskatalog, 4. überarb u erw Aufl. Thieme, Stuttgart

Sachverzeichnis

F. Daschner

Hygiene auf Intensivstationen

Unter Mitarbeit von H. Langmaack, E. Scherer-Klein, L. Weber

1981. 18 Abbildungen. X, 103 Seiten. (Fortbildung Anaesthesie - Intensivmedizin/Innere Medizin - Intensivmedizin/Operative Medizin) DM 48,–. Bei einer Mindestabnahme von 20 Exemplaren beträgt der Preis pro Exemplar DM 38,40
ISBN 3-540-10602-2

Inhaltsübersicht: Entstehung, Verhütung und Bekämpfung von Krankenhausinfektionen auf Intensivstationen. - Klinische Mikrobiologie. - Sterilisation und Desinfektion. - Pflegerische Techniken. - Gesundheitsüberwachung beim Personal. - Isolierung infizierter Patienten auf Intensiv- sowie Normalpflegestationen. - Hausreinigung. - Sachverzeichnis.

Die Häufigkeit krankenhauserworbener Infektionen hat in den letzten Jahren ständig zugenommen. Das bedeutet, daß die Patienten vor allem auf Intensivstationen immer infektionsanfälliger werden, und die Eingriffe eine immer größer werdende Infektionsgefährdung mit sich bringen. Die Besonderheiten des Buches sind das Setzen von Schwerpunkten in der Bekämpfung von Krankenhausinfektionen, z.B. die zentrale Bedeutung von pflegerischen Techniken, die Überwachung von Sterilisatoren und Desinfektionsmaßnahmen, außerdem die Isolierungsmaßnahmen bzw. die bakteriologischen Untersuchungen, die zur Diagnose notwendig sind.
Mit diesem informativ und verständlich geschriebenen Buch, das auch praktische Hinweise enthält, soll das Krankenhauspersonal motiviert werden, aktiv am eigenen Arbeitsplatz in der Bekämpfung von Krankenhausinfektionen mitzuarbeiten, sich über die Entstehung sowie Ausbreitungswege von Infektionen zu informieren und die Mitarbeiter auf die Gefahr für den Patienten hinzuweisen.

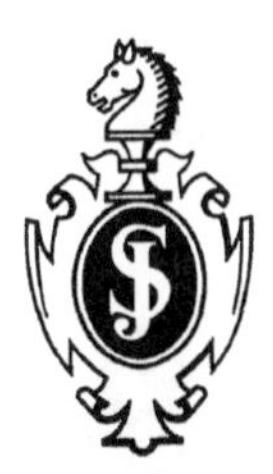

Springer-Verlag
Berlin
Heidelberg
New York